肥胖病的中医辨治

主编　丁学屏

副主编　姚政　陶枫

编委（按姓氏拼音排序，不分先后）

陈清光　丁学屏　何大平　金昕

黎雾峰　陶枫　姚政　张明

人民卫生出版社

图书在版编目（CIP）数据

肥胖病的中医辨治 / 丁学屏主编 . —北京：人民卫生
出版社，2018

ISBN 978-7-117-26575-1

Ⅰ . ①肥… Ⅱ . ①丁… Ⅲ . ①肥胖病 - 辨证论治
Ⅳ . ① R259.892

中国版本图书馆 CIP 数据核字（2018）第 103958 号

| 人卫智网 | www.ipmph.com | 医学教育、学术、考试、健康，购书智慧智能综合服务平台 |
| 人卫官网 | www.pmph.com | 人卫官方资讯发布平台 |

肥胖病的中医辨治

主　　编：丁学屏
出版发行：人民卫生出版社（中继线 010-59780011）
地　　址：北京市朝阳区潘家园南里 19 号
邮　　编：100021
E - mail：pmph @ pmph.com
购书热线：010-59787592　010-59787584　010-65264830
印　　刷：北京铭成印刷有限公司
经　　销：新华书店
开　　本：710×1000　1/16　印张：16　插页：2
字　　数：200 千字
版　　次：2018 年 6 月第 1 版　2023 年 11 月第 1 版第 2 次印刷
标准书号：ISBN 978-7-117-26575-1/R・26576
定　　价：46.00 元

打击盗版举报电话：**010-59787491**　**E-mail：WQ @ pmph.com**
（凡属印装质量问题请与本社市场营销中心联系退换）

主编简介

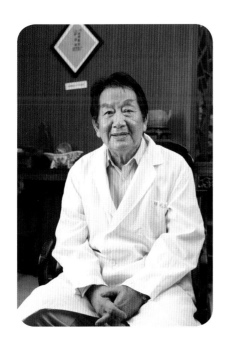

丁学屏，全国名中医工作室指导老师、上海市名中医，浙江余姚人。少年失恃，青年又遭父丧，触目惊心，感受不知医之苦，矢志学医。

1956年考入上海中医学院（现上海中医药大学），得程门雪、张耀卿、刘树农启迪教化。1962年首届毕业，就职于上海第二医学院附属仁济医院，从事中医肾病研究，由陈道隆老师指引，用大剂量党参、黄芪、鹿角霜、阿胶等，对肾病型肾炎之大量蛋白尿、低蛋白血症，别有建树。1972年，由上海第二医学院、仁济医院指派，赴上海小三线古田医院内科工作，从《外台秘要》引许仁则"急黄病与天行病最重候无甚区别"得到启示，师叶天士《温热论》"入营犹可透热转气，入血直须凉血散血"准则，用神犀丹、犀角地黄汤等方剂，获取良效。1982年在上海第二医学院统一部署下，调入第九人民医院内科，参与中医治疗心血管疾病的研究，在病毒性心肌炎专科门诊，总结了自拟方"珠玉紫薇汤"治疗病毒性心肌炎30例临床资料,发表论著于《浙江中医杂志》,以及《心律失常辨治八法——附60例疗效分析》一文发表于《浙江中医杂志》,享誉同行。

自1992年至今,致力于糖尿病血管神经并发症的研究,从上海特殊的地理环境和生活习性着眼,提出了"湿热内蕴"证型,得到全国同行的公认。经历数十年临床捉摸发现:糖尿病患者由阴虚热盛型或湿热内蕴型开端,渐次向耗气伤津、耗精伤血两条途径转化;前者出现呕吐不食(胃轻瘫)、泄泻或便秘、淋癃、雀盲、暴盲、眩晕耳鸣、心悸怔忡、众痹、偏枯卒中等疑难重疾。师程门雪复方多法之则,排忧解难。

近十数年来,肥胖病患者与日俱增,此类患者多为富裕阶层苦心志、享口福的群体,积年长夜,罹患成体虚病实局面,不胜辛燥雄烈、耗气伤津方药克伐,用百合地黄汤、甘麦大枣汤两大经方为主帅,养心血而宁心神,补中气而缓肝急,配以辛芳豳气的菖蒲郁金汤、芳香化浊的六花绛覆汤、激浊扬清的加味二陈汤、芳香辟秽的集成金粟丹、分清化浊的萆薢分清饮,因病机证候不同,或合用、或分用,方因病转,活泼泼地。临证治病,问祖居籍贯、工作情况、志趣爱好,授以有张有弛,学会忙里偷闲,饮食荤蔬咸宜,改变烹饪习惯,以蒸煮为主,晚11时撒尘事就寝,晓之以理,动之以情,大多患者闻讯而来,满意而归,善解人意是其取信于人的诀窍。

先后担任曙光医院内分泌科主任、上海市中医糖尿病医疗协作中心主任、上海市中医糖尿病特色专病带头人、卫生部中医临床糖尿病重点学科学术带头人。牵头承担国家科技部攻关项目、国家自然科学基金、国家中医药管理局、上海市科学技术委员会等科研项目30余项。兼任中华中医药学会糖尿病分会副主任委员、上海市中医药学会糖尿病分会主任委员,世界中医药学会联合会糖尿病专业委员会副会长。

前　言

　　肥胖病在古今中外的各国文献中，早已客观存在，但直至 1984 年，才被确定为一种疾病，并纳入国际疾病分类。在 1987 年至 1997 年的 10 年间包括世界卫生组织（WHO）在内的公共卫生机构，才重申将肥胖确立为疾病。1997 年，WHO 宣布肥胖病已成为全球的流行病，正式把肥胖归为威胁人类健康的三种最重要的慢性流行病之一（依次为吸烟、肥胖及艾滋病）。

　　由于生产的社会化和社会经济的发展，物质生活的富足和交通工具的发达，饮食结构的改变和以静坐为主的生活方式，越来越多的人正在加入肥胖病的行列。在欧美，肥胖病的发病率已高达 25%。随着中国人民生活水平的提高，肥胖病的发病率也呈明显上升趋势，特别是大中城市，比例已高达 25% 以上。由于肥胖可导致高血糖、高血压、高血脂，而高血糖、高血压、高血脂又与心脑血管疾病密切相关，所以肥胖作为心血管疾病的独立危险因素，已引起全世界的密切关注！肥胖可导致严重的胰岛素抵抗，而胰岛素抵抗综合征是引起糖尿病及心血管疾病的重要原因。大量研究表明，肥胖与糖耐量异常、高胰岛素血症、糖尿病血脂异常和高血压等疾病密切相关。

　　西方医学运用日新月异的高科技技术，对肥胖病的病理生理的研究日趋成熟,已达到分子生物学水平,并将研究领域引向广泛和深入,但对肥胖的治疗,尚停留在初始阶段。

中医学植根于《易》学,以阴阳互根、互生、互化、消长及五行承制生化的哲理,演绎人体脏腑、经络、气血、津液的生命现象和寿夭刚柔、生老病死。在中医理论体系中,与肥胖关系最最密切者,关系心脾两脏。盖心为生命活动之主宰,极尽机巧灵变之能事,又为人身血脉运行之枢纽,故誉为君主之官,神明出焉。《素问·六节藏象论》谓:"心者,生之本,神之变也……其充在血脉。"脾为后天生化之本,属至阴之脏,孤脏以灌四旁者也。饮入于胃,游溢精气,上输于脾,脾气散精,上归于肺,通调水道,下输膀胱,水精四布,五经并行。所以脾胃的功能,包涵了饮食摄入消化吸收和代谢的全过程。而脾之所以能够腐熟水谷,运化精微,营养脏腑经络、四肢百骸,全赖肾中真阳之蒸腾,所谓火能生土,使人身之阳气,若天与日,与万物浮沉于生长之门。中医的理论以为,人之所以肥胖,一因于肾中真阳式微,使脾土未能消磨水谷,化生精微,反而聚湿成痰,痰浊不化,壅阻经络,营卫未能周流,气血未能畅行,形体日形臃肿。一因于起居不时,膏粱厚味,沃甘厌肥,醇酒醪醴充斥胃肠,积湿成痰,痹阻三焦,气液不得宣平,聚湿成痰,郁热化火,痰火炽盛,煎熬津液,使五脏精华之血,悉变败浊。痹阻胸阳,发为胸痹心痛;痰郁化火,风从火出,风痰阻塞机窍经络,而病中风跌仆;风痰上扰,清灵弗清,而病眩晕耳鸣;痰火扰动心神,而病心悸怔忡;厥阴风木主气,少阳相火用事,风火相扇,炼液成石,阻于少阳胆府,而病胆胀;湿热流注足阳明、足太阴脉络,而病热痹肿痛,痰浊凝结不化,阻于肝胃两经,而病乳癖、乳岩。湿从水化,聚湿成饮,留阻足厥阴、足少阳脉络,而为留饮、痃癖、肠覃、石瘕;水为阴邪,湮汩真阳,心阳不振，水气凌心，喘不得卧，颈脉动，疾咳，虚里动跃，其动应衣。凡此种种，变症蜂起，莫不由痰湿而成。年经月累，初始湿盛阳微，久则耗气伤阳，脾肾日见衰微。湿从火化，始则耗气伤津，久则耗精伤血，肝肾既亏，阳化内风，上冒巅顶，而病头痛、眩晕；风痰乘窍窈络，而病瘖痱、风懿；心阳浮越，则为心悸怔忡；其间夹痰夹瘀，而成本虚标实之势，更形错综复杂，诊治颇费周折，须明标本，辨主客，必伏其所主而先其所因。中医学有着五千年的文化底蕴，两千五百年的临证实践基础。《山海经》收载的药物中动物药居半数以上，反映了渔猎社会的医事原貌。《神农本草经》的问世，反映了渔猎社会向农耕社会的过渡。《史记·扁鹊仓公列传》翔实生动地反映了轩辕时代的医事活动和卓捷的疗效。《黄帝内经》奠定了天人合一，人应自然，以朴素唯物论演绎宇宙现象破译生命现象和宏观调控的基本法则。唐代《备急千金要方》的养生要诀，至今仍不失它的实用价值。自汉唐肇始，历经宋元明清，以迄于近代，积累了数以万计的效方验方。它是历代名医反复实践和磨砺的经验结晶，正可作为我们诊治肥胖病患者错综复杂的病机变幻和证候传变的津梁。而中医复方多用的优势，正好应对这头绪万千的证候表现。

　　本书溯流寻源，系统回顾了历代中医名家有关肥胖病的见解、诊治心得、验案实录，作为我们今天诊治肥胖病的借鉴。以史为鉴，这是我们中华民族文化繁荣昌盛的优良传统，而在中医药发展的历史长河中，薪火传承，更是承上启下，继往开来的主要方式。在"辨证与分型"一节中详析18种证候，"治则与治法"一节中归纳20种诊治方法，作为肥胖病的辨治大纲。在"肥胖病常用中药"一章中，系统论述常用中药30种、作者临证用药心得，以及现代减肥有效成分及机制研究。在"肥胖病与心肌病""肥胖病与高血压""肥胖病与糖尿病"肥胖病与痛风"肥胖病与代谢综合征"肥胖病与脂肪肝"各章中,详述症因辨治分析、辨证分型论治。

《肥胖病的中医辨治》的问世,仅仅是一个开端和尝试,冀希引起中西医学界的共同关注！书中肤浅之处,错误缺点,敬希中西医学界前辈、同仁,不吝批评指正,是为万幸！

上海中医药大学附属曙光医院

丁学屏谨识于沪上

丁酉年仲春

目　录

第一章

未雨绸缪，防患未然

随着工业化生产的不断扩大发展，物质生活的日益富足和人们生活方式的改变，肥胖病的发病率不断上升，欧美国家肥胖患病率已达 25%，在我国北京、上海等大城市，比例亦高达 25% 以上。1997 年，世界卫生组织（WHO）宣布肥胖病已成为全球的流行病，正式把肥胖病归为威胁人类健康的三种重要的慢性流行病之一（依次为吸烟、肥胖及艾滋病）。

肥胖病之所以发生，是遗传基因与环境因素相互作用的结果。遗传基因的解密与破译，是一项艰难而又巨大的工程，需要多学科的通力合作，历经几代人的不懈努力，始能获得成效。而环境因素的改变随着人们健康知识的普及，自我保护意识的增强，是可以不断提高和完善的。所谓环境因素的改变，主要体现在合理的饮食结构和改变静坐为主的生活方式。而合理的饮食结构，势必会涉及患者平素的饮食喜好和口味习惯。没有很大的决心和耐心是很难坚持的。生活方式的改变，必然牵涉到患者的起居作息和坚持户外的有氧运动。改变生活习惯纵然有医生和家属苦口婆心的不断劝导和提醒，但患者往往很难坚持，必须克服这种习惯成自然的惰性，才能收到预期的减肥效果。随着减重效果的出现，一部分人的意志便会松弛下来，甚至几经反复，故而减肥难，坚持会更难。所以防患于未然，能收事半功倍之效。

1

在中医药学发展的漫长历史过程中，积累了未病先防的思想意识，如《素问·四气调神大论》所言"是故圣人不治已病治未病，不治已乱治未乱，此之谓也。夫病已成而后药之，乱已成而后治之，譬犹渴而穿井，斗而铸锥，不亦晚乎"。这种积极主动的防范意识，对今天预防肥胖病的发生，无疑是十分有益的借鉴，对超重患者，尤为重要。

第一节　怡情逸志，喜怒有节

现今社会在高度发展的科学技术推动下，厂矿企业之间，竞争激烈，商贸市场竞逐荣势，经济信息、金融行情势如潮汐涨落，变幻莫测，无形中使从业人员造成沉重的心理负担；在外企白领中的群体，更是日以继夜，无休无止地工作，普遍存在睡眠时间短少，精神状态处于极度紧张之中，严重干扰了下丘脑 - 垂体 - 肾上腺轴及下丘脑 - 垂体 - 性腺轴，致使甲状腺素、肾上腺素、去甲肾上腺素的过度分泌，生长激素、性激素的分泌减少，诸多的内分泌激素的分泌紊乱，助长了肥胖病与代谢综合征的发生，给社会造成了沉重的经济负担，严重损害了人类的健康。所以调整心态，愉悦情怀，消除紧张情绪，达到超脱飘逸的精神境界，是防患于未然的自我保护意识。嵇康曰：养生有五难——"名利不去，为一难；喜怒不除，为二难；声色不去，为三难；滋味不绝，为四难；神虑精散，为五难……五者无于胸中，则信顺日跻，道德日全，不祈善而有福，不求寿而自延，此养生之大旨也"。唐代孙思邈在《备急千金要方》中，告诫人们"所至之处，勿得多求，多求则心自疲而志苦"。可谓是醒世良箴。孙思邈谓："故善摄生者，常少思少念，少欲少事，少语少笑，少愁少乐，少喜少怒，少好少恶。行此十二少者，养性之都契也。多思则神殆，多念则志散，多欲则志昏，多事则形劳，多语则气乏，多笑则脏伤，多愁则心慑，多乐则意溢，多喜则忘错昏乱，多怒则百脉不定，多好则专迷不理，多恶则憔悴无欢。此十二多不除，则荣卫失度，血气妄行，丧生之本也。惟无多无少者，几乎道矣。"晋代葛洪亦谓情念之伤，非养性之道也。其云："才不逮而强思之伤也，深忧重虑之伤也，喜怒过度之伤也，汲汲所欲伤也，戚戚所患伤也，久谈言笑伤也。"我国是四大文明古国之一，悠久的历史和丰富的文化积淀，是前人留给我们的智慧结晶，值得我们借鉴和学习。

第二节　起居有时，动静有制

到处充满竞争的社会现实，使社会人群处于繁重的工作压力和过快的生活节奏中。不少群体睡眠时间严重不足；某些群体处于日夜颠倒，缺乏生活规律的状态之中，这种违反自然规律的生命透支现象，无疑有损于人们的身心健康。在《素问·四气调神大论》中，告诫人们起居生活，应顺应春生夏长秋收冬藏的自然规律。其谓："春三月，此谓发陈，天地俱生，万物以荣。夜卧早起，广步于庭，被发缓行，以使志生……此春气之应，养生之道也……夏三月，此谓蕃秀，天地气交，万物华实，夜卧早起，无厌于日，使志无怒……此夏气之应，养长之道也……秋三月，此谓容平，天气以急，地气以明，早卧早起，与鸡俱兴，使志安宁，以缓秋刑，收敛神气，使秋气平……此秋气之应，养收之道也……冬三月，此谓闭藏，水冰地坼，无扰乎阳，早卧晚起，必待日光，使志若伏若匿……此冬气之应，养藏之道也。"晋代葛洪亦云："是以善摄生者，卧起有四时之早晚，兴居有至和之常制。"寝息有时而外，须明流水不腐、户枢不蠹之理，尚须节宣劳逸，调利筋骨，务使气血流畅，营卫运行不息。然须动静适度，有制有节。正如葛洪所言："是以养性之士，唾不至远，行不疾步，耳不极听，目不极视，坐不久处，立不至疲，卧不至懵……不欲甚劳，不欲甚逸，不欲流汗，不欲多唾，不欲奔走车马，不欲极目远望。"唐代孙思邈颇谙此理，其谓："养性之道，常欲小劳，但莫大疲及强所不能堪耳。且流水不腐，户枢不蠹，以其运动故也。养性之道，莫久行久立，久坐久卧，久视久听。盖以久视伤血，久卧伤气，久立伤骨，久坐伤肉，久行伤筋也。"这富含哲理睿智，饱蕴着前人的经验累积和亲身实践的体会，是指导我们今天起居劳逸的秘诀。

第三节　饮食有度，荤素咸宜

随着生产的社会化物质生活的日益富足，人们日常生活餐桌上的佳肴美食，琳琅满目，加以大中城市中富裕阶层的日趋增多，贸易往来，商务洽谈，企业经营，应酬交际，亲朋宴请，出入宾馆酒楼，猪羊鸡鹅、鱼虾海鲜、醇酒醪醴，直至夜阑人静，方始席散。如此日复一日，年复一年，饮食结构比例严重失调，高热量、高脂肪、高蛋白饮食的大量摄入，碳水化合物、纤维素的摄入少之又少，造成体内营养过剩，腹部脂肪堆积，内脏脂肪浸润，腰围与日俱增，大腹便便，超重，肥胖人群有增无减，高血压、高脂血症、高尿酸血症、冠心病、糖尿病代谢综合征的隐患接踵而至，这种不健康的饮食习惯造成的后果，令人忧虑重重。三国魏人嵇康云："穰年多病，饥年少疾，信哉不虚。是以关中土地，俗好俭啬，厨膳肴羞，不过菹酱而已，其人少病而寿。江南岭表，其处饶足，海陆鲑肴，无所不备，土俗多疾，而人早夭。"其言之确，语之详，适足以诠释今日大中城市中人，肥硕多病之缘由也。其实在我们中华民族五千年的灿烂文化中，包涵着丰富的饮食文化，正如《素问·脏气法时论》所言"五谷为养，五果为助，五畜为益，五菜为充"。谷、肉、果、蔬齐全，囊括五大营养要素，在先秦时代，已有如此合理全面的饮食结构，是我们炎黄子孙的骄傲。晋代葛洪告诫人们："不欲极饥而食，食不可过饱，不欲极渴而饮，饮不欲过多，饱食过多则结积聚，渴饮过多则成痰癖……不欲多啖生冷，不欲饮酒当风。"可作为却病延年之警语。唐代孙思邈于饮食之道，深得节制至理，其谓："是以善养性者，先饥而食，先渴而饮。食欲数而少，不欲顿而多，则难消也。常欲令如饱中饥，饥中饱耳。盖饱则伤肺，饥则伤气，咸则伤筋，酢则伤骨。故每学淡食，食当熟嚼，使米脂入腹，勿使酒脂入肠。人之当食，须去烦恼，如食五味，必不得暴嗔。多令人神惊，夜梦飞扬。每食不用重肉，喜生百病。常须少食肉，多食饭，及少菹菜，并勿食生菜、生米、小豆、陈臭物。勿饮浊酒……勿食生肉，伤胃。一切肉惟须煮烂，停冷食之……食毕，当行步踌躇，计使中数里来。行毕，使人以粉摩腹上数百遍，则食易消，人益人，令人能饮食，无百病。然后有所修为为快也。饱食即卧，乃生百病。不消成积聚。饱食仰卧成气痞，作头风……人不得夜食。又云：夜勿过醉饱食，勿精思为劳苦事……勿食一切脑，大损人。"前人之切身体验，均从实践中来，为行之有效的度世金箴，学者慎之！

第四节　养性惜福，长生久持

中华民族是东方文明古国，礼仪之邦，老庄而后独尊儒学，朝野君臣，遵循仁、义、礼、智、信之处世准则。君主圣明，民风淳朴，人心良善，汉唐盛世，海晏河清，五谷丰登，百姓丰衣足食，疆界宁静，边远属国，岁岁年年，朝贺贡献，一派太平景象。奈年代久远，圣教日疏，君主不明，则民心思变，是以朝代更迭，势如潮汐翻卷出始治终乱的浪花。如唐代，由贞观之治至武后、韦后二度乱政，均由不知养性惜福贻祸。共和国一唱雄鸡天下白。共产主义的远大理想，社会主义的宏伟蓝图，鼓舞民众，意气风发，万众一心。然急躁冒进情绪使民心疲惫，资源枯竭。调整巩固，徐步前进的八字方针，终使经济复苏，生产恢复。邓氏创导发展，改革开放。在改革开放的浪潮中，未免鱼龙混杂，泥沙杂下，暴富新贵，缺少文化涵养，一朝得势，不知福兮祸所伏之道理，骄奢淫逸，恣意寻欢，昼夜声色场中，肆意妄为，不知不觉中，脑满肠肥，日形富态，酿成胰岛素抵抗、代谢综合征、肥胖病的温床。诚如《素问·阴阳应象大论》所言："知之则强，不知则老……愚者不足，智者有余，有余则耳目聪明，身体轻强，老者复壮，壮者益治。是以圣人为无为之事，乐恬憺之能，从欲快志于虚无之守，故寿命无穷，与天地终，此圣人之治身也。"故圣人不为无益以害有益，不为害性而顺性，故寿命长远与天地共老。《庚桑楚》曰："圣人之于声色滋味也，利于性则取之，害于性则损之，此全性之道也。足资今人修身养性之明镜也。"《备急千金要方》指出："人之所以多病，当由不能养性。平康之日，谓言常然。纵情恣欲，心所欲得，则便为之，不拘禁忌，欺罔幽明，无所不作，自言适性，不知过后——皆为病本……皆以生平粗心，不能自察，一至于此。但能少时内省身心，则自知见行之中，皆长诸疴。将知四百四病，身手自造，本非由天。及一朝病发，和缓不救……故有智之人，爱惜性命者，当自思念，深生耻愧，诫勒身心，常修善事也。至于居处，不得绮靡华丽，令人贪婪无厌，乃患害之源。但令雅素净洁，无风雨暑湿为佳。衣服器械，勿用珍玉金宝，增长过失，使人烦恼根深。厨膳勿使脯肉丰盈，常令俭约为佳。然后行作鹅王步，语作含钟声，眠作狮子卧。每日自咏歌云：美食须熟嚼，生食不粗吞；向我居止处，大宅总林村；胎息守五脏，气至骨成仙。"可谓养性要诀，却病真言，无怪乎孙思邈之学识，得到国际养生学界的认可，岂偶然欤！

（丁学屏　撰文）

第二章

十年磨一剑，得力于炉火纯青

　　肥胖病，初见于《灵》《素》等医经典籍。《素问·通评虚实论》言："消瘅仆击，偏枯痿厥，气满发逆，肥贵人，则高粱之疾也。"《说文解字》云："肥，多肉也，从肉从卩。"肥，肌肉丰满之意。贵指食禄万户，车马千乘之侯王之家。庖厨牺牲，脍不厌细的豪门贵族富户，易患内消伏热，中风跌仆偏枯诸疾，演变而滋生痿、厥、气满、发逆等顽疾，生动真切。然不若今时已滋生成全球三大流行病种之一。其对人类健康之危害，对国际社会增加经济之负担，已无异于洪水猛兽，势不可挡。以其人体造成的多种代谢紊乱，又成为心血管疾病的易患因子，西方有识之士，命其名为"死亡四联症"，不以为过。然而世界卫生组织将肥胖视做一种疾病，不过30年光景。余自1992年涉足糖尿病领域，仅仅20余年，诊治糖尿病伴有肥胖病者，约近30%左右，此情此景使我触目惊心！1994年3月由我主编的《中西医结合糖尿病学》，已辟有"肥胖与糖尿病"一章。2001年6月3日，中国人群肥胖与疾病危险研讨会在北京召开，我有幸亲与其盛：大会公布了20世纪90年代中国肥胖总会分析报告。据分析结果，大会建议对中国人肥胖重新定义：中国人的体重指数（BMI）＞24为超重，＞28为肥胖，男性腰围应在85cm以内，女性腰围应在80cm以内，否则就是肥胖。经过十数年的临床实践，细心观察，用心揣摩，发现肥胖群体，无一非苦心志而享口福的富裕阶层人士，与《素问·通评虚实论》的论述如出一辙。苦心志者，言其人谋虑筹划，日以继夜，工其心计，劳其心思，耗其心血，损其心体；又心神过用，暗吸肾阴，坎水日漓，龙雷震荡，虚焰上浮，灼津伤液，炼液成痰，痰浊壅盛，三焦通路阻遏，经隧脉络焉得畅行，堆阜脏腑之间，形体臃肿，行为笨拙，大腹垂腴，而成肥胖累赘，正合经旨"至虚有盛候"之旨趣。余屡言肥胖乃体虚病实之候，其意在此。享口福者，言企业商贸风云人物，交际应酬，宴请往还，膏腴不节，醇酒无度，戕伤脾胃生生之气，纳多运滞，积湿生痰，清气不升，痰浊不降，湿郁痰凝，气血津液焉得畅行，五脏精华之血，变生成为败浊，何以奉养五脏六腑，脑髓筋骨，四肢百骸，则人身之智慧聪明，生意经营，事业规划，计将安出。此由"实而致虚"，与经旨"大实有羸状"名异而实同。治此等体虚病实，久久缠绵之证，最为犯难。以其湿痰瘀浊壅阻三焦道路，经隧脉络顿失流畅浚通，妨碍人体气血之运行，矧湿为黏腻之邪，最难骤化，须借辛香气味，宣畅气机，俾气化湿亦化之意，更须芳香之品，辟秽化湿，甘淡之味，驱湿下行，三者各展其长，而奏上下分消之势。又痰与浊，较之湿邪又深入一层，以其质重气秽，其势更难收拾，盖痰与浊属阴霾之邪，最须辛香燥烈之品，推荡攻逐，但痰浊乃气血津液所化，其病体里真已虚，辛香燥烈之品，最易劫津伤血，相互掣肘，左右为难。是以涤痰之品，须选辛滑流利之品，如陈海蜇、地栗、竹沥、生姜汁、陈胆星、天竺黄、川贝母、竹茹、炒枳实、制半夏、化橘红、石菖蒲、广郁金、明矾、白芥子、青皮、槟榔之属，庶涤痰而不伤津血，方如雪羹、菖蒲郁金、加味二陈、温胆、涤痰之类；化浊之品，取甘淡之味，如土茯苓、绵萆薢、云茯苓、冬葵子、土牛膝、虎杖等分清化浊之品，使浊邪从小肠火府而下泄；更须借芳香化浊之品，芬芳馥郁，激浊扬清，如金银花、合欢花、绿萼梅、滁菊花、生槐米、凌霄花、玫瑰花、茉莉花、佛手花、代代花、厚朴花等味，诸花气味芳香，质轻上扬，疏气机而辟秽浊，但无耗气伤津之弊，方如六花绛覆汤之类。疏瘀之品，须早早投入，贯彻始终，以免脉络瘀阻，药如参三七、生炒蒲黄、茜草、藕节、荷叶、茅根等品，既可疏瘀通络，又可凉血止血，俾血无凝着，气可贯通，乃中医之优势之一。此言肥胖病治标化湿，涤痰，化浊，疏瘀之大概。治本之法，注重心脾两脏，治须把握心主血脉，又主藏神之主旨。选用百合地黄汤，百合清心润肺，生地滋阴养血，补心体而养心血，心神安泰，庶无龙雷震荡之虞。甘麦大枣汤，稼穑作甘，补中土而缓肝急，以肝为百病之贼，肝气舒畅，肝火、肝风宁静，自可身心康豫矣。如见心火上炎，加川连苦寒直折，正合《千金》黄连丸法度，生地补心体，黄连泻心用；若见相火亢炎，加川柏、知母等以靖龙雷，既合百合知母汤滋阴泄热法度，又寓知柏地黄丸之意，此经方化裁之妙，不言自喻。补脾之法，无过于资生丸，既有参苓白术之从容和缓，又有山药、莲肉、扁豆、薏苡之淡养胃气，微甘养脾阴之秘诀，为补中缓急之不二法门，如见中气怯弱、肢懈便溏者，复入大补元煎鼓舞中气，若现胃津干涸，口干虚烦舌光者，参入养胃汤甘凉益胃，生津润燥。王道无近功，多用自有益。贵在坚持，不可稍事松懈，以免病情反复，药饵而外，尚须开心逸志，睡眠充足，切戒酒、肉二凶魔，毋忘植物可溶纤维。治此等体虚病实之证，不可计较时日，决非一蹴而就，医者须晓之于理，耐心开导，病者须谨记医嘱，医患同心同德，坚持不懈，世上无难事，只怕有心人。何惧肥胖病证，诸验案以见希望！

按：《肥胖病的中医辨治》第一稿中，第二章分四节：一、肥胖病流行病学资料回顾；二、肥胖病细胞分子学信息；三、肥胖病诊断；四、肥胖病防治策略。

第二稿定稿时，考虑流行病学资料，随着时间推移而迅速改变，笔之于书，无异刻舟求剑，不足为训，故删去；细胞分子学研究，肥胖病与糖尿病、肥胖病与代谢综合征中已有详细介绍，不再重复；诊断、防治策略在肥胖病与糖尿病、肥胖病与代谢综合征二章中已十分具体，若再费笔墨，显得烦琐重复，故将第二章内容，改成笔者十数年临床实践之实录，或有助于读者之参考耳。

（丁学屏　撰文）

第三章

肥胖病的中医源流

第一节　历代关于肥胖病的文献记载

有关肥胖病的中医源流，可上溯至春秋战国时代。

《灵枢·阴阳二十五人》中土形之人的体貌特征："土形之人……其为人黄色，圆面，大头，美肩背，大腹，美股胫，小手足，多肉，上下相称。"酷肖今日之肥胖病患者。其病因为：华食而多脂，膏粱之疾。

《灵枢·阴阳二十五人》又曰："肥而泽者，血气有余；肥而不泽者，气有余，血不足；瘦而无泽者，气血俱不足。"《杂病源流犀烛》注曰："此经但言其概也。其实，人之肥者，血则实，而气必虚，故行动多喘促，气虚也，能耐寒而不能耐热，热伤气，损其不足之气，则阳愈弱而偏于阴，故不能耐热也。人之瘦者，气则实，而血必虚，故皮肤多燥涩，血虚也，能耐热而不能耐寒，寒伤血，损其不足之血，则阴愈亏而偏于阳，故不能耐寒也。此肥瘦之所以分也。"

《灵枢·卫气失常》云："黄帝曰：何以度知其肥瘦？伯高曰：人有肥有膏有肉。黄帝曰：别此奈何？伯高曰：䐃肉坚，皮满者，肥。䐃肉不坚，皮缓者，膏。皮肉不相离者，肉。黄帝曰：身之寒温何如？伯高：膏者其肉淖，而粗理者身寒，细理者身热。脂者其肉坚，细理者热，粗理者寒。黄帝曰：其肥瘦大小奈何？伯高曰：膏者，多气而皮纵缓，故能纵腹垂腴。肉者，身体容大。脂者，其身收小。"

《素问·异法方宜论》云："西方者，金玉之域，沙石之处……其民不衣而褐荐，其民华食而脂肥，故邪不能伤其形体，其病生于内，其治宜毒药。"《素问·通评虚实论》云："消瘅仆击，偏枯痿厥，气满发逆，肥贵人，则高梁之疾也。"其病机，归咎于"血黑以浊，气涩以迟"，与瘦人之血清气滑形成了鲜明的对照。《灵枢·逆顺肥瘦》云："年质壮大，血气充盈，肤革坚固，因加以邪，刺此者，深而留之，此肥人也。广肩腋项，肉薄厚皮而黑色，唇临临然，其血黑以浊，其气涩以迟……瘦人者，皮薄色少，肉廉廉然，薄唇轻言，其血清气滑。"今日肥胖病患者的空腹血糖与糖耐量受损、糖尿病、血脂谱异常、高尿酸血症等临床表现，无一能脱离此"血黑以浊，气涩以迟"之病理诠释。

至其治法，归结为"毒药攻其中，镵石针艾治其外"。《素问·汤液醪醴论》云："自古圣人之作汤液醪醴者，以为备耳……中古之世，道德稍衰，邪气时至，服之万全……当今之世，必齐毒药攻其中，镵石针艾治其外也。"所谓"毒药"者，即《神农本草经》所载药品365种，上品120种，主养命以应天，无毒，多服、久服不伤人，欲轻身益气，不老延年者；中品120种，主养性以应人，无毒有毒，斟酌其宜，欲遏病补虚者；下品125种，主治病以应地，多毒，不可久服，欲除寒热邪气，破积聚愈疾者。又如《素问·五常政大论》云："大毒治病，十去其六；常毒治病，十去其七；小毒治病，十去其八；无毒治病，十去其九。谷肉果菜，食养尽之，无使过之，伤其正也。"《素问·阴阳应象大论》中"因其重而减之"，与今日肥胖病治疗的中心环节"减重与保持体重"可谓不谋而合。其谓："病之始起也，可刺而已……故因其轻而扬之，因其重而减之，因其衰而彰之。"损其有余，补其不足，此中医千古不易之大法。

隋代巢元方《诸病源候论·鼾眠候》云："鼾眠者，眠里喉间有声也。人喉咙，气上下也。气血若调，虽窹寐不妨宣畅；气有不和，则冲击喉咽而作声也。其有肥人眠作声者，但肥人气血沉厚，迫隘喉间，涩而不利，亦作声。"应是肥胖病与睡眠通气障碍之先声。

唐代孙思邈《备急千金要方》言：风毒脚气之治，"其人本黑瘦者易治，肥大肉厚赤白者难愈"。与今日肥胖病与其相关疾病之变幻不定，治疗殊难收效者，如出一辙。详其论脉候法："凡脚气，虽复诊候多途，而三部之脉，要须不违四时者为吉，其逆四时者勿治……其人本黑瘦者易治，肥大肉厚赤白者难愈。黑人耐风湿，赤白不耐风，瘦人肉硬，肥人肉软，肉软则受疾至深，难已也。"

金代张子和《儒门事亲》论其学识，为金元四大家之冠，治法独高而取效尤捷。其湿性水肿案，是其例也。录其案：南乡张子明之母，极肥，偶得水肿，四肢不举。戴人令上涌汗而下泄之，去水三四斛。

元代朱震亨《丹溪心法》"肥人多虚，肥人多湿多痰"之论，至今仍不失其实用价值。朱震亨治肥人脂满，经闭不行者，用导痰汤加川芎、黄连一法。又治妇人肥盛，不能孕育，用二陈汤、四物去生地，加香附。久服之，尤更妙。又云："肥盛妇人，禀受甚厚，恣于酒食，经水不调，不能成孕。以躯脂满溢，湿痰闭塞子宫故也。宜燥湿去痰、行气，二陈汤加木香、二术、香附、芎、归，或导痰汤。"其述之证候、病因、病机，与今日之多囊卵巢综合征，何其相似乃尔。

宋代王怀隐在《太平圣惠方》中以利湿化痰药物为主治疗肥人中风。治中风失音不语，昏沉不识人，宜服竹沥饮子方。竹沥二合，荆沥二合，消梨汁二合，陈酱汁三（半）合。上件药相和，微暖，细细灌口中，即瘥。治中风偏枯不遂，言语謇涩，膈上热，心神恍惚，宜服竹沥饮子方。竹沥三合，羚羊角屑半两，石膏二两，茯神一两，麦门冬三分（去心），独活三分。上件药，细锉，都以水三大盏，煎至一盏半，去滓，入竹沥，分为四服，不计时候温服之。

明代万全《万氏女科·种子章》云："女子无子，多因经候不调，药饵之辅，尤不可缓。若不调其经候而于之浴，徒用力于无用之地。此调经为女子种子紧要也……肥盛妇人，禀受甚厚，及恣于酒食之人，经水不调，不能成胎，谓之躯脂满溢，闭塞子宫。宜行湿燥痰，用苍莎导痰丸、四制香附丸。"

清代章虚谷《医门棒喝》言："假如形瘦色苍，中气足而脉多弦，目有精彩，饮食不多，却能任劳，此阳旺阴虚之质也。每病多火，须用滋阴清火，若更兼体丰肌厚，脉盛皮粗，食饮倍多，此阴阳俱盛之质。平时久病，每病多重，以邪蓄深久故也……如体丰色白，皮嫩肌松，脉大而软，食饮虽多，每生痰涎，此阴盛阳虚之质……若更兼形瘦脉弱，食饮不多，此阴阳两弱之质。"

清代叶天士《临证指南医案·呕吐》云："凡论病，先论体质形色脉象，以病乃外加于身也。夫肌肉柔白属气虚，外似丰溢，里真大怯，盖阳虚之体，为多湿多痰，肌疏汗淋，唇舌俱白，干呕胸痞，烦渴引饮，由乎脾胃之阳伤触，邪得僭踞于中，留蓄不解，正衰邪炽，试以脉之短涩无神主之，阳衰邪伏显然，况寒凉不能攻热，清邪便是伤及胃阳之药，今杳不纳谷，大便渐稀，若不急和胃气，无成法可遵，所谓肥人之病，虑虚其阳，参拟一方，仍候明眼采择。"

（陶　枫　撰文）

第二节　肥胖病医案选编

医案1　肥人中风案(《中国医学大成(八)·孙文垣医案》)

太塘程晓山，程松谷从弟也。客湖州，年四十，悬弧之日，湖中亲友举贺。征妓行酒，宴乐月余。一日忽言曰：近觉两手小指及无名指掉硬不舒，也不为用。口角一边常牵扯引动，余幸为诊之。六脉皆滑大而数,浮而不敛。其体肥,其面色苍紫。予曰:据脉滑大为痰、数为热、浮为风。盖湿生痰,痰生热,热生风也。君善饮,故多湿。近又荒于色,故真阴竭而脉浮,此手指不舒,口角牵扯,中风之症已兆也。所喜面色苍紫,其神藏,虽病尤可治。切宜戒酒色,以自保爱。为立一方,以二陈汤加滑石为君,芩、连为臣,健脾消痰,撤湿热从小便出;加胆星、天麻以定其风,用竹沥、姜汁三拌三晒,仍以竹沥打糊为丸,取竹沥引诸药入经络化痰。外又以天麻丸滋补其筋骨,标本两治。服二料,几半年,不惟病瘳,且至十年无恙。迨行年五十,湖之贺者如旧,召妓宴乐者亦如旧,甘酒嗜音,荒淫而忘其旧之致病也。手指、口角牵引、掉硬尤甚,月余中风,左体瘫痪矣(瘫痪俗所谓半身不遂也)。归而迎予诊之,脉皆洪大不敛,汗多不收,呼吸气促。予曰:此下虚上竭之候。盖肾虚不能纳气归原,故汗出如油,喘而不休,虽和缓无能为矣。阅二十日而卒。

医案2 肥人闭经案(《中国医学大成(八)·孙文垣医案》)

族侄孙媳程氏,双桂翁女也,年甫三旬,产曾五胎,今则经闭不行者八年,肌肉则丰肥于昔,饮食又倍加于昔,精采则艳美于昔,腹柔不坚,略无所谓病者。独经闭不行,不生育耳。专科率用四物汤、玄胡索、牡丹皮诸通调剂,计服千余帖矣。又如三棱、莪术、干漆、桃仁、苏木之类,莫不概尝,罔有一应。访余为诊。六脉缓大有力。予曰:此脾湿生痰,脂满子宫,徒行血、活血、破血无益也。治宜调气消痰,燥湿熔脂,俾使清瘦,庶新饮食不复生痰,不助肥脂,复为经水,经不期行而自行矣。若被专科者流,局局然养血活血破血,而望其经行不也难乎?盖前剂皆滋湿生痰之味,非有湿痰者所宜,而肥人尤不宜用也。乃为订一方,以平胃散加滑石、桃仁、黄连、姜黄、丹参、南星、半夏作丸剂服之,半年而经行,次年生一子,后连生一子一女。

医案 3 肥人气虚卒中案（《张耀卿学术经验集·旧德草堂医案》）

分府符公祖恭人。形体壮盛，五旬外觉手指麻木已有三载，甲辰秋，偶感恚怒，忽失声仆地，痰潮如锯，眼合遗尿，六脉洪大。适余往羊城，飞骑促归。缘符公素谙医理，自谓无救，议用小续命汤，俟余决之。余曰，是方乃辛温群聚，利于祛邪，妨于养正，其故有三：盖北人气实，南人气虚，虽古今通论。然北人居南日久，服习火土，早赋更移，肤腠亦疏，故卑下之乡，柔脆之内，每乘虚来犯，数阴阳颠倒，营卫懈散而成气虚卒中，此南北之辨者一也。况中风要旨，又在剖别闭脱，夫闭者邪塞通路，脱者邪胜五内，正气飞越，脱绝不续，二证攸分，相去霄壤，故小续命汤，原有角弓反张，牙关紧闭证而设，若用于眼合遗尿之脱证，是伤其阴而复耗其阳，此闭脱之辨者二。又风为阳中之阴气，内应于肝，肝为阴中之阳脏，外合于风，恚怒太过，火起于肝胆，内火外风，猖狂扰乱，必挟势而乘脾土，故痰涎汹涌，责脾不统摄，肾不归脏，滋根固蒂，尚恐不及。若徒事发散，是为虚虚。此真似之辨者三。《灵枢》所谓"虚邪偏客于身半，其入深，内居营卫，营卫稍衰则真气走，邪气独留，发为偏枯"，端合是证。当法河间、东垣用药，保全脾肾两脏，庶可回春，乃以六君子加黄芪、白芍、桂枝、钩藤、竹沥、姜汁，口服二剂。恶症具减，脉亦收敛，但声哑如喑。此肾水耗衰，心苗舌槁，五更余后，火气下行，肾精上朝，方能出音。遂改用地黄饮子，服之十五剂，大便始通，坚黑如铁，虽有声出，状似燕语，乃朝服补中益气汤加麦冬、五味以培脾，夕用地黄汤加苁蓉、当归以滋肾，调理百日，语言如旧，步履如初，但右手不能如前耳。

医案 4 肥人手足麻木而痰多案（《洄溪医案》）

运使王公叙揆，自长芦罢官归里，每向余言手足麻木而痰多。

余谓公体本丰腴，又善饮啖，痰流经脉，宜撙节为妙。一日忽昏厥，遗尿，口噤，手拳，痰声如锯，皆属危证。医者进参、附、熟地等药，煎成未服。余诊其脉，洪大有力，面赤气粗，此乃痰火充实，诸窍皆闭，服参、附立毙矣！以小续命汤去桂、附，加生军一钱为末，假称他药纳之，恐旁人疑骇也。戚党莫不哗然。太夫人素信余，力主服余药。三剂而有声，五剂而能言。然后以消痰养血之药调之，一月后步履如初。

医案5　肥人真中风案（《时病论》）

南乡余某，年将耳顺，形素丰肥，晨起忽然昏倒，人事无知，口眼㖞斜，牙关紧闭，两手之脉皆浮滑。此为真中风也，诚恐痰随风涌耳！令购苏合香丸，未至，痰声遂起，急以开关散先擦其龈，随化苏合香丸，频频灌下。少焉，痰如鼎沸，隔垣可闻，举家惊惶，索方求救。又令以鹅翎向喉内蘸痰，痰忽涌出，约有盈碗，人事略清，似有软倦欲寐之状。屏去房内诸人，待其宁静而睡，鼻有微鼾，肤有微汗，稍有痰声。顷间又一医至，遂谓鼾声为肺绝，汗出为欲脱，不可救也，即拂衣而去。丰思其体颇实，正未大虚，汗出微微，谅不至脱，痰既涌出，谅不至闭；询其向睡，亦有鼾声。姑以宣窍导痰法加东参、姜汁治之，从容灌下。直至二更时分，忽闻太息一声，呼之遂醒，与饮米汤，牙关似觉稍松；诘其所苦，又有垂头欲睡之态。即令弗扰，听其自然，依旧鼾声而寐，汗出周身，至次日黎明甫醒，皮肤汗减，痰声亦平，口眼亦稍端正。复诊其脉，滑而不浮，似乎风从微汗而去，痰尚留滞于络也。继用茯神、柏子养心收汗，橘络、半夏舒络消痰，加稆豆、桑叶以搜余风，远志、菖蒲以宣清窍，更佐参、甘辅正，苏合开痰。本末兼医，庶几妥当，合家深信，一日连尝二剂，至第五朝诸恙皆减，饮食日渐进矣。

医案 6　肥人寐中坐起案(《柳选四家医案·评选环溪草堂医案·痰火门》)

初诊：寐中常坐起而不自知，日间静则磕睡。此浊痰迷闭清阳，阳气郁而不宣也。

胆星　川贝　茯苓　陈皮　枳实　半夏　党参　远志　菖蒲

再诊：体肥多湿之人，湿热蒸痰，阻塞肺胃，喉中气粗，呼吸如喘，卧寐之中，常欲坐起，仍然鼾睡，而不自知。所以起坐之故，盖痰阻气郁，蒙闭清阳，阳气郁极则欲伸，故寐中欲坐起也。病属痰与火为患。兹拟煎方开其肺痹，另用丸药化其痰火。痰火一退，清阳得伸，病自愈矣。

射干　橘红　冬瓜子　杏仁　桔梗　象贝　竹沥　姜汁　葶苈子　苏子　枇杷叶

另，黑丑(取头末)三钱，莱菔子(炒)三钱，槟榔(炒)三钱，大黄(酒炒)三钱，研末蜜丸，作十二粒，每午后一丸，临卧一丸，嚼化咽下。

柳宝诒按：审病既得其真谛，用药自然入彀。丸方中加入菖蒲、胆星、郁金、东丹等以开郁坠痰，较似得力。

医案 7　肥人中风案(《柳选四家医案·评选环溪草堂医案·中风门》)

体肥多湿，性躁多火。十年前小产血崩，血去则阴亏而火亢，肝风暗动，筋络失养，已非一日。去秋伏暑后变三疟，疟久营卫偏虚，遂致风痰扰络，右半肢体麻痹，而为偏废之象，调理渐愈。今但右足麻辣热痛，痛自足大指而起，显系肝经血虚失养。据云腿膝常冷，足骭常热，此非足骭有火，而腿膝有寒也。想由湿火乘虚下注，故痛处觉热，而腿膝气血不足，则觉寒耳。至于左胫外廉皮肉之内，结核如棉子，发作则痛甚，此属筋箭，是风痰瘀血交凝入络而成。与右足之热痛麻辣不同。今且先治其右足。

生地　阿胶　五加皮　归身　木瓜　天麻　冬术　独活　丝瓜络
牛膝　茯苓　萆薢

医案8　肥人心悸头眩案（《寿石轩医案》）

书云：无风不晕，无痰不眩。又云：昔瘦今肥，责之于痰。又
云：痰饮凌心则心悸，上升则头眩。前述诸症，贵恙具见。探其源，
则由惊恐伤胆，抑郁伤肝，思虑伤脾，故胆虚善怯，肝旺善怒，脾弱
难运，津液不归正化，遂变蒸而为痰饮。饮入经络，则筋惕肉瞤；扰
心肾，则梦神恍，间有遗滑，多疑不决；多食善饥，均痰热熏灼之为
患耳。脉象沉弦且滑，久则有类中之虞！涑当镇静精神，清心寡欲，
庶与药饵兼功。

八楞麻五分，瓜蒌霜一钱，茯神苓各三钱，苦竹根一钱五分，珍
珠母三具，盐水煮首乌藤三钱，广橘皮络各一钱，甘菊炭七分，明天
麻一钱，去油汉防己五分，合欢皮五分，北秫米三钱，白蒺藜三钱（去
刺），法半夏一钱五分，涤饮散五分。

医案9　肥人中风案（《竹筝山人医案》卷一）

平昔嗜饮，湿痰内滞，清窍被蒙，以致手指无力，舌掉不灵，语
言滞钝。脉来弦大而数。此中风之候，关乎心脾两脏者，最难全愈。

真茅山术9g，陈皮4.5g，石菖蒲4.5g，瓜蒌仁9g，钩藤12g，远志
3g，姜制半夏6g，茯神6g，制南星2.4g，霞天曲9g，竹沥5匙，姜汁
2匙。

接服方，以泻心汤豁痰为主治。

姜汁炒川连1.2g，姜制半夏4.5g，真茅山术6g，远志3g，茯神
6g，陈皮4.5g，制附子1.8g，霞天曲9g，瓜蒌仁9g，石菖蒲4.5g，姜汁
3匙。

素体肥盛,气血两亏,顽痰挟风,袭于手足太阴之络,左偏麻痹不仁,神呆善悲。脉形空软而数。心脾俱虚矣,交春防猝然之变。

真於术 6g,制南星 2.4g,炒当归 6g,秦艽 6g,真茅术 6g,化州红 3g,法半夏 4.5g,炒远志 3g,制附子 2.4g,茯神 6g,加姜汁 1 瓢(冲)。

医案 10　肥人痰涎郁结案(《医学衷中参西录》)

一妇人,年三十许。身形素丰,胸中痰涎郁结,若碍饮食,上焦时觉烦热,偶服礞石滚痰丸有效,遂日日服之。初则饮食加多,继则饮食渐减,后则一日不服,即不能进饮食。又久服之,竟分毫无效,日仅一餐,进食少许,犹不能消化。且时觉热气上腾,耳鸣欲聋,始疑药不对证。求愚诊治,其脉象浮大,按之甚软。愚曰:"此证心肺阳虚,脾胃气弱,为服苦寒攻泻之药太过,故病证脉象如斯也。"拟治以理饮汤。病家谓,从前医者,少用桂、附即不能容受,恐难再用热药。愚曰:"桂、附原非正治心肺脾胃之药,况又些些用之,病重药轻,宜其不受。若拙拟理饮汤,与此证针芥相投,服之必无他变。若畏此药,不敢轻服,单用干姜五钱试服亦可。"病家依愚言,煎服干姜后,耳鸣即止,须臾觉胸次开通。继投以理饮汤,服数剂,心中亦觉凉甚。将干姜改用一两,又服二十余剂,病遂除根。

医案 11　多食多便肥胖症一例(《中国现代名中医医案精华·周凤梧医案》)

赵某,女,32 岁。初诊:1963 年 4 月 6 日。

诉多食、多便,每日进餐 10 余次,甚至口不离食,不吃则心慌无主,日食粮量达三斤半许,且食后即感腹内隐痛而里急,每天入厕亦达十数次之多,所便不多,每便后辄晕厥,少时自苏,故入厕必须有人扶持。

诊查:面胖如圆月,色现晦滞,腹大似鼓,肢体丰硕,经常心悸失寐,胸闷腹胀而气短,右胁疼痛,头目眩晕,无力下床活动,脉见右缓滑、左沉涩,舌苔中黄而燥。

辨证:目前突出症状是多食多便,推之病机,胃热则消谷,显系胃强脾弱、阳明腑证、实热内滞之候,乃本虚标实。

治法:法宜通因通用,拟三一承气汤以泄腑实积热而先治其标,他症当为另图。

处方:生大黄9g,姜川朴4.5g,炒枳实4.5g,元明粉3g(冲),生甘草6g。

上方药连服4剂,每天大便七至十数次,继服4剂,大便逐渐减为3次(均系软便,夹有脓污胶质),食量次数均减少,唯便时排泻迟滞,约半小时许方可。进药至4月17日,大便泻下一块状物,长可达尺(色黑褐如酱,未查系何物体),觉腹内轻舒,但多食一症,去而不彻。

本症自1963年4月至是年9月,计进服三一承气汤42帖,叶氏养胃汤加味10帖,五皮饮加味12帖,归脾汤20帖,总共80余剂,患者康复,已能步行至大街购物,饮食调养数月,恢复工作。

[原按]在进泻剂过程中,曾经有手臂麻木、口舌干燥、遍体浮肿、小溲短少等症状交替出现。按脾主四肢,胃热伤津则口燥,血不荣筋则肢麻,脾弱不能运布水液下输膀胱,反而泛滥肌肤,则全身浮肿而小溲短少。口干舌燥,胸闷胁痛,则用叶氏养胃汤,或加柴胡、芍药、枳实、青皮等。浮肿溲少,即用五皮饮加车前、牛膝、木通、通草、丝瓜络等,交替投剂,标本兼顾。及至胃肠出纳正常,肿消溲利,病情大为好转之后,只遗心悸头眩,遂改服归脾汤以竟全功。

医案12　肥胖伴月经失调案(《上海老中医经验选编·丁济南医案》)

余某,女,27岁。1959年6月25日初诊。

患者于 1953 年起，体重明显增加，由原来的 104 市斤，到 1959 年增加至 132 市斤，伴颈部变粗，腹满和背部脂肪增厚。自觉头晕、乏力。月经周期参差，数月一行或一月二行，经量少而色黯，经期延长，旬余始净。行经期间，口腔黏膜破碎，唇焦。曾请中医诊治，未见明显疗效。在某医院检查基础代谢在正常值内，诊断为单纯性甲状腺肿，给予甲状腺素片和碘化钾治疗，但疗效不佳，且出现性格改变，急躁易怒，声音变粗，头顶胀昏，夜寐不安，汗少，连夏天也无汗，晨起面浮足肿，皮肤绷紧作胀，目干，鼻热，咽燥，口苦而干且有痰，两太阳穴作痛，伴颈背牵强，大便秘结，小溲短少赤热，时有刺痛感等而住入我院诊治。

主要体征：面如满月，红润，皮肤粗糙且多痤疮，体胖，脂肪多堆积于躯干之背部。全身毳毛丛生，头发、眉毛均多，且粗而黑，面部伴有胡须生长，胸、腹、脐部毛粗长，腹、臀部皮肤出现白色花纹与紫纹。

实验室检查：24 小时尿 17- 羟类固醇为 10.24mg 及 6.72mg，24 小时尿 17- 酮类固醇为 11.24mg，嗜酸性粒细胞计数为 44/mm^3。经促肾上腺皮质激素（ACTH）兴奋以后，24 小时尿 17- 羟类固醇为 20.36mg，24 小时尿 17- 酮类固醇为 17mg 及 29mg，嗜酸性粒细胞计数为 77/mm^3。

诊断为皮质醇增多症（库欣综合征）。

治疗经过：入院后，因病员不愿手术治疗，故转中医病房，用中药、针灸和气功等治疗，但效果均不显著。中医曾按肝胆相火内郁，冲任失调治疗，方用龙胆泻肝汤及知柏地黄丸加减，未见显效。

1960 年 1 月 25 日改用肺郁治法。遍身肤胀不舒，经行艰少，咽梗痛，苔薄舌干，脉沉细。服苦寒药则症状稍减，服甘温药则症状更甚，属实可知。拟于苦寒中加以通理开腠理之品。

桑叶皮各 12g，荆芥穗 6g，蝉蜕 4.5g，知母 9g，木通 9g，草薢

12g,苦参 18g,石斛 30g,天花粉 9g。

1960 年 3 月 31 日:库欣综合征,住院已 9 个月,最近 2 个月来,应用了开鬼门发汗,宣肺解郁后,立见好转,皮肤紧张消散,已能汗出,经已来潮,毛发未见增多,相反毛发颜色减淡。内分泌检查亦见进步(1960 年 2 月 25 日:24 小时尿 17- 酮类固醇 10mg,24 小时尿 17- 羟类固醇 6mg)。

此后,根据开肺郁原则,在上述基本方中随症加减,进行治疗,前后共服中药 214 帖,于 1960 年 6 月 10 日治疗好转出院。出院时月经已每月来潮,但经量不多,毛发较前减退,休重已减低到 110 市斤,皮肤紧张感基本消失,24 小时尿 17- 羟类固醇为 5.18mg,24 小时尿 17- 酮类固醇为 7.07mg。

出院后门诊随访,体形虽仍偏胖,但已经正常工作,于 1967 年结婚,1968 年怀孕生一男孩。

医案 13　肥人头昏眩晕耳鸣案(《姚贞白医案》)

高某,男,55 岁,干部。1970 年 7 月初诊。

体形肥胖,湿痰较重,多年来积劳过度。自 1952 年起,即感头昏、眩晕、耳鸣,如乘舟车,夜卧不安,梦多。有时胸闷、痰凝、欲呕、食少。10 多年来,血压波动在 180/110mmHg 上下。经西医诊断为梅尼埃综合征。服西药并服中药滋补剂,病情不减,近已停止工作,特约余前往会诊。

症见舌苔薄白,微腻,脉象右滑,左弦细。余谓此属疲劳过度,心神不宁,又因湿痰凝滞,脾运受损,肝之清阳不升,发为眩晕。法宜淡渗利湿,化痰理气,升清降浊,健脾宁心为治。处方:

法半夏 9g,明天麻 9g,漂白术 9g,白茯苓 15g,化橘红 6g,淮枣仁 15g,炙远志 6g,石菖蒲 3g,炒枳壳 6g,生甘草 3g,炒苡仁 15g,净秫米 15g,荷叶顶 2 个。

二诊：服上方5剂之后，夜卧渐安，血压稍降，头目仍发眩晕，耳鸣腰楚，咯痰较多，二便如常，饮食增加，胸闷已减。左脉稍弦，右仍濡滑。乃脾为湿困，痰凝未除，清浊升降失司，肝肾不足。嘱须尽量节制肥甘腥腻及动湿生痰之品。续用原方增减。

法半夏9g，明天麻9g，漂白术9g，白茯神15g，化橘红6g，光杏仁9g，炒苡仁12g，生杜仲12g，建莲子15g，生甘草3g，石决明9g，荷叶顶3个。

三诊：上方连服15剂，诸症均有显著减轻，血压降至150/80mmHg。患者已能适当工作，独自行走，饮食增加，二便正常。脉转缓和，舌淡苔润，唯精神尚弱。证属湿痰渐化，心脾功能逐渐恢复，清浊渐分而肝肾未足。可用原方稍佐滋养固脾之品，调理善后。

炙首乌15g，漂白术12g，白茯神15g，明天麻9g，法半夏9g，化橘红6g，黑小豆15g，沙蒺藜12g，生甘草3g，炒苡仁12g，荷叶顶3个。

[原按]脾虚湿痰郁阻引起的晕眩症，临床较多。病的初期，往往辨证不确，或用滋腻，或用强壮，或用温燥，或用寒凉，甚或使用攻下，皆未获效，反致缠绵，固当重视病因病理的特点。此例首用淡渗利湿，化痰理气，升清降浊，以治其标，方中兼以健脾宁心，条达肝肾；继投补益，以固根本。此法可供借鉴。

医案14 肥人糖尿病案（《姚贞白医案》）

外宾某，男，40岁。1959年7月初诊。

世居热带，嗜烟酒，喜冷饮，面色黧黑晦暗，体形胖臃，望而知为湿痰内滞之体。自述染患糖尿病已数年，每日需饮水数十杯，小便频数，夜间尤甚，影响睡眠，且溺色黄浊，似油脂浮于其上，但饮食不减，身体愈趋肥胖。化验检查，尿糖、血糖均高。多方治疗，效果不显。余往诊时，除见上述病情外，患者且感头眩，身困重，足软无力,口燥思饮,时有痰凝作咳。诊脉弦滑,舌苔干黄。此属消渴日久,脾肾阴虚,胃火内炽,津液不升,湿热痰浊不化。权宜清热化湿,后当壮水之主。

处方:粉葛根 9g,天花粉 9g,白元参 9g,麦门冬 9g,京半夏 9g,川贝母 6g(冲),广橘络 9g,生石膏 12g(打碎),淡竹叶 6g,茯苓 12g,苡仁 12g。

二诊:上方服 5 剂,患者渴饮略少,溺色转淡,次数稍减。舌苔较润,脉仍细弦而滑。时咳嗽,痰凝,夜卧不安。此消渴渐退,病久阴虚脾弱,湿痰未化。续以上方加减。

白元参 9g,麦门冬 9g,白茯神 15g,炒知母 6g,粉葛根 9g,天花粉 9g,鲜芦根 18g,半夏曲 9g,广橘络 9g,京竹叶 30 片,净杷叶 3 片。

三诊:上方复进 5 剂后,患者小便次数尤减,质渐清,色转淡,虽口燥思饮,而量已不多,咳嗽渐稀,尚有痰凝。夜能入睡,多梦。已能单独下楼散步。自述头眩减轻,肢体较前轻松灵活,臃肿日消。脉弦滑渐平,舌润,苔黄已退。此消渴症逐渐好转,而脾肾未足,心神不宁。

拟方:枣仁 15g(冲),茯神 15g,炒知母 6g,天花粉 9g,粉葛根 9g,金石斛 9g,广橘络 9g,炒杭芍 9g,京半夏 9g,鲜芦根 15g,净杷叶 3 片,竹茹 6g。

四诊:上方续服 5 剂,饮水大减,已不觉口渴。经化验:尿糖、血糖正常。面色由晦暗转现红润。咳少,痰凝渐涤。每夜均能入睡,尚有梦境。舌红润,脉和缓。多年痼疾,一旦减轻,患者心情舒畅,对我国医学深感敬佩。为彻底根治,因拟善后调理之方如下:

干地黄 12g,怀山药 12g,茯神 15g,粉丹皮 6g,枣皮 6g,炒泽泻 6g,粉葛根 9g,天花粉 9g,京半夏 9g,广橘络 9g,枣仁 15g(冲),净杷叶 3 片。

某医院赠送该外宾蜜制六味地黄丸 5kg,嘱其每日早晚各服

1 丸（约 9g）。1962 年来函，谓病已痊愈，并未复发，特致谢云。

[原按] 先以清凉甘淡，润燥生津，祛湿化痰，利肺止咳，为其清除体内蕴邪已久之湿热痰浊，使肺、脾、肾之功能改进，因而气机豁达，津液上升，化源资布；继用养心安神，滋益脾肾之法，巩固疗效。

医案 15　肥人停经案（《王渭川临床经验选》）

肖某，女，28 岁。1975 年 6 月初初诊。

已婚未孕，停经 2 年，性欲减退，食欲差，体重增加到 70kg，呈向心性肥胖。17-羟 5mg，17-酮 4.5mg。面部、齿龈、乳头色素明显。浮肿，颈部欠舒，左侧偏头痛。脉沉细而缓。舌质淡。辨证：脾肾阳虚。治则：温肾运脾，固督通络，佐以益气化瘀。

处方：河间地黄饮子合膈下逐瘀汤加减。

熟附片 24g（先熬 2 小时），肉苁蓉 12g，党参 60g，桑寄生 15g，菟丝子 15g，黑故脂 12g，地鳖虫 9g，炒蒲黄 9g，川芎 6g，红泽兰 12g，苍术 9g，山楂 3g，京半夏 3g，自然铜 3g（醋、研末，胶囊装，吞）鸡内金 9g，生黄芪 60g。每周 6 剂，连服 2 周。

6 月 28 日二诊：精神好转，食欲增加。其他依故。脉濡缓。舌质仍淡。治则：守前法继进。

处方：上方去自然铜，加蜈蚣 2 条、乌梢蛇 9g。连服 4 周。

7 月 29 日三诊：服上方后疗效显著，体重减轻 2.5kg，头痛、腰痛减，精神转佳，色素变淡。性欲微增，怀孕心切，但输卵管仍未通。脉舌同前。治则：守前法继进。

处方：上方去半夏、黑故脂，加覆盆子 24g、淫羊藿 24g、麝香 0.3g（冲服）。每周 6 剂，连服 8 周。

9 月 29 日四诊：服上方后疗效更显著，体重已减至 60kg，黑色素更淡，精力和食欲大增。月经已来潮，但量少，有带。17-羟已上升到 6.8mg，17-酮 7.5mg，前者已基本正常，后者已正常。脉缓，舌质仍略淡。治则：守前法继进。

处方：第三诊方去山楂、附片，加杜仲 9g、续断 60g、炒川楝 9g、山甲珠 9g、鹿角胶 9g。连服 8 周。

11 月 30 日五诊：肥胖体态及色素消失，眠食俱佳，月经按期适量，有性欲要求。舌质不淡，苔薄白，脉缓。

处方：第四诊方加水蛭 6g，为常服方，每周服 3~4 剂。

患者因各方面感觉正常，返回原单位工作。经随访，已怀孕 6 个月，病已治愈。

医案 16　肥人输卵管不通案《王渭川临床经验选》）

曾某，女，36 岁，四川大学教师。1963 年 10 月 20 日初诊。

结婚 10 余年未受孕。经四川省医院诊断为输卵管不通、一侧输卵管积水、附件炎、宫颈炎。形体肥胖，精神疲乏，腰痛耳鸣，畏寒肢冷，胸闷乳胀，食少便溏，带下清稀，月经紊乱，量少色污有块。脉沉弱。舌质淡，苔润滑。治则：温肾运脾，调中化湿，佐以祛瘀。

处方：河间地黄饮子合理中汤加减。

熟附片 24g（先熬 2 小时），肉苁蓉 12g，党参 24g，生黄芪 60g，熟地 12g，白术 9g，桑寄生 15g，菟丝子 15g，鸡内金 9g，地鳖虫 9g，炒蒲黄 9g，杜仲 9g，炮姜 9g。

每周 6 剂，连服 4 周。

二诊、三诊：治则与处方同初诊。

1964 年 1 月 22 日四诊：服上方 3 个月后，仍未受孕。但诸症悉减，精神好转。治则：守前法继进。

处方：上方去附片、肉苁蓉，加覆盆子 24g、淫羊藿 24g、鹿角胶 15g、河车粉 9g。每周 6 剂，连服 4 周。

疗效：服上药 2 个月后受孕，产子 4kg。

医案 17　肥胖病一例（《*中国现代名中医医案精华·李振华医案*》）

李某，女，29 岁。1980 年 4 月 23 日初诊。

肥胖 2 年余，伴头晕头痛。咽喉干涩，五心烦热，日食 1.5 斤，倦怠乏力。对称性肥胖，体重 92kg，身高 1.72m，血压 130/90mmHg，皮肤色黯无紫纹，心肺（-），下肢轻度凹陷性浮肿。舌苔薄黄，舌质黯红，脉象沉细。辨证：肝肾阴虚，湿阻血瘀。治法：滋阴活血，祛湿清热。

处方：蒸首乌 20g，枸杞子 15g，丹参 20g，丹皮 10g，赤芍 15g，莪术 10g，桃仁 9g，郁金 10g，山楂 15g，鸡内金 10g，草决明 15g，荷叶 30g，泽泻 12g，琥珀 3g（2 次冲服）。

上方药服 35 剂。体重下降 6.5kg。头晕头痛、咽喉干涩、五心烦热等症消失，饮食减少，日食 1 斤左右，面色红润，四肢有力。继以原方减鸡内金、草决明、荷叶、琥珀，加云苓 20g、薏苡仁 30g、九节菖蒲 10g，以巩固疗效。

［原按］据症状分析，本案除有浮肿肥胖症外，兼有明显的头晕头痛、咽喉干涩、五心烦热、舌苔薄黄、舌质黯红、脉象沉细等症。其病理既有水湿停滞，又有阴虚内热、湿阻气机、血行不畅。故治法宜滋阴活血、祛湿清热。由于本案病理比较复杂，在用药上注意了滋阴而不助湿，利湿而不伤阴，清热而不伤脾，活血注意行气，药证合拍，故收效显著。

医案 18　肥胖治验一例（《*中国现代名中医医案精华·周筱斋医案*》）

萧某，女，38 岁。1978 年 7 月 10 日初诊。

五六载来形体遂渐肥胖，并伴眩晕、闭经、漏乳等症，至 1976 年底体重增至 88kg。诊查：患者形体呈均匀性肥胖，眩晕耳鸣，步履不实,时欲倾跌,肢体重滞不利,手握不紧,心悸间作,咯吐多量白色稠黏细沫痰,痰出则神清气爽,口干欲饮,月经常延期或闭,舌苔腻,脉象沉滑。辨证:证属水谷成痰,痰凝气滞血瘀。治法:治拟运脾燥湿化痰,执中央以运上下。

处方:炒苍术6g,炒白术6g,法半夏9g,陈皮6g,茯苓15g,黑豆皮9g,生苡仁12g,石菖蒲3g,竹茹9g,荷叶15g,梗通草3g。

服药17剂,形肥减,腹围小,眩悸均轻,大便三四日一行;月汛后期旬日来潮,量较多,五天告尽;咳痰减而不已,质稠黏,苔脉同前。拟初议增其制,参入活血通瘀。

处方:制半夏9g,茯苓12g,陈皮5g,炒枳壳9g,竹茹6g,风化硝(分冲)4g,全瓜蒌12g,火麻仁12g,川贝母5g,桃仁6g,石菖蒲3g,荷叶15g。

连投药24剂,体重已降至76.5kg,肢体灵活。两手伸握自如,体力增加。又间断服用上方药30剂,最后来诊,已无不适。

[按语]本例肥胖病患者,通过中药治疗,时经5个月,服药90余剂,体重由88kg降至76.5kg,自觉症情亦基本消失,疗效较为满意。历来方书大多认为肥人形盛气虚,多湿多痰,说明肥胖的病理,气虚(主要是脾虚)是本,痰湿是标。联系本例见症分析,实属一派痰浊标实为主的现象,眩晕、耳鸣为痰浊上蒙,清阳不展;心悸是痰浊凌心,心神不宁;经常咯吐黏白痰,痰出则神思爽利,是脾家痰浊于肺蒙心之征;肢体重滞、手胀,为痰浊阻络所致;脉沉滑乃痰浊内蕴,气机郁滞之候。综观诸症,俱属因"痰"致病,故治疗始终以化痰、祛痰为主要大法,以温胆、导痰为主方,随证配伍加减,并据"荷叶灰服之令人瘦劣"之说,取荷叶以消肥脂。

医案19　肥人闭经案(《米伯让先生医案》)

王某,女,26岁,干部。因情志所伤,经行中断1年。症见体形肥胖,胸肋痛胀,舌质黯,苔薄黄,脉弦细涩。诊为闭经病,气滞血瘀证。方用玉竹散配针灸。

处方:桃仁14g,红花14g,熟地28g,当归14g,川芎14g,赤芍14g,大黄10.5g,芒硝10.5g,玉竹14g。每日1剂,连服6剂。

针灸部位:三阴交、中极。每2日1次,6日为1个疗程。治疗7日后,月经来潮。

[原按]本例闭经,乃肝气郁结,气滞血瘀所致。气滞则血瘀,血瘀则气滞,冲任瘀阻,胞脉闭塞,经水阻隔不行而形成闭经。方用玉竹散配合针灸治疗,月经来潮,关键是行气活血,方中芒硝、大黄二味刺激肠道而引起子宫强收缩作用。

医案 20　肥人痿病案(《上海老中医经验选编》)

洪某,女,33岁。1973年宫外孕手术后,逐渐肥胖,乏力,肢倦,月经色淡量少。去年8月突感握物困难,手足痿软,行走不便,已失却自主生活的能力,经期症状加重,心中懊恼,伴有心慌,多汗,多梦。一度低血钾,纠正后症状不见好转,头颅摄片阴性,甲状腺、性腺、肾上腺皮质功能正常。院外会诊,拟为:①自主神经功能失调;②单纯性肥胖症。医治3年,毫无进展。

患者形体丰腴,言语有力,但倦怠不能行动,脉沉迟无力,舌紫满布。此乃阳虚气弱,不能畅通气血,宿瘀久滞不化,新瘀又生。即王清任所云:"元气虚不能达于血管,血管无气必停留而瘀。"《丹溪心法》论痿证"亦有食积死血妨碍,不得下降者"。乃取益气化瘀之法。

桂枝6g,龙骨15g,牡蛎15g,黄芪18g,党参12g,桃仁9g,丹参12g,牛膝9g,红花9g,山甲9g,蒲黄9g,赤芍12g,川芎9g,乌梅4.5g。

服药30帖后,懊恼先除,并能扶持行走,乃去乌梅继续服用。

服药 100 帖后,已能上下楼单独行走,生活自理。

医案 21 肥人伴代谢综合征案（丁学屏验案）

姜某,男,45 岁,1961 年 12 月生。2009 年 4 月 17 日初诊。

身高 180cm,体重 97kg,腰围 100cm,体重指数（BMI）29.9。十几年前曾胃火旺经治而愈。有高血压病史 5~6 年,血压（BP）130/90mmHg,有高血压家族史。春节之前空腹血糖（FPG）6.4mmol/L,餐后 2 小时血糖（2hPG）8.9mmol/L,甘油三酯（TG）3.04mmol/L,眼底动脉Ⅱ度硬化。舌淡红,苔浊腻,脉左濡滑,右弦缓,中脘幽痛,寤寐尚安。此风火相扇,烁液成痰,痰浊留踞清旷之所,胸阳失展。治拟轻清凉泄,宣痹通阳。

冬桑叶 9g,丹皮 6g,夏枯草 12g,杭甘菊 9g,天麻 6g,钩藤 12g,薤白头 9g,半夏 9g,石菖蒲 9g,苍术 9g,土茯苓 30g,川萆薢 30g,金银花 30g,生槐米 15g,丹参 15g,檀香 3g,砂仁 3g（后下）,姜黄 9g,郁金 9g（打）,莪术 15g,生苡仁 30g,败酱草 12g,马勃 3g（包）,蒲公英 12g。14 帖。

2009 年 4 月 29 日二诊:体重 95kg,FPG6.2mmol/L,2hPG ＜ 9.0mmol/L,BP110/80mmHg,心率（HR）76 次 / 分钟,律齐。步缓轻捷,张口呼吸,寤来口干,舌淡红,苔薄黄而糙。脉弦缓。厥少气火渐平,痰浊渐化,续从前意为治。

冬桑叶 9g,丹皮 6g,夏枯草 12g,杭甘菊 9g,天麻 6g,钩藤 12g,半夏 9g,石菖蒲 9g,苍术 9g,土茯苓 30g,川萆薢 12g,金银花 30g,生槐米 15g,丹参 15g,檀香 3g,砂仁 3g（后下）,姜黄 9g,郁金 9g（打）,莪术 15g,生苡仁 30g,败酱草 12g,马勃 3g（包）,蒲公英 12g,川贝母 6g,黛蛤散 12g（包）,南沙参 12g,枇杷叶 12g（去毛,包）,芦根 15g。14 帖。

2009 年 5 月 15 日三诊:差旅广州。旅途劳顿,人觉疲劳。

2hPG9.3~9.8mmol/L。体重减轻十几斤后,未再减轻。22时就寝,凌晨5时即醒。舌淡红,苔黄糙。脉左濡弱,右弦缓。BP114/84mmHg,HR76次/分钟,律齐。痰浊又甚,制其大剂。

4月29日原方加蔻仁(后下)3g、荷叶30g、佛手4.5g、香橼6g、山楂肉12g、谷麦芽各15g、制川朴4.5g、藿香6g。14帖。

2009年6月5日四诊:体重93kg,BP120/80mmHg。形神乏力,22时睡眠,易醒。FPG5.6mmol/L,2hPG7~8mmol/L。未服降糖药,头痛未作,大小便正常。舌淡红,苔浊腻未化。脉弦缓。风阳未靖,痰浊未化。续从前意加减。

原方半夏改竹沥半夏9g,川贝母改12g,黛蛤散改18g(包),加决明子9g、青皮4.5g、新会皮6g。28帖。

医案 22　肥人案一则(丁学屏验案)

徐某,男,19岁。浙江余姚永平村。2009年4月23日初诊。

身高170cm,体重116kg,BMI 40,腰围113cm。自幼5~6岁开始肥胖,近1年增重25kg。喜欢吃肉、蹄膀、甜品,极少运动。晚间8—9点睡觉,早8—9点起床。BP110/80mmHg,HR 80次/分钟,律齐。舌边尖红,苔薄微黄。脉濡弱。此膏腴酿热,甘甜滋湿,湿热变生败浊,瘀阻三焦,气化失司,皮里膜外,脏腑经络之间,蕴阻不化,形体臃肿。治拟益气运脾,疏瘀化浊。

西党参30g,清炙芪30g,苍白术各9g,法半夏9g,白芥子15g、新会皮6g,小青皮6g,鹿衔草30g,泽泻30g,桑寄生30g,川怀牛膝各12g,宣木瓜9g,晚蚕砂12g(包),生苡仁30g,王不留行9g,土茯苓30g,制首乌15g,金银花30g,郁李仁12g,山楂12g,荷叶30g,玉竹30g。14帖。

二甲双胍(格华止)0.5g,每日3次,口服。

2009年5月7日二诊:体重减轻3kg。BP110/75mmHg,HR56次/

分钟,律齐。舌淡红,苔薄。脉濡滑。方病相应,续以前治。

4月23日方加姜黄9g、郁金9g、莪术15g。14帖。

格华止0.5g,每日3次,口服。

2009年5月21日三诊:体重又减轻3kg。活动自觉轻松,寐安,便调。BP105/75mmHg,HR80次/分钟,律齐。舌嫩红,苔薄黄。脉左濡滑,右滑实。方病相应,从前意扩充。

5月7日方加决明子9g、夏枯草12g、茯苓30g、冬葵子20g。14帖。

格华止0.5g,每日3次,口服。

2009年6月3日四诊:体重减轻4kg。自觉走路轻松,寐安,便调。舌淡红,苔薄。脉濡弱。方病相应,续以前治。

5月21日方加当归12g、香橼9g、槟榔12g。14帖。

格华止0.5g,每日3次,口服。

2009年6月19日五诊:中断锻炼,体重未能减轻。二便如常。舌淡红,苔薄。脉濡弱。

5月21日方加川芎9g。14帖

格华止0.5g,每日3次,口服。

2009年7月2日六诊:体重减轻5kg。疏于运动,大便或溏或结。舌淡红,苔薄。脉弦缓。BP105/75mmHg,HR60次/分钟,律齐。方病相应,续以前治。

6月3日方加川芎9g。28帖。

格华止0.5g,每日3次,口服。

2009年7月30日七诊:服药半月,停服半月。体重未反弹。

医案23 肥人合并糖尿病案（丁学屏验案）

水某,男,27岁。2010年1月9日初诊。

5岁以前羸弱多病,调治之后,纳旺寐安,形体逐渐肥胖。身高 1.72m，体重 90kg，BMI30.4；1 年前体检发现血糖增高，目前空腹血糖 10mmol/L，餐后 2 小时血糖 16mmol/L；血脂：甘油三酯（TG）5.39mmol/L，血清总胆固醇（TC）6.39mmol/L，低密度脂蛋白（LDL）3.87mmol/L；尿酸 550mmol/L；血压 140/90mmHg。形体肥胖，腹大腰粗，形神困顿，四肢懈惰，头时晕眩，便解如常。舌淡红，苔薄，脉濡弱。辨证：脾土卑监，痰浊弥留，三焦气化失司，风阳翔动。治疗原则：运脾化浊，舒气化瘀，柔肝息风。

处方：清炙芪 30g，焦白术 9g，茯苓 30g，竹沥半夏 9g，青皮 6g，新会皮 6g，白芥子 15g，姜黄 9g，广郁金 9g，莪术 15g，珠儿参 30g，天冬 15g，麦冬 15g，玉竹 30g，决明子 15g，夏枯草 12g，天麻 6g，黄连 3g，漏芦 12g，生薏苡仁 15g，土茯苓 30g，金银花 30g，川萆薢 12g，虎杖 30g，百合 15g。

2010 年 1 月 21 日二诊：BP140/90mmHg，餐后 2 小时血糖 13.8mmol/L。四末欠温，便解如常。舌淡红，苔薄，脉濡滑。营卫未和。续以前治。

处方：1 月 9 日原方加三七粉 2g、川桂枝 9g、白芍 15g。

2010 年 2 月 26 日三诊：血糖稳定，肚腹较前消瘦，体重减轻 4kg。睡眠安好。舌尖变红，苔薄，脉濡弱。脾虚气弱，痰浊留阻，续以前治。

处方：原方加山药 30g、菟丝子 12g。

按语：先天禀赋不足，后天又失调护，髫龄羸弱多病，经多方调护，精心调治，脾土健壮，胃纳有加，恢复健壮。奈工作之后，膏粱厚味，恣意口腹，而又疏于运动，夜间加餐，戕脾土消磨运化之用，容纳有加，水谷不能化生精微，水反为湿，谷反为滞，三焦气化濡滞，未免积湿生痰，年经月累，五脏精华之血，悉变败浊，空腹、餐后血糖居高不下，混合性高脂血症，血尿酸升高。痰湿败浊阻于脏腑经络之间，腹大腰粗，肝内脂肪积聚，痰郁化火，风从火出，上凌清空，头时眩晕,血压时高。舌淡红,苔薄,精华之血,悉变败浊之象;脉濡弱,肥人气虚之征。根据辨证,予运脾化浊、舒气化瘀之法。方中以黄芪、白术、茯苓健运脾气,竹沥半夏、青陈皮、白芥子等理气化痰,虎杖、土茯苓、金银花、姜黄、生薏苡仁、白芥子能祛痰、降浊、利湿,有降脂、降糖、改善胰岛素抵抗的作用;莪术、漏芦等活血化瘀、减肥祛脂;土茯苓、百合能降低尿酸,改善代谢;夏枯草、天麻清热平肝散结等,方病相应,故疗效显著。

医案24　肥胖合并痛风案(丁学屏验案)

张某,男,42岁。2014年4月2日初诊。

肥胖10余年,痛风史20年。血甘油三酯3.0mmol/L,血尿酸500mmol/L。频入空调房间,皮肤发生红疹,寝不安寐,睡中呼噜有声,甚或屏气,戴呼吸机睡眠。以往嗜酒,近3年忌酒。痛风好发于两踝关节。体重89kg,腰围3尺,BMI 31.2。辨证分析:高粱醇酒,戕伤中州,滋湿酿热,阻于足阳明太阴脉络。治则治法:清泄阳明,芳淡化湿。

处方:桂枝羚羊汤、土萆薢汤、糜衔白术泽泻汤、交泰丸复合加减。

羚羊角粉0.6g(分吞),桂枝9g,苍术9g,鹿衔草30g,泽泻30g,土牛膝15g,土茯苓30g,金银花30g,络石藤30g,伸筋草9g,丝瓜络9g,晚蚕砂12g(包),川萆薢15g,生薏苡仁30g,苏木9g,柏子仁12g,制半夏9g,黄连3g,肉桂1g,石菖蒲9g,远志6g,三七粉2g(分吞),生炒蒲黄各15g(包)。14帖。

2014年7月16日二诊:停药1个月,痛风于半月之前又发作1次,血尿酸300mmol/L左右。体重减少5kg。头皮红疹瘙痒。舌嫩红苔薄润。脉左弦缓,右弦势趋缓。寤寐尚安。嗳嗳时作,便不畅行。营分湿热未楚,阳明胃热炽盛。

处方：4月2日原方加茯苓 30g、冬葵子 20g、木瓜 6g、丹皮 6g、赤芍 6g、炒荆芥 9g、生石膏 24g（先煎）、竹叶 6g、滑石 18g、青黛 3g（包）、生甘草 3g、白芍 30g。14 帖。

2014 年 11 月 5 日三诊：痛风未发作，痞尚能寐，神气日振，体重 85kg，腰围 99cm。便解如常，唯瘾疹发作，大便如常，舌嫩红苔少，脉弦缓。

处方：7月16日原方加生地 12g、地骨皮 30g、地肤子 30g、茅芦根各 30g、白鲜皮 9g、秦艽 9g。14 帖。

（姚　政　金　昕　撰文）

第四章

肥胖病辨治大纲

第一节 病因与病机

一、禀赋

人体禀赋，有强壮怯弱之异，肥胖瘦削之殊。形容清癯者多禀木火之质，肥白者每系痰湿之体。溯其肥胖缘由，关乎心脾两脏。

1. 心 读《素问·通评虚实论》言："消瘅仆击，偏枯痿厥，气满发逆，肥贵人，则高粱之疾也。"肥者胖也，贵者食禄万户、车马千乘的侯王之家。庖厨牺牲，脍不厌细的豪门权贵，名门望族之间，竞逐荣势，未免勾心斗角，殚精竭虑的权力之争。《素问·灵兰秘典论》云："心者，君主之官也，神明出焉。"以心能任治世间万事万物而以主宰命之；又以心极尽机巧灵变之用，故誉为神明变化。《素问·六节藏象论》谓："心者生之本，神之变也，其华在面，其充在血脉。"概言之：一言心为生命活动之根本，二言心为思维活动之渊薮，三言心为人身血脉运行之枢纽。故中医学自来视心为人身之核心和主宰。不知膏腴酿热，酒亦助长湿热，夜坐达旦，人身阳气有升无降之理，则内消伏热之病生焉。且心以血为体，以火为用，心神过用，耗志伤血，心体不足，心用有余，煎炼津血成痰，痰火壅盛，凝泣脉络，气迟血涩，形体臃肿，行为笨拙，渐成肥胖之疾。心火亢盛，肝胆相火随之。一水难济二火,其势更难收拾,燔灼津液为痰,僭逆清灵之府,衍生仆击、偏枯之疾,积习成风,遂有痿、厥、气满、发逆之变,贻成疑难重症,病由积渐成,缘于心火暴张,积湿凝痰,总由平时起居饮食、将息失宜所致也。

2. 脾　脾为后天生化之源,属太阴湿土,喜燥而恶湿,主消磨水谷,运化精微者也,故经云"脾为至阴之脏,孤脏以灌四旁者也"。又脾之与胃,以膜相连,脾主为胃行其津液。胃司承接,为水谷之海,六腑之大源,又为十二经脉之海,冲脉之源,属阳明燥土,性喜柔润,以通为用。脾胃同官,互相为用,始能承纳水谷,化生精微,使水精四布,五经并行,得能灌注脏腑经络。如禀赋胃强脾弱,消谷善饥,饮食入胃,脾土未能消磨水谷,化生精微,转输运化,则水反为湿,谷反为滞,势必聚湿成痰,痰湿壅滞,脉络失其浚和,未免气虚血瘀,日形肥胖,此其一。二者,肾中真阳,犹釜底之薪,使脾土健运不息,得以腐熟水谷,化生精微,借以奉养四脏,灌注经络,营养四肢百骸。故肾为先天立命之基,若先天禀赋怯弱,元阳式微,火不生土,脾土卑监,不能消磨水谷,转输精微,反而积湿酿痰,痰湿壅滞经络,营卫未能周流,气血未能畅行,三焦气化失司,形体日见臃肿,渐成肥胖之疾。再者,素秉脾土卑监,饮入于胃,不能游溢精气,上输于脾,脾土未能散精归肺,通调水道,下输膀胱,水精未能四布,五经未能并行,势必积湿聚痰,而成痰湿之体,异日有眩晕中风、胸痹心痛、胆胀热痹之虞,岂偶然欤?

二、饮食

夫人之禀赋厚薄,与生俱来,非今日人力之所能为也。而饮食起居,西北高亢寒冽,东南低洼温湿,地理环境既异,生活习性亦各有别焉。《素问·六微旨大论》有"亢则害,承乃制,制则生化"之教,孰能循其道而守其则,庶几相近矣。反之,则其害不浅矣。试以饮食言之,《素问·脏气法时论》有"五谷为养,五畜为益,五果为助,五菜为充"之则,《备急千要金》有"先饥而食,先渴而饮。食欲数而少,不欲顿而多"之教。正教人荤蔬咸宜,饮食有节之规矩焉。直面人生,改革开放 30 余年来,经济高速发展之春风,使百姓之衣食住行富足快乐,紧跟其后的奢靡之风蔓延大江南北,厂矿企业发展规划之商讨,企业实施措施之落实,贸易双方利益之洽谈,无一不在饭庄酒楼进行,席间膏腴肥美,醇酒醴醴,宾主礼让,觥筹交错,一醉方休,不知膏腴酿热,酒亦助长湿热,年经月累,湿郁热盛,五脏精华之血,蒸变而为败浊,阻于皮里膜外,日形富态,堆阜脏腑经络之间,大腹垂腴,肩膊腿肚,肥大臃肿,脑满肠肥,行为笨拙。须知肥胖之来,积渐而成,易成而难去,犹两军交锋,兵之偷袭,最易自乱阵脚,阵脚自乱,虽良医莫能为也。紧跟其后,其血黑而浊,其气涩而滞。

三、起居

太虚寥廓,日月星辰,运行不息,遂有四时之序,昼夜之分。我国地处温带,四季分明,自古先民天资聪颖,生活经验之积累,创导一年二十四节气,预示春夏秋冬,温热凉寒气候之转换,指教万民适寒温、知农事之便,应是中华民族五千年文明璀璨之一页,古人虽无钟表报时,且有中国人特有的金鸡报晓和铜壶滴漏,并将昼夜分为 12 个时辰,如黄昏戌时、半夜子时、日出卯时等等,正教人作息有时,劳逸有节的生活规则。改革开放的浪潮使中国人民物质生活与精神生活丰富多彩,日益富足,随之而来的是人们的生活节奏快速而紧张,企业成功人士,奔忙发展之踌躇,规划进展的实施,夜坐达旦,使人身之阳气,有升无降,心火熠熠,伤志耗血,肝胆之火随之,一水难胜二火,坎离焉能交济,寐难成而易醒,心与神志俱伤矣,心悸怔忡、眩晕耳鸣诸症接踵而至;商贾风云人物,更为商贸价值之落差，利益之盈亏，忧心忡忡，思为脾志，实本于心，心脾两伤，乃肥胖病自动肇始，而高胰岛素血症、高脂血症、脂肪肝、糖尿病、冠心病，正是肥胖病之所生病。血肉之躯，何堪多代谢紊乱、心血管易患因素集结在同一个身体上。"繁荣综合征"，言其表面现象；"死亡四联症"，言其实质要害（"繁荣综合征""死亡四联症"均为代谢综合征的旧称）。现代文明病来势汹汹，使医药从业人员措手不及，疲于应付。《素问·四气调神大论》所云"不治已病治未病，不治已乱治未乱"之教，宁可缺乎！饮食起居四字，貌似简单，付之实践，循规蹈矩，不亦难乎。天下万事之成就，遵古训而恪守其则，习惯成自然，虽难亦易行焉。人之成功与否，在是否有自知之明；成功之秘诀，在有所为；所以失败，在人之惰性。"业精于勤而荒于嬉。"减重之成功与否，又何尝不如此耶。愿天下人视己身为金玉之体，毋妄自作践而糟蹋，是为万幸！愿人同此心！

（丁学屏　撰文）

第二节　辨证与分型

一、辨证要点

肥胖病患者，由于饮食结构中碳水化合物和膳食纤维的摄入过少，而脂肪和蛋白质的摄入过多，造成机体内热能过剩，致使体内脂肪蓄积，加之以静坐为主的生活方式，大量脂肪堆积腹部，而导致向心性肥胖。脂肪异位沉积的后果，干扰了下丘脑-垂体-肾上腺轴和下丘脑-垂体-性腺轴，加之脂肪细胞，尤其是内脏脂肪细胞，分泌众多因子，抵抗胰岛素的代谢作用，而对脂解激素却更为敏感，从而使游离脂肪酸的水平升高。游离脂肪酸进入门静脉系统，为肝脏合成甘油三酯提供更多的底物，从而损坏了胰岛素的首过代谢，导致胰岛素抵抗和代谢综合征，酿成了高血压、冠心病、糖尿病的共同土壤。因而在诊治肥胖病的个体身上，可同时出现眩晕、头痛、胸痹、心痛、消渴、热中等多种病症，而这些病症之发生，莫不由于气虚血涩、湿郁痰凝，壅阻经络，营卫周流迁迟等共同的病理基础。这种内在的病理变化和外在的证候表现，集中在同一肥胖病个体身上，势必证候头绪纷繁和辨证错综复杂。如果不能把握辨证的主要关键，很难分清疾病的主次、标本、客从而掌握疾病的症结所在。

（一）全面把握肥胖的发生发展规律，见微知殊，防患于未然

中医历来蕴涵防患于未然的思维方法，早在《黄帝内经》中就有"不治已病治未病，不治已乱治未乱"的超前意识，这一防患于未然的哲理，实为今日预防医学之先导，既使医者省心省力，又使病者获益匪浅焉。《素问·脏气法时论》中"五谷为养，五畜为益，五果为助，五菜为充"的饮食结构，充分反映了前人未病先防的智慧之光。唐代孙思邈在《备急千金要方》中告诫人们"先饥而食，先渴而饮。食欲数而少，不欲顿而多"，正是今天肥胖病患者饮食治疗的指导原则。书中同时告诫人们："常欲小劳，但莫大疲及强所不能堪耳。"这种既教人经常运动，又须避免剧烈运动的辩证思维方法，恰是今天肥胖病患者运动疗法的重要借鉴。

（二）须知肥胖病患者初、中、末不同时期，证候表现不一，人体功能不同，必须恪守辨证论治的客观规律，采取相应的治疗方药

1. 病之初始，痰湿壅盛，体气未虚，形病俱实，治以祛邪为务。

2. 病至中期，湿郁未化，变生痰浊，体气已损，而成体虚邪实之势，治须遵循"损其有余，补其不足"的准则。

3. 病至末期，湿郁痰凝，变成败浊，病久入深，侵害脏腑经络，或气阴两伤，脉络瘀阻，或精血暗耗，涉及奇经，治法扶正达邪，疏瘀涤痰，力避香燥耗气，辛温劫液；滋阴养血，切忌滋腻，一味蛮补，以免滋湿壅中，有碍脾胃生化之机。

4. 病至终末，败浊瘀血，胶固不化，气血涣散，阴阳并损，阳气孤危，或水饮侵凌心下，喘脱在即，或溺毒上脑攻心，神识迷离，证实体虚，渐难支持，治以救阴回阳为务，须知"留得一分正气，始有一线生机"之主旨。然病已至此，纵然殚精竭虑，竭力救治，亦十难全一。《内经》"上工治未病"之训，能不遵循欤？

（三）须知天时、地利、人和之宜，知常达变之理，圆机活法，庶能药证相符，收事半功倍之效

中医历来遵循因人、因时、因地而异的治疗法则，紧随病机之变化，随时变更治疗方药，务使方病相契，药证相符，始能达到预期之目的。近年来，西医亦强调个体化治疗方案，早期联合用药等方法，尽管中西医学的理论体系不同，着眼点不同，但在某些方面，确有异曲同工之妙，可谓殊途同归。

（四）辨病与辨证相结合

由于地域与生活习惯的不同，使肥胖病的诊断有着三个不同的诊断标准，以适合不同国家和地区的肥胖人群，这辨病不难确认。但无独有偶，在中医学临床实践中，形成了同病异治、异病同治的辨证论治规律，同一肥胖病患者，即使初、中、末病期相同其证候表现可以各不相同，因而治则方药亦迥然不同。故而肥胖病患者，在诊断确立之后，尚须根据患者的症状表现、气色神情、舌苔脉象，分析推理，判别他属于什么证候，而采取相应的治则与方药，这就是辨病和辨证的结合。

（五）宏观辨证与微观辨证相结合

中医重气，采用四诊八纲的辨证方法，推理分析阴阳气血津液的盈亏，脏腑功能的亢盛与不足，从而施用损有余补不足的治则，以中药复方调整人体阴阳气血、脏腑经络的平衡，借以提高人身的整体健康水平。西医重形，采用高科技成果，窥探检测病者症结所在的超微结构和分子生物学的细微变化,而采用生物或化学合成药物予以调整,使患者臻于康复。显然若使中医的宏观辨证与西医的微观辨证相结合,能够在患者临床症状出现之前,快捷而正确地获悉患者病变部位的超微结构和分子生物学变化的信息,使患者不失时机地得到及时的治疗。反之,对患者以宏观辨证的方法,提高机体整体健康水平之后,亦有助于分子生物学偏差的调整和超微结构的修复。所以宏观辨证与微观辨证的结合是中西医优势互补的具体反映。

二、辨证

(一)辨湿、痰、浊、水、饮之消长

1. 湿 湿为黏腻之邪,重浊之质,最难骤化。湿自内而生者,因禀赋中气怯弱,脾失乾健消磨之职,水谷不能化生精微,所谓脾虚生湿,病由积渐而成。湿从外来者,由于平时不慎口腹,沃甘厌肥,嗜茶好酒,滋湿酿热。湿自内生者,舌胖、边有齿痕,苔白腻而薄,脉象濡弱。湿从外入者,舌大满口,苔腻而厚或黄,脉形濡滑。

2. 痰 湿留不去,郁而成痰。痰之为物,可谓无处不到。痰蒙清窍,头目眩晕;痰踞膈上,胸痹心痛;风痰乘窍窃络,而为中风跌仆;痰火扰动心神,而为心悸、怔忡;痰浊流注经隧,而为湿痹顽麻;痰热留阻脉络,而为热痹肿痛。苔腻、脉滑,为痰之征兆。内风挟痰,脉形弦滑;痰郁化火,苔见黄腻,脉形滑数;痰阻经隧,舌胖大,苔浊腻多涎,脉六部均见滑利;痰火壅阻者,苔浊腻而黄,脉现滑数之形。

3. 浊 痰郁化火,变生败浊。败浊上扰清空,头晕如旋如酲,耳鸣不已,重听失聪;浊乘肝窍,云翳遮睛,视物昏糊,败浊蒙蔽元神之府,轻者神思不清,重者如蒙似昧;败浊留踞胸膈,胸膺憋闷,烦冤懊恢,舌淡胖无华,苔浊腻而腐,脉形濡滑。

4. 饮 湿从水化,气阳式微,变生水饮。水与饮,原为一物,变

幻而生。水既可以成饮，饮亦可为水。悬饮、痃癖，皆由饮邪成病。脉形沉弦，是为饮家。

5. 水　湿从水化，湮没真阳，水无统制，泛滥横溢，肢体漫肿，按之没指；水漫高原，上为喘呼，下为水肿；水气凌心，喘不得卧，颈脉动，喘，疾咳。舌胖大无华，苔滑腻多涎，脉微弱而数。

6. 瘀　痰浊壅阻，气化不利，营卫未能周流，气血焉得畅行，留瘀为患。瘀既可以化水，水亦可以化瘀。心脉瘀阻，心痛彻背，胸膺肩胛间痛，两臂内痛。痰瘀阻塞机窍，神明无由自主，舌强言謇，步履㪨侧，手不能握，足不能步。舌紫黯，或有瘀斑，或舌下脉络青紫迂曲。脉小弦，或现涩象。

（二）辨精、气、津、液、血之盈亏

两神相搏，合而成形，常先身生，是谓精。上焦开发，宣五谷味，熏肤充身泽毛，若雾露之溉，是谓气。腠理泄发，汗出溱溱，是谓津。谷入气满，淖泽注于骨，骨属屈伸，泄泽，补益脑髓，皮肤润泽，是谓液。中焦受气取汁，变化而赤，是谓血。此言人身精、气、津、液、血之含义各不相同，各尽其用。大凡人之一生，精、气、血、津、液，由充及盈，由盛而衰，此自然之规律，所谓"物极必反"。是以《灵枢·天年》中言："人生十岁，五脏始定，血气已通，其气在下，故好走。二十岁，血气始盛，肌肉方长，故好趋。年三十，五脏大定，肌肉坚固，血脉盛满，故好步。四十岁，五脏六腑十二经脉，皆大盛以平定，腠理始疏，荣华颓落，发颇斑白，平盛不摇，故好坐。五十岁，肝气始衰，肝叶始薄，胆汁始灭，目始不明。六十岁，心气始衰，苦忧悲，血气懈惰，故好卧。七十岁，脾气虚，皮肤枯。八十岁，肺气衰，魄离，故言喜误。九十岁，肾气焦，四脏经脉空虚。百岁，五脏皆虚，神气皆去，形骸独居而终矣。"此言人生由少及壮，由壮及衰，由衰及老之常。若饮食起居失当，情志失调，或湿自内生，或心脾两伤，无以资生气血，则营卫周流仄涩，脏腑功能衰减。如平素饮食不节，肥

甘酒醴，积湿酿热，热能耗气伤阴，湿亦耗气伤阳。湿热化燥，劫津伤液。湿从火化，劫津伤血。湿从水化，耗气伤阳，年经月累，湿郁成痰，痰踞膈上，胸阳痹窒，胸痹心痛。痰郁化火，痰火炽盛，耗津伤血，扰动心神，心悸怔忡。痰郁化火，风从火出，风痰上扰，眩晕头痛，乘窍窃络，而病痛痹。凡此种种，岂能尽享其天年。故平素能淡名利，薄滋味，乃长生久持之秘诀。

（三）辨标本、主客

1. 辨标本 《素问·至真要大论》云："故曰：知标与本，用之不殆。"肥胖一证，病由积渐而成，如因素体禀赋不足，或中阳怯弱，或元阳式微，火不生土，脾土不能腐熟水谷，化生精微，必致积湿成痰，痰湿壅盛，形态日形肥硕者，则脾肾不足为本，痰湿为标。若素体壮实，不慎口腹，恣意肥甘，贪杯豪饮，积习成癖，致积湿酿热，则饮食为本，湿热为标。如湿从火化，劫津伤血，肝体不足，肝用有余，阳化内风，上扰清空，则精血不足为本，风阳亢逆为标。若湿从水化，湮没真阳，水无统制，泛滥横溢，凌心射肺，则真阳式微为本，水饮为标。如痰郁化火，扰动心神，心澹澹大动，则痰为本，火为标。若痰郁化火，风从火出，上扰清空，头目眩晕，则痰火为本，风阳为标。如湿浊壅阻经隧，营卫因而仄涩，气血未能畅行，留瘀为患，则湿浊为本，瘀血为标。

2. 分主客 病分主客，有主有从。痰浊壅盛，日形肥胖，阻遏经络，营卫不得周流，气血未能畅行，留瘀为患，心脉瘀阻，为胸痹心痛，则肥胖为主，胸痹心痛为从。痰湿壅盛，日见臃肿，痰郁化火，炼液成痰，发为胆胀，则肥胖为主，胆胀为从。膏腴蕴热，甘甜滋湿，湿热流入经络，发为热痹，则肥胖为主，热痹为客。积湿酿热，变生痰火，腐肉成痈，此体胖为主，痈疽为客。

（四）辨脏腑虚实

病有不慎口腹，肥美膏腴，醇酒醴醴，恣意甘甜，唯求适口，不知肥美蕴热,甘甜滋湿,热归重于阳明,湿归重于太阴,此脾胃同病,为有余实证。素秉木火体质,肝木侮其所胜,脾土卑监,失其消磨转输之职,饮食水谷,变生痰浊,此肝实而脾虚。阳明热盛,消谷善饥,能食不能运,食入䐜胀,肠鸣便溏,此胃强而脾弱。黉夜不寐,心阳过动,暗吸肾阴,阳愈燔灼,坎离未济,此心肾同病,为不足之证,心悸怔忡之证,莫不由此萌发。湿热化火,劫津伤血,肝体不足,肝用有余,阳化内风,上凌清空,此头痛巅疾,下虚而上实。湿热化燥,劫津伤液,变生消渴,此肺胃燥热,肺肾液涸,亦为本虚而标实之证。

（五）辨营卫经脉血络

《灵枢·营卫生会》云:"人受气于谷,谷入于胃,以传与肺,五脏六腑,皆以受气,其清者为营,浊者为卫,营在脉中,卫在脉外,营周不休,五十而复大会。阴阳相贯,如环无端。"又《灵枢·邪气脏腑病形》云:"十二经脉,三百六十五络,其血气皆上于面而走空窍。"肥胖初始,或湿热壅盛,或湿郁痰凝,壅遏经络,营卫周流迂迟,气血未能畅行,其病在气在经,势尚轻浅,如能薄滋味,慎起居,如方调治,尚能臻于康复。反之,如延误时日,因循失治,势必入血入络,深入脏腑,痰浊不化,变生败浊,其间耗气伤津,或损及精血而成体虚病实之势,攻补两难,调治非易。若病者对医者之规劝,置若罔闻,我行我素,又未能按时服药,则病势深拔深陷,势必涉及奇经,督脉为病,佝偻不能屈伸,阳事委顿。任脉为病,带下淋浊。病及阴维,心痛罔效。带脉为病,腰痛如带五千钱,腰溶溶如坐水中。阳跷为病,目不瞑。二跷失用,步履欹侧,而成终生之累。

三、辨证分型

（一）脾虚生湿证——素秉中虚,脾虚生湿

证候:面色肥白,声息低怯,形体臃肿,肢懒神疲,大便多解,溏薄不实。动则气促,自汗漐泄。舌胖,苔白腻,脉濡滑。

证候分析:中气怯弱,面色肥白,肢懈神疲,动则气促,少气不足以息,自汗漐漐。脾属至阴之脏,孤脏以灌四旁者也。脾土卑监,湿自内生,湿盛则濡泄,故大便鹜溏。湿浊壅遏经隧,气血日见壅滞,故形体臃肿。舌胖、脉濡,气虚之证;苔腻脉滑,痰湿之象。

(二)胃强脾弱证——阳明热盛,脾不健运

证候:消谷善饥,饮食倍增,纳多运迟,食入膜胀,肠鸣不已,大便多解,先实后溏。形体肥胖,少气懒言,形神困顿,口有秽气。舌胖大、边有齿痕,苔薄黄、干燥乏津,脉形濡滑。

证候分析:阳明燥土,职司承接,胃热则消谷善饥、口有秽气,胃热使然。脾主消磨水谷,化生精微,脾失健运,消化濡滞,食入作胀,大便多解,中运不力之候。少气懒言,形神困顿,因于脾虚不能化生精微,清阳不能运行四末之所致。舌胖大,脉现濡象,系脾虚证候。苔薄黄而燥,胃热之象。

(三)肝郁脾虚证——肝失条达,脾失乾健

证候:情怀抑郁,少言寡欢,烦躁易怒,胸胁胀痛,脘腹膜胀,大便鹜溏。肠鸣作响。经行不畅,色紫有块,经临少腹作痛。舌淡红、边有齿痕,苔薄腻,脉弦濡。

证候分析:肝属刚脏,体阴用阳,性喜条达,人事拂意,所愿不遂,失其畅茂之性,故少言寡欢。气聚鸠结,故胁肋胀痛。肝木侮其所胜,脾土受制,失其消磨转输之职,故食入膜胀,肠鸣便溏。土虚木实,痰气互结,三焦气化失司,气血壅滞,故日形肥胖。舌淡红、边有齿痕,脾虚之征。苔薄腻,湿阻之象。脉形弦濡,弦乃肝亢,濡系脾虚。

(四)湿热中阻证——膏腴蕴热,甘甜滋湿

证候:口苦黏腻,且有秽气,渴不欲饮,脘宇痞闷,形体肥胖,肢懈神疲,肌肤烦痒,小溲黄混,大便或溏或结。舌淡红、边有齿痕,苔黄腻,脉濡滑。

证候分析:沃甘厌肥,积湿酿热,湿热中阻,故口有秽气,小溲混浊。津不上承故口渴,湿阻中焦故不欲饮。升降失序,故大便时溏时结。湿热中阻,清阳不能运达四肢,故肢懈神疲。湿热蕴阻肌肤,则肌肤烦痒。苔黄腻,湿热之象。脉濡滑,痰湿之征。

(五)湿郁痰凝证——肥甘过用,湿郁痰凝

证候:形体臃肿,肢恭神疲,寐多惊梦,鼾声如雷,小溲浑浊,大便鹜溏,头晕目眩,胸膺窒闷。舌胖大、边有齿痕,苔白腻,脉滑而有力。

证候分析:肥甘过用,脾土乃伤,水谷入胃,脾失消磨转旋之用,不能化生精微,反而聚湿成痰,湿郁痰凝,壅阻经隧,营卫周流迂迟,气血未能畅行,形体日见臃肿,肢恭神疲。痰湿中阻,妨碍阴阳交通之机,寐多惊梦。痰阻气道,鼾声大作。痰湿壅中,清浊相干,升降失序,小溲混浊不清,大便每每溏薄。苔白腻,脉滑实,乃痰湿之候。

(六)湿热化燥证——湿热化燥,肺胃津伤

证候:口干咽燥,口鼻气热,渴欲饮水,小溲勤解。形体肥硕,行动迟迟,肌肤干燥,甚或瘙痒,大便燥结。舌质淡红,苔薄黄、糙燥乏津,脉濡数。

证候分析:湿热交浑,邪从热化,肺胃津伤,故口干咽燥,口鼻气热。津伤不复,求救于水,渐成消渴,故渴欲饮水,小溲频多。津伤血燥,故肌肤干燥。血虚生风,故肌肤瘙痒。津枯肠燥,故大便燥结。舌苔薄黄、糙燥乏津,湿热化燥之兆。脉形濡滑,濡系湿象,数为有热,化燥之故。

(七)湿从火化证——湿从火化,劫津伤血

证候:口苦黏腻,咽喉干痛,目有红丝,夜寐早醒,头痛目涩,口干多饮,小溲频多,形体肥胖,行动蹒迟。舌尖边红,苔薄黄少津、或有裂纹,脉濡数或小弦。

证候分析:积湿酿热,邪从火化,故口苦黏腻。目赤咽痛,劫津伤血,渐成消渴,故口干多饮,小溲频多。积湿酿热,气血壅滞,肢体臃肿。血不养心,故夜寐早醒。血不涵肝,肝火上扰清空,故头痛目涩。舌边尖红,邪从火化之证;苔薄少津,或有裂痕,津伤之候。脉形濡数,濡系湿象;数则有热,火化之兆。脉小弦者,小因血少,弦乃肝亢。

(八)湿从水化证——邪从水化,耗气伤阳

证候:病之初始,小溲短少,胸脘痞闷,继而肢体沉重,形体臃肿,四肢清厥,恶寒怯冷,声息低微,面色㿠白,目窝黧黑。大便溏泄不化,小溲清长。舌淡胖、边有齿痕,苔薄滑,脉象沉微。

证候分析:初始湿胜阳微,故小便短少,胸脘痞闷。湿邪留着,气血壅滞,形体臃肿。邪从水化,耗气伤阳,故面㿠声怯,恶寒清厥,便溏溲清。舌淡胖、边有齿痕,脉沉微,均系气阳不足之证。

(九)痰火壅盛证——痰湿凝久,郁而化火

证候:口黏且苦,性情烦躁,胸膺窒闷,时欲太息,寐不兴酣,幻梦纷扰,心悸怔忡,眩晕头痛,小溲黄腻不清,大便干结艰难。形体肥胖,腹大腰粗。舌尖边红、边有齿痕,苔黄浊,脉滑数。

证候分析:痰湿蕴结,郁而化火,故口苦心烦,胸膺窒闷,寐多梦扰。痰火上扰,故眩晕头痛。痰火扰动心神,心阳浮越,故心悸怔忡,寐多幻梦。痰火痹阻三焦,故小溲黄混,大便艰难。痰火壅盛,营卫周流瘀滞,故形体肥硕,腹大腰粗。舌边尖红、苔黄浊,脉滑数,均系痰火征兆。

(十)痰瘀交阻证——痰阻气机,血行瘀滞

证候:形体肥硕,大腹便便,四肢懈惰,行动蹒迟,肢体刺痛顽麻,朝轻暮剧,趺阳脉弱,甚或寻按不见。经汛延期,或数月一至,少腹胀痛,量少色紫。舌胖大、边有齿痕、或上罩紫气,苔白腻,脉

49

滑实有力,或小弦、细涩。

证候分析:湿郁痰凝,壅阻气机,营卫周流瘀滞,气血流行仄涩,留瘀为患,故形体臃肿,腹大如筲。痰瘀留阻脉络,故肢体顽麻,痛如针刺,跌阳脉伏。痰湿阻遏胞宫,故月汛延期,甚或居经数月,少腹胀痛,经少色紫。舌有瘀痕紫气,脉小弦、细涩,瘀血之征。苔白腻,脉滑实,痰郁之象。

(十一)气虚痰凝证——湿郁痰凝,宗气耗散

证候:形体臃肿,大腹便便,肢体懈惰,少气懒言,动则气促,自汗流漓,便溏不结。舌胖大、边有齿痕,苔浊腻,脉濡滑。

证候分析:痰湿壅盛,营卫周流瘀滞,故形体臃肿,腹大腰粗。湿郁痰凝,年经月累,宗气耗散,故少气懒言,行动乏力,甚则动则气促,自汗涔泄。中气不足,故便溏不结。舌胖大、边有齿痕,脉濡无力,皆气虚之候。苔浊腻,脉现滑象,痰郁之征。

(十二)痰成败浊证——湿郁痰凝,变生败浊

证候:形体臃肿,有增无减,腹大腰粗,行动迂迟,目糊昏花,云翳遮睛,头脑昏蒙,遇事善忘,耳鸣失聪,胸膺窒闷,时欲太息,腿胻顽麻,步履重坠。舌胖大、边有齿痕,苔浊腻如腐,脉往来滑利。

证候分析:痰凝不化,变生败浊,阻遏经络,气血日见壅滞,故形体臃肿,日甚一日,腹大腰粗,行动费力。痰浊上蒙清灵,五脏精华之血,六腑清阳之气,未能上注于目而走空窍,故头脑昏蒙,记忆薄弱,目糊耳鸣。痰浊留踞膈上,故胸痹窒闷,时欲太息。痰浊流注脉络,故腿胻麻木,步履重坠。苔浊腻白腐,脉往来滑利,均属痰浊之象。

(十三)风痰上扰证——痰郁化火,风从火出

证候:形体肥胖,腹大腰粗,转侧未能自如,行动日见迂迟。头晕目眩,如旋如酲,健忘失忆,目糊昏花,耳鸣失聪,指尖麻木,震颤

不已。舌胖大,苔浊腻,脉弦滑。

证候分析:痰郁化火,风从火出,风痰上扰,清灵弗清,头目眩晕,视物旋转。风浮末疾,指尖麻木,肢体震颤;风痰蒙蔽清窍,目糊昏花,耳鸣失聪。风痰扰攘元神之府,记忆薄弱,遇事善忘。苔浊腻,脉现滑象,乃痰浊之兆;弦系肝亢,阳化内风所致。

(十四)心阳浮越证——痰火扰攘,心神鹜驰

证候:形体臃肿,腹大腰粗,口干且苦,心烦意乱,心悸跌宕,寐多惊梦,胸次失旷,时欲太息,小溲黄浊,大便秘结。舌尖红起刺,苔黄腻少津,脉滑数,或数疾无伦,或结或代。

证候分析:痰郁化火,故口干且苦,心烦意乱。痰火扰动心神,心阳浮越,故心悸怔忡,魂梦不安。小溲黄混,大便秘结,热移小肠,火烁津伤所致。舌尖红起刺,心火上乘之候;苔黄腻少津,痰火煎炼津液之征。脉滑数者,滑脉主痰,数则有热,热郁化火耳。

(十五)风痰卒中证——内风挟痰,乘窍窃络

证候:形体肥胖,日增夜长,腹大腰粗,行为迟迟。清晨觉醒,口不能言,舌强言謇,手不能握,指不能摄,足不能步。甚或猝然跌仆,不省人事,喉间痰鸣,声如曳锯,便溺自遗,伸舌抵齿。苔浊腻,脉六部均见弦滑。

证候分析:痰火炽盛,风从火出,内风挟痰,乘窍窃络,故清晨觉醒,顿觉舌强言謇,口不能言,手不能握,足不能步,病势尚浅。来势急骤者,猝倒无知,痰涎涌潮,便溺自遗。伸舌抵齿,内风阻络之象。苔浊腻,痰浊之征;脉形弦滑,内风挟痰之征兆。

(十六)瘀阻心脉证——痰浊阻遏,脉络瘀阻

证候:形体臃肿,腹大如箕,动则气促,胸膺肩胛间痛,两臂内痛,甚或胸痛彻背,动作益甚,歇息稍瘥。舌胖大、边有紫斑,苔浊腻、上罩紫气,脉细涩或小弦。

证候分析:痰浊凝聚,留踞胸膈,气机阻遏,脉络瘀阻,心主血

脉，脉失浚和，故胸膺肩胛间痛，两臂内痛，经所谓心痛者是也。病势轻浅者，歇息稍瘥；病重危急者，日夜无休，甚则痛彻背膂。舌胖大，苔浊腻，痰浊之征，盖病由痰阻气机萌发焉。舌边有紫斑，或上罩紫气，脉细涩或小弦，瘀阻脉络之候。

（十七）水气凌心证——心阳不振，水气凌心

证候：形体庞大，大腹垂腴。喘不得卧，卧而喘剧。颈脉动，疾咳，虚里动跃，其动应衣，晨起面浮，傍晚胕肿。舌胖嫩、边有齿痕，苔薄滑多涎，脉沉弦。

证候分析：湿郁痰凝，气血壅滞，营卫不得周流，故形体庞大，大腹垂腴。湿邪耗气伤阳，日久心肾阳微，水无统制，喘不得卧，卧而喘者，由水气之客也；颈脉动，疾咳，虚里动跃，盖水之本在肾，其标在肺，经所谓"上为喘呼，下为水肿"是矣。舌胖嫩、边有齿痕，气阳不足之证；苔薄滑多涎，水气凌心之候。脉沉弦者，是为饮家。

（十八）奇经暗损证——病久入深，涉及奇经

证候：形体肥硕，熊腰虎背，动则气促，腰膂酸痛，不耐久立，甚或转摇不能，阳痿不举，月事衰少，带下淋漓，性欲淡漠，或目不交睫，或心痛隐隐，或寒热参差，或步履欹侧。舌淡白无华、苔光如镜、或有裂痕剥脱，脉细小无神，两尺尤甚。

证候分析：痰浊瘀凝，年经月累，精血日耗，脏真日漓，病久入深，奇经暗损。腰为肾之外府，冲、任、督一源三歧，贯穿而过，带脉约束其间。精血脂液暗耗，奇经失其禀丽，故腰痛不能俯仰。冲为血海，隶属阳明，阳明脉络空虚，宗筋失其濡润，故阳事委顿，经水衰少。任失约束，带下绵多。病及阳跷，故目不瞑，阴维为病苦心痛，阳维为病苦寒热。二跷失用，步履欹侧。

（丁学屏　撰文）

第三节　治则与治法

一、治　则

《素问·至真要大论》言："谨守病机，各司其属……令其调达，而致和平。"又曰："治诸胜复，寒者热之，热者寒之，温者清之，清者温之，散者收之，抑者散之，燥者润之，急者缓之，坚者耎之，脆者坚之，衰者补之，强者泻之，各安其气，必清必静，则病气衰去，归其所宗，此治之大体也。"

（一）斡旋中州，以复升降

《素问·五脏别论》言："胃者水谷之海，六腑之大源也。五味入口，藏于胃以养五脏气。"《素问·经脉别论》又云："饮入于胃，游溢精气，上输于脾，脾气散精，上归于肺，通调水道，下输膀胱，水精四布，五经并行。合于四时五脏阴阳，揆度以为常也。"今人不知节饮食，薄滋味，得能长生久持之理，恣意口腹，膏腴肥美，不绝于口，醇酒醪醴，贪杯强饮，积湿酿热，清浊相干，升降失序，变生痰浊，阻遏经隧，营卫周流迂迟，气血日见壅滞，乃成肥胖之疾。故尔斡旋中州，升清降浊，乃治肥胖之第一要着。

（二）宣通三焦，以复气化

《素问·六节藏象论》言："脾、胃、大肠、小肠、三焦、膀胱者，仓廪之本，营之居也，名曰器，能化糟粕，转味而入出者也。"《素问·灵兰秘典论》又云："三焦者，决渎之官，水道出焉；膀胱者，州都之官，津液藏焉，气化则能出矣。"显然，膀胱主藏，三焦主出，为行水之道路。奈今人贪恋食欲，甘美多肥，恣意妄为，果汁酒浆，唯图适口，不知肥美酿热，甘甜滋湿，湿热壅盛，痹阻三焦，气液不得宣平，水液焉得畅行，小溲不别清浊，形体日见臃肿。故拨醒三焦气机，复其清浊升降之旧,为肥胖病患者证治之要诀。

(三)澄源清流,以复治节

《素问·六节藏象论》言:"天食人以五气,地食人以五味,五气入鼻,藏于心肺,上使五色修明,音声能彰。五味入口,藏于肠胃,味有所藏,以养五气,气和而生,津液相成,神乃自生……肺者,气之本,魄之处也,其华在毛,其充在皮。"《素问·灵兰秘典论》云:"肺者,相傅之官,治节出焉。"《素问·水热穴论》又云:"肾何以主水……其本在肾,其末在肺。"此言肺主治节,为水之上源,乃一身之气,呼吸往还,吸入五气,与食入之五味,相辅相成,御精养神,以为长生久持之奥秘。奈今人不知推陈致新,生生不息之理,起居工作,囿于密室之中,绝少户外活动,既少五气之养息,又少四肢之活动,是以神情慵懒,行动蹒迟,致肢体臃肿,而有肥胖之累。故应倡导户外有氧运动,开启窗户使空气清新,呼吸出入,吐故纳新,上使五色修明,音声能彰,神完气足,复其治节之用,亦为治疗肥胖病之要素。

(四)平调阴阳,水火既济

《素问·阴阳应象大论》言:"阴阳者,天地之道也,万物之纲纪,变化之父母,生杀之本始……治病必求于本……善诊者,察色按脉,先别阴阳。审清浊,而知部分;视喘息,听音声,而知所苦;观权衡规矩,而知病所主。"又云:"水火者,阴阳之征兆也;阴阳者,万物之能始也。"肾为水火之窟宅,属坎水而寓真阳,真阳犹地二所生之火,火性炎上,蒸腾水液化而为气,得能上交于心;心主血脉,又主神明,属离火而涵真阴,真阴犹天一所生之水,离火借水性之下趋,得能下交于肾,如此水升火降。坎离既济,阴平阳秘,病安从来。又水能生木,故肝肾为子母之脏,乙癸同源者也。水不涵木,肝体不足,肝用有余,肝气、肝火、肝风相互肆虐,百病丛生。水中火旺,火能生土,脾土乾健,得能腐熟水谷,化生精微,则水精四布,五经并行，营卫周流，运行不息，则正气存内，邪不可干矣。若禀赋元阳不足，脾土卑监，或沃膏厌肥，不自珍惜，未免积湿酿痰，痰湿壅盛，阻遏经隧血脉，营卫周流迂迟，气血焉能畅行，形体日行臃肿，致有肥胖之累，病愈久而胖益甚。痰浊上蒙清窍，而病眩晕耳鸣，目糊不清；痰浊留踞膈上，而病胸痹心痛；痰浊流注脉络，而病顽痹麻木；痰浊羁留足厥阴、足阳明脉络，而病乳癖、乳岩；痰浊盘踞足少阳、足厥阴分野，而病肠覃、石瘕。痰浊郁滞，邪从火化，劫伤肝肾精血，一则肝体不足，肝用有余，变生肝气、肝火、肝风诸疾；二则肝肾既亏，奇恒失其禀丽，而有冲、任、督、带、二维、二跷诸患。且痰火炽盛，扰动心神，心阳外骛，而病心悸怔忡，烦惋不寐。再者，痰火内炽，风从火出，上扰清空，而病头痛眩晕；风痰旁走四肢，而病麻木震颤；风痰乘窍窃络而病风痱、风懿。若痰湿变生败浊，邪从水化，湮没真阳，火不生土，土失堤防，水饮泛滥，漫无统制，上为喘呼，下为水肿；水气凌心，颈脉动，喘，疾咳，虚里动跃，其动应衣，凡此种种，究其原委，皆由阴阳偏胜所致。或肝肾阴虚而阳越不潜，或脾肾阳衰而水液泛滥，故平调阴阳，交媾水火，为治肥胖之大法焉。

二、治法

（一）悦脾化湿法——甘味补中，芳淡化湿

方宗资生丸[1]、白神丸[2]复合。药如党参 9g，白术 9g，茯苓 12g，山药 15g，莲子肉 9g，南芡实 12g，白扁豆 12g，薏苡仁 15g，广藿梗 9g，白豆蔻 3g（后下），川连 3g，制苍术 9g，制川朴 4.5g，白酒药 12g，砂仁 3g（后下），山楂 12g，陈皮 6g，桔梗 4.5g，广木香 3g，生甘草 3g。

凡素禀中气怯弱，后天复失调护，致脾虚湿困而见形体肥胖，气短自汗，肢懒神疲，便溏脉弱，舌胖苔白者，咸可运用此法。

（二）平调冲和法——清泄阳明，健运脾土

方用《备急千金要方》治脾胃偏一边痛，胸满胁偏胀方[3]。药如茯苓15g，橘皮6g，泽泻30g，芍药15g，焦白术9g，人参9g，肉桂心1.2g，生石膏24g，肥知母9g，桑白皮30g，半夏9g，生姜3片。

凡胃强脾弱，消谷善饥，纳多运迟，形体日胖，腹胀便溏，口有秽气，舌胖，苔黄少津者，均可运用此法。

（三）清化湿热法——苦寒清热，芳淡化湿

方取清热渗湿汤[4]、清胃丸[5]复合。药如制苍术、焦白术各9g，小川连3g，川黄柏3g，竹叶6g，茯苓30g，泽泻30g，姜半夏9g，化橘红6g，枯芩4.5g，焦山栀9g，醋制大黄9g，陈胆星6g，枳实6g，瓜蒌仁9g，天花粉12g，小青皮6g，制香附9g，桔梗4.5g，元明粉3g（冲服），生甘草3g。

凡湿热中阻，口黏且苦，形体日胖，肢体懈惰，肌肤烦痒，小溲黄混，大便秘结，苔黄腻，脉濡滑者，咸可运用此法。

（四）蠲化痰湿法——辛香涤痰，芳化湿浊

方取木香枳壳丸[6]、化痰丸[7]复合。药如姜半夏9g，陈胆星6g，青陈皮各6g，黑苏子、莱菔子各9g，木香3g，炒枳壳6g，槟榔15g，茯苓30g，焦白术9g，京三棱9g，莪术15g，黑牵牛子15g，六神曲12g，光杏仁12g，干葛9g，香附子9g，大麦芽12g。

凡形体肥胖，行动疏懒，睡多惊梦，鼾声响鸣，便溏溲混，苔腻脉滑者，均可运用此法。

（五）清热润燥法——苦寒清热，甘寒润燥

方宗黄连丸[8]、地骨皮饮[9]、百合知母汤[10]复合。药如小川连3g，大生地15g，破麦冬15g，天花粉30g，白花百合15g，肥知母9g，芦根15g，桑叶9g，桑白皮30g，大枣7枚。

凡湿热化燥，口干渴饮，溲多便难，形体肥硕，肌肤燥痒，苔黄燥，脉濡数者，咸可运用此法。

（六）清上实下法——清泄心相，毓养肝肾

方用左归丸[11]、羚羊角汤[12]复合。药如羚羊角粉 0.6g（分吞），粉丹皮 6g，杭甘菊 9g，夏枯草 12g，生石决 30g（打、先煎），大牛地 12g，生怀药 15g，枸杞子 30g，山萸肉 9g，川牛膝 12g，菟丝子 12g，炙龟甲 15g（先煎），鹿角霜 12g，蝉蜕 4.5g。

凡湿热化火，耗精伤血，风阳上亢，而见眩晕耳鸣，腰膝酸软，小溲频多，大便艰难，舌边尖红，苔薄有裂，脉弦劲者，均可运用此法。

（七）清心涤痰法——清泄心相，蠲化痰浊

方用清心饮[13]、菖蒲郁金汤[14]复合。药如牛黄 1.5g，琥珀 1.2g，小川连 3g，紫丹参 15g，泡远志 6g，石菖蒲 9g，陈胆星 6g，牛山栀 9g，鲜竹叶 9g，牡丹皮 9g，连翘 12g，广郁金 9g（打），朱麦冬 9g，竹沥 30g（冲），白木通 3g，玉枢丹 1.5g（冲）。

凡湿郁化痰，热郁化火，痰火扰动心神，夜难安寐，烦躁易怒，形体臃肿，溲赤便结，舌尖红，苔黄腻，脉滑数者，咸可运用此法。

（八）涤痰泄浊法——辛苦涤痰，芳香泄浊

方取加味导痰汤[15]、沉香降气丸[16]复合。药如制南星 6g，小枳实 4.5g，仙半夏 9g，茯苓 30g，化橘红 4.5g，滁菊花 9g，钩藤 9g，皂角荚 1.5g，石菖蒲 9g，沉香 1.2g，木香 3g，枳壳 4.5g，砂仁 3g（杵、后下），白蔻仁 3g（杵、后下），青陈皮各 6g，莪术 15g，枳实 4.5g。

凡形体臃肿，腹大腰粗，行动迟缓，头昏善忘，胸闷肢麻，步履重坠，苔浊腻，脉滑利者，均可运用此法。

（九）涤痰疏瘀法——蠲化痰浊，祛瘀生新

方用香棱丸[17]、木香顺气丸[18]复合。药如京三棱 9g，莪术 15g，青陈皮各 6g，萝卜子 9g，阳春砂 3g（杵、后下），白蔻仁 3g（杵、后下），沉香 1.2g，广木香 3g，半夏曲 12g，炒神曲 12g，香附子 9g，乌药 6g，枳壳 6g，槟榔 12g，郁金 9g，当归 9g，怀牛膝 12g，川牛膝 9g，生大黄 6g，醋制大黄 9g，麻仁 12g，郁李仁 12g，车前子 15g，生怀药 15g，菟丝子 12g，山茱萸 9g。

凡痰瘀交阻，形胖腹大，行动疏懒，肢体刺痛顽麻，经汛延期，量少色紫，舌胖紫黯，脉小弦细涩者，咸可运用此法。

（十）培土疏木法——疏肝解郁，悦脾和中

方宗逍遥散[19]、三因冲和丸[20]复合。药如人参 9g，焦白术 9g，川石斛 12g，云茯苓 30g，制苍术 9g，全当归 12g，杭白芍 15g，川芎 4.5g，软柴胡 4.5g，白蔻仁 3g（杵、后下），泡远志 6g，焦山栀 9g，青黛 3g（包），海浮石 15g，焦山楂 12g，生谷芽 12g，薄荷叶 2g。

凡木郁土虚，善怒寡欢，胁肋撑胀，腹胀便溏，苔薄腻，脉弦濡者，均可运用此法。

（十一）息风涤痰法——涤痰开窍，息风通络

方用加味竹沥汤[21]、涤痰汤[22]复合。药如羚羊角散 0.6g（分吞），明天麻 4.5g，僵蚕 9g，陈胆星 6g，化橘红 4.5g，破麦冬 9g，川石斛 12g，竹沥半夏 9g，云茯苓 30g，石菖蒲 9g，泡远志 6g，广郁金 9g（打），姜竹茹 6g，炒枳实 4.5g。

凡内风挟痰，乘窍窜络，舌强言謇，足不能步，手不能握，甚或卒中昏愦，痰涎涌潮，苔浊腻，脉弦滑者，咸可运用此法。

（十二）滋液息风法——咸寒救液，息风和阳

方取黄连阿胶汤[23]、三甲复脉汤[24]复合。药如小川连 3g，炒子芩 4.5g，杭白芍 15g，陈阿胶 9g（烊冲），生地 12g，破麦冬 9g，生鳖甲 18g（先煎），生龟甲 18g（先煎），炙甘草 6g。

凡湿从火化，或痰火炽盛，劫液动风，手指蠕动震颤，甚或中风不语，舌尖红、苔光，脉小弦者，均可运用此法。

（十三）养心复脉法——涵养营阴，潜摄心阳

方宗吴氏救逆汤[25]、甘麦大枣汤[26]复合。药如炙甘草 9g，珠儿参 30g，原麦冬 9g，生地 12g，陈阿胶 9g（烊冲），麻仁 12g（杵），淮小麦 30g，大枣 10 枚，生龙骨 15g（先煎），生牡蛎 30g（先煎）。

凡痰火炽盛，劫津伤血，血不养心，心悸少寐，便难，舌红少苔，脉结代者，咸可运用此法。

（十四）泻南补北法——滋阴填精，清泄心相

方用清火滋阴汤[27]、驯龙驭虎汤[28]复合。药如天麦冬各 9g，大生地 12g，牡丹皮 6g，西赤芍 6g，焦山栀 9g，小川连 3g，茯苓 30g，泽泻 30g，怀山药 15g，玉竹 15g，山茱萸 9g，杭白芍 15g，柏子霜 12g，莲子心 3g，珍珠母 30g（先煎），苍龙齿 18g（先煎），琥珀 3g，沉香 1.2g，川石斛 12g，瓜蒌皮 9g。

凡湿从火化，或痰热炽盛，日久耗津伤血，水亏火炎，烦懊不寐，心悸眩晕，舌边尖红、苔薄黄，脉弦数者，均可运用此法。

（十五）通阳宣痹法——辛温滑利，流畅气机

方取瓜蒌薤白半夏汤[29]、薤白六仁汤[30]复合。药如薤白头 9g（酒洗），法半夏 9g，瓜蒌皮 12g，甜杏仁 12g（研），春砂仁 3g（杵、后下），郁李仁 12g（研），桃仁泥 12g（研），松子仁 12g（研），柏子仁 12g（研）。

凡湿郁痰凝，留踞膈上，发为胸痹心痛，胸膺窒闷，胸膺肩胛间痛，短气太息，便不畅行，苔浊腻，脉滑实有力者，咸可运用此法。

（十六）温振元阳法——温煦脾肾，辛温散寒

方宗《千金》大曲蘖丸[31]、"治虚胀，胁痛肩息，有时发作，悉朴之方[32]"复合。药如白酒曲 12g，黑附片 9g，淡干姜 3g，全当归 12g，西党参 9g，肥玉竹 15g，吴茱萸 3g，皂荚炭 6g，蜀椒 3g，五加皮 9g，丹参 15g，橘皮 6g，焦白术 9g，大生地 12g，大川芎 4.5g，桔梗 9g，清炙草 3g，大麦芽 15g。

凡湿从水化，耗气伤阳，溲短胸痞，肢体沉重，恶寒清厥，溲清便溏，舌苔滑，脉沉微者，皆可运用此法。

（十七）回阳救逆法——益气温阳，化气行水

方用陶氏回阳救急汤[33]、沉香琥珀丸[34]复合。药如别直参 6g（另煎兑入），原麦冬 9g，北五味 2g（打），黑附片 9g，淡干姜 3g，焦白术 6g，云茯苓 30g，琥珀 6g，杏仁 12g，紫苏 6g，甜葶苈 9g，泽泻 30g，汉防己 30g，郁李仁 12g，清炙草 3g，沉香 1.2g，陈皮 6g。

凡水中无火，元阳式微，水气凌心，喘不得卧，痰咳，颈脉动，虚里动跃，其动应衣，面浮足肿，舌苔滑多涎，脉沉弦者，均可应用此法。

（十八）通补奇经法——血肉有情，调养八脉

方宗斑龙丸[35]损益。药如鹿茸 2g（酒炙），鹿角胶 9g（烊冲），鹿角霜 12g，肉苁蓉 9g，酸枣仁 12g（研），柏子仁 12g（研），炙黄芪 30g，当归 12g，黑附片 9g，熟地黄 12g，山萸肉 9g，山药 15g，锁阳 9g。

凡肥胖有增无减，动则气促，腰痛转摇不能，阳事少兴，月事衰少，带下淋漓，性欲淡漠，或目不交睫，或心痛隐隐，或步履剖侧，舌光如镜，脉微细或小弦、两尺不足者，均可运用此法。

（十九）疏浚脉络法——虫蚁诸灵，搜剔经络

方用三甲散[36]、三虫二甲汤[37]复合。药如炙鳖甲、炙龟甲各 15g，穿山甲 6g，净蝉蜕 4.5g，僵蚕 9g，煅牡蛎 18g，杭白芍 9g，当归须 9g，蛴螬虫 9g，九香虫 6g，桃仁 12g，蜜炙延胡 4.5g，五灵脂 6g（炒香），净楂肉 9g。

凡痰凝血涩，变生败浊，络脉瘀滞，瘀阻包络，神情木然，默默无语，而成痼痹，舌有瘀斑、色黯无华，脉小弦或细涩者，咸可运用此法。

（二十）涤痰启宫法——辛香涤痰，开郁种玉

方取苍附导痰丸[38]、开郁种玉汤[39]复合。药如制苍术 9g，制香附 9g，炒枳壳 6g，陈皮 6g，云茯苓 30g，陈胆星 6g，制半夏 9g，杭白

芍 9g, 当归 12g, 焦白术 9g, 湖丹皮 6g, 天花粉 6g, 清炙草 3g。

凡湿郁痰凝, 阻遏胞宫, 经候延期, 甚或居经不至, 难成胎孕, 舌淡胖, 苔浊腻, 脉形滑实者, 皆可运用此法。

（丁学屏　撰文）

方 剂 汇 编

（1）资生丸: 出自《先醒斋医学广笔记·妇人》。组成: 人参（人乳浸, 饭上蒸, 烘干）三两, 白术三两, 白茯苓（细末, 水澄蒸, 晒干, 入人乳再蒸, 晒干）一两半, 广陈皮（去白, 略蒸）二两, 山楂肉（蒸）二两, 甘草（去皮, 蜜炙）五钱, 怀山药（切片, 炒）一两五钱, 川黄连（如法炒七次）三钱, 薏苡仁（炒三次, 又方）一两半, 白扁豆（炒）一两半, 白豆蔻（不可见火）三钱五分, 藿香叶（不见火）五钱, 莲肉（去心, 炒）一两五钱, 泽泻（切片, 炒）三钱半, 桔梗（米泔浸, 去芦, 蒸）五钱, 芡实粉（炒黄）一两五钱, 麦芽（炒, 研磨, 去净面）一两。上药共十七味, 如法修事, 细末, 炼蜜丸如弹子大, 每丸重二钱。用白汤或清米汤、橘皮汤、炒砂仁汤嚼化。忌桃、李、雀、蛤、生冷。

（2）白神丸: 出自《集验良方》。组成: 白酒药八两（愈陈愈佳）, 南苍术（水泡, 炒）一两, 厚朴（姜炒）一两, 生甘草一两, 陈皮一两, 木香五钱, 砂仁五钱。共为细末, 神曲打糊, 丸桐子大。每服三钱, 立效。

（3）治脾胃偏一边痛, 胸满胁偏胀方: 出自《备急千金要方》卷十五。组成: 茯苓、橘皮、泽泻各三两, 芍药、白术各四两, 人参、桂心各二两, 石膏八两, 半夏六两, 生姜（切）一升, 桑根白皮一升。上十一味, 㕮咀, 以水一斗二升, 煮取三升, 去滓, 分三服。若须利下, 加芒硝二两佳。

（4）清热渗湿汤: 出自《证治准绳》。组成: 黄檗二钱（盐水炒）, 黄连、茯苓、泽泻各一钱, 苍术、白术各一钱半, 甘草五分。水二钱, 煎八分服。如单用渗湿, 去黄连、黄檗, 加橘皮、干姜。

（5）清胃丸: 出自《集验良方》。组成: 橘红一两, 半夏七钱（姜制）, 胆星

（炒）五钱，粉草八钱，大黄七钱（酒蒸熟），枯芩八钱（酒洗），栀子仁六钱，元明粉五钱，枳实八钱（炒），香附七钱（炒，去毛），白术（土炒）五钱，瓜蒌仁五钱，桔梗一两，花粉五钱，青皮三钱。

（6）木香枳壳丸：出自《瑞竹堂方》。组成：木香一两，枳壳一两（炒，去瓤），槟榔一两，半夏一两（汤浸七次），青皮一两（去瓤），陈皮一两（去白），白茯苓（去皮）一两，白术（煨）一两半，京三棱三两三钱（煨），广茂（煨）三两三钱，黑牵牛（微炒，取末）三两，人参半两，神曲半两（微炒），大麦蘗半两（微炒），枳实（炒）半两，干姜（炒）七钱。

（7）化痰丸：出自《瑞竹堂经验方》。组成：半夏（洗）、天南星（去皮膜）、白矾、皂角、生姜各一斤，青皮（去瓤）、陈皮（去白）、炒紫苏子、炒莱菔子、炒杏仁（去皮尖）、葛根、炒神曲、炒麦芽、山楂、炒香附各八钱。

（8）黄连丸：出自《圣济总录》。组成：黄连（去须）一两半，栝楼根一两半，甘草（炙，锉）一两半，栀子仁（微炒）一两半，香豉（炒黄）二两半。

（9）地骨皮饮：出自《圣济总录》。组成：地骨皮（锉）一两半，土瓜根（锉）一两半，栝楼根（锉）一两半，芦根（锉）一两半，麦门冬（去心，焙）二两，枣七枚（去核）。

（10）百合知母汤：出自《金匮要略》。组成：百合七枚（擘），知母三两（切）。

（11）左归丸：出自《景岳全书·新方八阵》。组成：熟地黄八两，炒山药、山茱萸、枸杞子、制菟丝子、鹿角胶（炒珠）、龟甲胶（炒珠）各四两，川牛膝（酒蒸）三两。

（12）羚羊角汤：出自《医醇賸义》。组成：羚羊角二钱，龟甲八钱，生地六钱，白芍一钱，丹皮一钱五分，柴胡一钱，薄荷一钱，菊花二钱，夏枯草一钱五分，蝉衣一钱，红枣十枚，生石决八钱（打碎）。

（13）清心饮：出自《医醇賸义》。组成：牛黄五分，琥珀一钱五分，黄连五分，丹参三钱，远志五分（甘草水炒），菖蒲八分，橘红一钱，胆星五分，麦冬一钱五分，淡竹叶二十张。

（14）菖蒲郁金汤：出自《温病全书》。组成：石菖蒲三钱，炒栀子三钱，鲜竹叶三钱，牡丹皮三钱，郁金二钱，连翘二钱，灯心二钱，木通一钱半，淡竹沥（冲）五钱，紫金片（冲）五分。

（15）加味导痰汤：出自《济阳纲目》。组成：南星（姜汤泡）二钱，半夏（姜汤泡）二钱，枳实（麸炒）一钱，黄芩一钱，橘红一钱，茯苓一钱，天麻七分，全蝎七分，黄连七分，甘草四分。

出自《医方类聚》引《经验秘方》。组成：大天南星（姜汁浸三日，锉，晒干）一两，大半夏（生用）一两，枳实（麸炒，去瓤）半两，桔梗半两，赤茯苓半两，沉香半两，木香半两，陈皮半两。

（16）沉香降气丸：出自《瑞竹堂方》。组成：沉香（镑）半两，木香半两，荜澄茄半两，枳壳（去瓤）半两，缩砂仁半两，白豆蔻仁半两，青皮（去白）半两，陈皮（去白）半两，广术（炮）半两，枳实（麸炒）半两，黄连（去须）半两，半夏（生姜制）半两，萝卜子（另研）半两，白茯苓（去皮）一两，香附子二两（炒，去皮毛），白术一两（煨），乌药一两半。

（17）香棱丸：出自《瑞竹堂方》。组成：京三棱一两，广茂一两，青皮一两，陈皮（各锉碎，醋煮，焙干）一两，萝卜子（炒，别研）一两，缩砂仁一两，白豆蔻仁一两，沉香一两，木香一两，半夏曲一两（炒），神曲（炒）一两，麦蘖（炒，另研）一两，阿魏半两（别研），香附子（炒，去毛）半两，乌药半两，枳壳（麸炒，去瓤）半两，荜澄茄半两，槟榔半两，良姜半两。

（18）木香顺气丸：出自《普济方》卷一八二引《瑞竹堂方》。组成：当归一两（去芦），木香一两，独活一两（去芦），牛膝一两（酒浸三日，去芦），防风一两（去芦），大黄五两（半熟半生），槟榔一两五钱，麻仁三两（另研），车前子二两五钱，郁李仁（汤浸，去皮）二两五钱，枳壳二两（煨，去瓤），菟丝子二两（酒浸三日），干山药二两，山茱萸二两（去核）。

（19）逍遥散：出自《太平惠民和剂局方》。组成：甘草（微炙赤）半两，当归（去苗，微炒）、茯苓（去皮，白者）、芍药（白）、白术、柴胡（去苗）各一两。

（20）三因冲和丸：出自《赤水玄珠》。组成：人参一两，石斛一两，白蔻仁一两, 广陈皮一两, 山楂肉二两(各为末, 合研令匀, 碗盛碟盖, 饭上蒸熟, 取起待冷方开), 远志(甘草汤泡, 去心, 取末)一两, 山栀(炒焦色, 取末)二两, 香附(童便浸半日, 洗净, 醋炒末)二两(三味共研匀, 如上法蒸熟, 勿令泄气), 海石(末)二两, 苍术(米泔浸, 洗去浮皮, 炒黄取末)二两(二味如上法同蒸), 川芎(末)二两, 北柴胡(末)一两, 青黛一两(三味和匀, 蒸如上法)。

(21)加味竹沥汤: 出自《医醇賸义》。组成: 麦冬二钱, 石斛三钱, 羚羊角一钱五分, 橘红一钱, 胆星五分, 僵蚕一钱五分(炒), 天麻八分, 淡竹沥半杯, 姜汁一滴。

(22)涤痰汤: 出自《证治准绳》。组成: 南星(姜制)二钱半, 半夏(汤洗七次)二钱半), 枳实(麸炒)二钱, 茯苓(去皮)二钱, 橘红一钱半, 石菖蒲一钱, 人参一钱, 竹茹七分, 甘草半钱。

(23)黄连阿胶汤: 出自《伤寒论》。组成: 黄连四两, 黄芩一两, 芍药二两, 鸡子黄二枚, 阿胶三两。

(24)三甲复脉汤: 出自《温病条辨》。组成: 炙甘草、干地黄、白芍药各六钱, 阿胶、麻仁各三钱, 麦门冬(不去心)、生牡蛎各五钱, 生鳖甲八钱, 生龟甲一两。

(25)吴氏救逆汤: 出自《温病条辨》。组成: 炙甘草六钱, 干地黄六钱, 生白芍六钱, 麦冬五钱(不去心), 阿胶三钱, 生龙骨四钱, 生牡蛎八钱。

(26)甘麦大枣汤: 出自《金匮要略》。组成: 甘草三两, 小麦一升, 大枣十枚。

(27)清火滋阴汤: 出自《万病回春》。组成: 天门冬(去心), 麦门冬(去心), 生地黄, 牡丹皮, 赤芍, 栀子仁, 黄连(去毛), 山药, 山茱萸(酒蒸, 去核), 泽泻, 赤茯苓(去皮)。

(28)驯龙驭虎汤: 出自《医醇賸义》。组成: 龙齿二钱, 琥珀一钱, 真珠母八钱, 生地六钱, 玉竹四钱, 瓜蒌皮三钱, 石斛三钱, 柏子霜二钱, 白芍一钱五分, 薄荷一钱, 莲子二十粒(打碎, 勿去心), 沉香四分(人乳磨, 冲)。

(29)瓜蒌薤白半夏汤: 出自《金匮要略》。组成: 栝楼实一枚(捣), 薤白三两，半夏半升，白酒一斗。

（30）蒌薤六仁汤：出自《医原》。组成：瓜蒌皮三钱，甜杏仁三钱（去皮，杵），春砂仁三分（拌捣），郁李净仁三钱，干薤白一钱五分（白酒捣洗），光桃仁五粒，松子仁四十粒。

（31）大曲蘖丸：出自《备急千金要方》。组成：大麦蘖、曲各一升，附子、干姜、当归、人参各三两，赤石脂一两，桔梗、女萎各二两，吴茱萸、皂荚各五两，川椒二两半，乌梅五十枚。

（32）治虚胀，胁痛肩息，有时发作，悉朴之方：出自《备急千金要方》。组成：五加皮一斤，猪椒根皮二斤，丹参、橘皮各一斤，地骨皮、干姜、白术各八两，干地黄、川芎、附子各五两，桂心、桔梗各四两，大枣五十枚，甘草三两。上十四味㕮咀，以酒四斗渍五七日，服十八合，加至一升，日再服。

（33）陶氏回阳救急汤：出自《伤寒六书》。组成：黑附块三钱，紫瑶桂五分，别直参二钱，川姜二钱，湖广术一钱五分，辰茯苓三钱，姜半夏一钱，炒广皮八分，五味子三分，清炙草八分，麝香三厘。

（34）沉香琥珀丸：出自《普济方》引《德生堂方》。组成：琥珀半两，杏仁（去皮，炙）半两，赤茯苓半两，泽泻半两，紫苏（真者）一两半，沉香一两半，葶苈（炒）一两半，郁李仁（去皮、壳）一两半，橘皮（去白）七钱半，防己七钱半。

（35）斑龙丸：出自《是斋百一选方》。组成：鹿角胶（以酒浸胶数日，煮糊丸众药）十两，鹿角霜（碾为细末）十两，菟丝子（净洗，酒浸两宿，蒸，研）十两，柏子仁（净者，别研）十两，熟地黄（好者，酒浸二宿，蒸焙，余酒入在胶内）十两。

（36）三甲散：出自《温疫论》。组成：鳖甲一钱，龟甲（并用酥炙黄，如无酥，各以醋炙代之，为末）一钱，穿山甲（土炒黄，为末）五分，蝉蜕（洗净，炙干）五分，僵蚕（白硬者，切断，生用）五分，牡蛎（煅，为末）五分（咽燥者酌用），䗪虫三个（干者擘碎，鲜者捣烂，和酒少许取汁，入汤药同服，其渣入诸药同煎），白芍药（酒炒）七分，当归五分，甘草三分。

（37）三虫二甲汤：出自清代叶天士验方。组成：蜣螂虫一对（青糖一钱拌炒），䗪虫五只，酒炒九香虫三只，生鳖甲五钱，炒川甲一钱，桃仁一钱五分，延胡索一钱五分，当归二钱，灵脂一钱五分，净楂肉三钱。

（38）苍附导痰丸：出自《叶天士女科全书》。组成：苍术二两，香附二两，枳壳二两，陈皮一两五钱，茯苓一两五钱，胆星一两，甘草一两。

（39）开郁种玉汤：出自《傅青主女科》。组成：白芍药（酒炒）一两，当归（酒洗）、白术（土炒）各五钱，牡丹皮（酒洗）、茯苓（去皮）、香附（酒炒）各三钱，天花粉二钱。

（丁学屏　撰文）

第五章

肥胖病常用中药

第一节　肥胖病常用中药

黄　连

《中华人民共和国药典》记载黄连为毛茛科植物黄连、三角叶黄连，或云连的根茎，始载于《神农本草经》，列为上品。味苦，寒，主热气，目痛眦伤泪出，明目，肠澼，腹痛，下痢，妇人阴中肿痛。《别录》微寒，无毒，五脏冷热，久下泄澼、脓血，止消渴……调胃，厚肠，益胆，疗口疮。唐代《新修本草》苏敬案：蜀道者粗大节平，味极浓苦，疗渴为最佳。江东者节如连珠，疗痢大善。隋代甄权《药性论》：小儿疳虫，赤眼昏痛，镇肝，去热毒。五代《日华子本草》：止心腹痛，惊悸烦躁，润心肺，长肉，止血，并疮疥，盗汗，天行热疾。金代《珍珠囊》：黄连性寒味苦，气味俱厚，可升可降，阴中阳也，入手少阴心经，其用有六：泻心脏火，一也；去中焦湿热，二也；诸疮必用，三也；去风湿，四也；赤眼暴发，五也；止中部见血，六也。张仲景治九种心下痞，五等泻心汤，皆用之。

明代李时珍：五脏六腑皆有火，平则治，动则病，故有心火相火之说，其实一气而已。黄连入手少阴心经，专为治火之主药。治本脏之火，则生用之；治肝胆实火，则以猪胆汁浸炒；治肝胆之虚火，则以醋炒;治上焦之火,则以酒炒;治中焦之火,则以姜汁炒;治下焦之火,则以盐水或朴硝研细末调水和炒;治气分湿热之火,则以茱萸汤炒;治血分块中伏火,则以干漆末调水炒;治食积之火,则以黄土研细末调水和炒。诸法不独为之引导,盖辛热能制其苦寒,咸寒能制其燥性。

黄连之用,最早见于东汉《伤寒论》之五等泻心汤。先师程门雪先生概括三泻心汤,名异实同,以半夏泻心汤为主,甘草泻心汤则减人参一味,生姜泻心汤则多生姜一味,仅此为不同耳。以立论分之,则生姜散水气,半夏降逆气,甘草缓中。半夏泻心汤之半夏分量并未增多于二方,可见半夏泻心汤为主方,因缓中而增甘草,因心烦而减人参,因胁下有水气、胃有秽浊而加生姜。学者但认真干姜、黄连、半夏、黄芩四物二对,一辛温开通,一苦寒泄降,或单用,或复用,但通其意,变化从心,足见其苦读《伤寒论》功夫,故能有此厚积薄发之识见。余从程师之教,临床遇有肥胖病糖尿病自主神经受损而出现胃轻瘫证候者,师泻心汤方法,取黄连、半夏苦降辛通之法,辄能应手取效。遇有糖尿病泄泻病例,用黄芩、干姜清上温下之法,加贯众炭、焦楂炭、宣木瓜等酸泄酸敛之味,功效立见。

余自 1990 年涉足糖尿病领域,倾心于《千金》黄连丸方法,黄连锉为细末,浸渍鲜生地汁中,在日下曝晒,如此反复浸渍、曝晒,拿捏成丸,使生地补心体,黄连泻心用,临证取二药配伍,尤于阴虚燥热型病者,效可立见。在上海地区,三面临海,黄浦江、吴淞江贯穿整个市区,市民喜茶好酒,肥胖糖尿病人群中,病湿热交浑,痰火互结者,为数众多。余每师清热渗湿汤意,黄连、黄芩、苍术、白术、茯苓、泽泻为伍,增入广郁金、莪术、新会皮辛芳之味,流畅气机,用土牛膝、土茯苓、萆薢、冬葵子等淡渗之品,渗湿于热下,使不与热相搏,势必孤矣。病者喜见成效,依从性倍增,医者得心应手,成就感油然而生,岂不快哉!

山 药

《中华人民共和国药典》记载之山药，为薯蓣科植物薯蓣之根茎。山药始载于《神农本草经》，名薯蓣，列上品，性温，平缓，气厚于味，阳中之阴。《本经》："主伤中，补虚羸……补中益气力，长肌肉，久服耳目聪明，轻身不饥。"《别录》："止腰痛，补虚羸羸瘦，除烦热，强阴。"宋代寇宗奭《本草衍义》云薯蓣上一字犯宋英宗赵曙讳，下一字犯唐代宗李豫讳而改药，是以自宋代始，薯蓣易名山药。陶隐居云：今近道处处有之，东山、南江、南康间最大而美，今河南者佳。隋代甄权《药性论》：署豫，臣，能补五劳七伤，去冷风，止腰痛，镇心神，安魂，开达心孔，多记事，补心气不足，患人体虚羸加而用之。五代《日华子本草》：助五脏，强筋骨，长志，安神，主泄精，健忘。

山药之用，始于汉代。张仲景《金匮要略》肾气丸中用之，治男子消渴，小便反多，以饮一斗，小便亦一斗。唐代孙思邈《备急千金要方》无比山药丸中，用作主帅：薯蓣二两，苁蓉四两，五味子、菟丝子、杜仲各三两，牛膝、泽泻、干地黄、山茱萸、茯神、巴戟天各一两。治丈夫诸虚百损，五劳七伤，头痛目眩，手足逆冷，或烦热有时，或冷痹骨疼，腰膝不随，饮食虽多，不生肌肉；或少食而胀满，体无光泽，阳气衰竭，阴气不行。宋代洪遵《洪氏集验方》之还少丹：肉苁蓉、远志、茴香、巴戟、山茱萸、山药、枸杞子、熟地黄、石菖蒲、牛膝、杜仲、楮实、五味子、茯苓各等分，各研细末，和匀，用枣肉百枚，并炼蜜丸梧子大，每服五七十丸。宋代《太平惠民和剂局方》之参苓白术丸，宋代钱乙《小儿药证直诀》之六味地黄丸，明代缪希雍《先醒斋医学广笔记》之资生丸，胡慎柔《慎柔五书》之慎柔养真丸，张介宾《景岳全书》之秘元煎、左归丸，无不以山药为主药。昔人曾有一药而补肺脾肾三脏而喻山药之功。

余自涉足糖尿病、肥胖病、代谢综合征领域20年来,竟有一日不可无山药之感叹。盖肥胖病、代谢综合征之病因,关乎心脾两脏,今人思虑谋划,夤夜不寐,耗伤心营肾液;膏腴醇酒,饮啖无度,戕伤中州,滋湿生痰,心火脾湿,蒸化津血而为败浊。其治不外运脾化湿,疏气涤痰,疏瘀化浊诸则,复方多法,其中化湿、涤痰、疏气、疏瘀、化浊之品,未免耗津伤液,耗精伤血。山药淡养胃气,微甘养脾阴之用,恰为扶脾养元之中坚;而益精养血方中,山药亦为必不可少之辅弼,良有以焉。

虎　杖

《中华人民共和国药典》记载虎杖为蓼科植物虎杖的根茎和根。虎杖始载《名医别录》:性微温,主通利月水,破留血癥结。陶弘景主暴瘕。隋代甄权《药性论》:虎杖,使,一名大虫杖也。味甘,平,无毒。主治大热烦躁,止利,利小便,压一切热毒。暑月和甘草煎,色如琥珀可爱,堪看,尝之甘美,瓶置井中,令冷澈如冰,时人呼为冷饮子,甚解暑毒,白瓷器及银器中盛,似茶啜之,且尊于茗。捣碎以酒浸常服,能破女子经候不通,捣以酒浸常服,有孕人勿服,破血。五代《日华子本草》:治产后恶血不下,心腹胀满,排脓,主疮疖痈毒,妇人血晕,仆损瘀血,破风毒结气。唐代孙思邈《备急千金要方》:治女人月经不通,腹内积聚,虚胀雷鸣,四肢沉重,亦治丈夫积聚。有虎杖煎,取高地虎杖根,锉二斛,水二石五斗,煮取一斗半,去滓,入醇酒五斗,煎如饴,每服一合,以知为度。

宋代许叔微《本事方》:治男、妇诸般淋疾,用苦杖根洗净,锉一合,以水五盏,煎一盏,去滓,入乳香、麝香少许服之。鄞县耿梦得,内人患沙石淋,已十三年,每漩痛楚不可忍,溺器中小便下沙石剥剥有声,百方不效,偶得此方服之,一夕而愈,乃余目击者。唐代《外台秘要》引《集验方》:小便五淋,苦杖为末,每服二钱,用饭饮下。

《卫生宝鉴》：消渴引饮，虎杖（烧过）、海浮石、乌鲗鱼骨、丹砂等分，为末，渴时以麦门冬汤服二钱，日三次。忌酒色、鱼面、鲊酱、生冷。宋代寇宗奭《本草衍义》：虎杖根微苦，经不言苦，此草药也。

唐代陈藏器《本草拾遗》：虎杖主风在骨节间，及血瘀，煮汁作酒服之，叶捣敷蛇咬。宋代王怀隐《太平圣惠方》：治白虎风，血脉结滞，骨髓疼痛，发作无时，宜服虎杖散方：虎杖一两半，桂枝一两，当归一两半，赤芍药一两，天雄一两（炮裂，去皮脐），桃仁一两（烫去皮尖，双仁，麸炒微黄），芎䓖一两，枳实一两（炒微黄），羌活一两，防风一两（去芦头），左秦艽一两（去苗），木香一两。上药捣为散，每服三钱，以水一钟盏，入生姜半分，煎至六分，去滓，不计时候，稍热服。

20世纪60年代中后期，中国境内推行一根针、一把草医治各种内外妇儿疾患的浪潮中，虎杖曾风靡一时，用治肝胆系统诸多疾患，确有降温利湿退黄之实效。

余自1992年至今涉足糖尿病内分泌领域，十分看好虎杖之药用价值，综合归纳为四个方面：

一、肥胖病患者大多患有高脂血症、脂肪肝，声像图显示肝实质光点粗糙、血管纹路显示不清等征象，血液检验天门冬氨酸氨基转移酶（谷草转氨酶）、丙氨酸氨基转移酶（谷丙转氨酶）升高，γ-谷氨酰转肽酶高居80~90U/L以上的病例，虎杖用至一两，经2~3个月疗程，确有减重、降脂、降酶之效用。

二、肥胖病女性患者，大多伴有胆石症，口有异味，右胁下撑胀疼痛，大便秘结不通，舌苔黄腻垢浊，脉形弦滑的症象，使用虎杖30g，3~6个月之后，确有减重利胆之双重效应。

三、肥胖病、糖尿病女性患者中，中老年患者，极易并发尿路感染，且起病隐匿，很少有尿路刺激症状，至尿液混浊时才被发现，尿液检验白细胞酯酶升高，细菌尿，镜检出现红、白细胞，屡发屡止者抗生素罕有成效,于滋养方中,参入虎杖、土牛膝、土茯苓、草薢、冬葵子等渗化湿浊之品,效可立见。

四、肥胖病中伴有高胰岛素血症、高尿酸血症的痛风患者,极易发生肾结石、膀胱结石,出现肾绞痛或血尿的病例,于《外台秘要·集验方》石韦散中加入虎杖、茅根,效果显著。

术

术:《本草崇源》:"《本经》未分苍、白术,而张仲景《伤寒》方中皆用白术,《金匮》方中又用赤术,至陶弘景《名医别录》则分为二。须知赤、白之分,始于仲祖,非弘景所分也。"唐《新修本草》:"术乃有二种,白术叶有毛作桠,根甜而少膏,可作丸散;赤术叶细而无桠,根小苦而多膏,可作煎用。以作用言之,则苍术能发汗,白术能止汗而有别焉。"

白术:《中华人民共和国药典》记载白术为菊科植物白术的根,始载于《神农本草经》,列为上品,今以杭州於潜产者为佳,十一、十二月间取根,名甜冬术,补益方中多用之。味甘、苦,性温,入足太阴、阳明经气分,味厚气薄,阴中阳也。《本经》:主风寒,湿痹……止汗,除热,消食。《别录》:……消痰水,除皮间风水结肿……利腰脐间血,益津液,暖胃,消谷。

白术之用,最早见于《黄帝内经》之麋衔白术泽泻汤,治饮酒汗出当风,漏汗不止。20世纪60年代迄今,余用以治肾小球肾炎、蛋白尿、氮质血症,效果显著。20世纪90年代初始,用以治湿热壅盛之糖尿病,与清热渗湿汤复合为用,获良效;近10年间,以麋衔白术泽泻汤、黄芪防己汤、玉屏风散等三方复合,用治肥胖病之病势轻浅者,亦有效验,病之深重者,须与资生丸同用,方能见效。从中反映了中医同病异治、异病同治之优势。

苍术:《中华人民共和国药典》记载的苍术,为菊科多年生茅苍术、关苍术、北苍术之根茎。今以产于江苏茅山者为上品。苍术味苦、甘，性温，缓。味厚气薄，阴中阳也。入足阳明经、太阳经。苍术别具雄壮之气，须米泔浸洗，再换泔，浸二日，去上粗皮。隋代甄权《药性论》：主大风痹痹，多年气痢，心腹胀痛，除寒热，水肿胀满，腹内冷痛，吐泻不住。五代《日华子本草》：主一切风痰，冷气，腹胀，妇人冷癥瘕，温疟，山岚瘴气。

以余近10余年来的临床实践而言，西北地势高亢，天气冷冽，风雪交加，肥胖病患者中，以湿郁痰凝见症为多，应用米泔制苍术，与制川朴、新会皮为伍，如《局方》平胃散之例；若添加藿香、制半夏，便成藿朴胃苓汤，取效尤捷。江左、岭南地势低洼，风气柔和，气候温暖而多湿，肥胖人群中，以湿热证候居多，往往苍白二术并用，配以黄连、黄柏、泽泻等味，如《证治准绳》清热渗湿汤之例，或加入白豆蔻、佩兰、石菖蒲、郁金等辛香之味，流畅气机，气化则湿化；或伍以滑石、苡仁、茯苓、冬葵子等淡渗之品，仿叶天士"渗湿于热下"之法，取效尤捷。

三 七

三七为五加科人参属植物 *Panax notoginseng*（Burk.）F. H. Chen 的根茎，又称田七、人参三七、田三七、山漆、田漆、金不换、血参等。

三七始载于《本草纲目》，属山草类，味微甘而苦，颇类人参之味，温，无毒。主止血散血定痛，金刃箭伤跌仆杖疮血出不止者，嚼烂涂，或为末掺之，其血即止。亦主吐血、衄血，下血血痢，崩中经水不止，产后恶血不下，血运血痛，赤目痛肿，虎咬蛇伤诸病。

李时珍谓此药近时始出，南人军中用为金疮要药，云有奇功。又云：凡杖仆伤损，瘀血淋漓者，随即嚼烂，罨之即止，青肿者消散。若受杖时，先服一二钱，则血不冲心，杖后尤宜服之，产后服亦良。

大抵此药气温、味甘微苦，乃阳明、厥阴血分药也，故能治一切血病，与麒麟竭竭、紫矿相同。

三七之广泛应用，仗云南白药之创制销售，既能治跌打损伤，又能治吐血、衄血。余供职后方古田医院时，一肝硬化患者门静脉高压，胃底静脉曲张破裂出血，用云南白药令其吞服，功效立见，以后多次反复，屡用屡效，病员反映胃中灼热，药系秘制，处方无从查见，只知以三七为主药，其配伍之药物无从查考，引为憾事。

30年前，余曾救治一胡姓暴盲患者，发病前3年体检发现视网膜微血管瘤，查空腹血糖6mmol/L，惜未查餐后2小时血糖，未引起注意，首次发病左眼视网膜大量出血失明，经激光光凝治疗复明，第2次发病右眼视网膜大量出血，玻璃体积血失明，玻璃体切割失败，左眼再次视网膜大量出血，双目失明，由家属搀扶来门诊就诊，收入内分泌科病房，我采用毓养肝肾、疏瘀宁络的中药复方，同时用云南昆明昆药集团研制的三七制剂，注射用血塞通冻干针400mg加入0.9%氯化钠注射液中滴注，经21天为1个疗程的2个疗程（中间曾休息7天），患者重见光明，恢复工作直至退休，随访至今，仅有2~3次视网膜少量出血，经滴注血塞通针剂迅速恢复。另一朱姓患者，3次失明，经同一方法治疗3次复明。另一个患者忘其姓氏，失明，复明情况相同，治疗亦大致相同。

糖尿病患者合并脑梗死的发病率约是同年龄组人群的2倍以上，且具有多灶性梗死和复发概率高的特点，我们采用涤痰开窍、息风通络为主的复方中药治疗，同时用血塞通针剂400mg/d静脉滴注，由我们内分泌科徐佩英总结40例，发表于《辽宁中医杂志》[2001, 28（4）: 38]。肥胖病患者往往向心性肥胖，又因伴随而来的高胰岛素血症、高脂血症和血液黏稠度增高的特点，所以我在运用健脾化湿、豁气涤痰、疏瘀化浊等复方多法的总纲之中，每每掺入三七、蒲黄、茜草、藕节等双向调节凝血的药物，使疗效更进一步提高。

蒲　黄

蒲黄为香蒲科植物水烛香蒲、东方香蒲的花粉。

蒲黄首载于《神农本草经》，列上品，味甘，平，主心、腹、膀胱寒热，利小便，止血，消瘀血。久服轻身，益气力。《别录》：蒲萼，以涩肠止血殊功，止泻血及血痢。隋代甄权《药性论》：通经脉，止女子崩中不住，痢血及鼻衄，尿血，利水道。五代《日华子本草》：止仆损血闷，排脓疮疖，妇人带下，月候不匀，血气心腹痛，妊孕人下血堕胎，血晕，血癥，儿枕急痛，小便不通，肠风下血，游风肿毒，鼻洪，吐血，下乳，止泄精，血痢。此即是蒲上黄花。入药要破血消肿即生使，要补血止血即炒用。蒲黄筛下后有赤滓，名为萼，炒用，甚涩肠止泻血及血痢。宋代《图经本草》：蒲黄，生河东池泽，香蒲，蒲黄苗也，生南海池泽，今处处有之，而泰州者为良。春时生嫩叶，未出水时，红白色茸茸然。《周礼》以为菹，谓其始生……至夏抽梗于丛叶中，花抱梗端，如武士棒杵，故俚俗谓蒲槌……蒲黄，即花中蕊屑也。细若金粉，当欲开时，有取之。蒲黄之用，最早见于《金匮要略·消渴小便不利淋病脉证并治》，小便不利，蒲灰散主之。蒲灰散方：蒲黄七分，滑石三分。上二味，杵为散，饮服方寸匕，日三服。唐《千金方》治重舌，舌上生疮，涎出，以蒲黄敷之，三四日良。《肘后方》治肠痔，每大便带血水，服蒲黄方寸匕，日三服。《梅师方》治产后血不下，蒲黄三两，水三升，煎取一升，顿服。《简要济众》治吐血、唾血，蒲黄一两，捣为散，每服三钱，温酒或冷水调，妙。又方：治小儿吐血不止，蒲黄细研，每服半钱，用生地汁调下，量儿大小，加减用之。《子母秘录》治日月未足而欲产者，蒲黄如枣许大，以井花水服。又方治脱肛肠出，蒲黄和猪脂敷上，日三五度。《杨氏产乳》疗母劳热胎动下血烦躁，蒲黄根绞汁，服一二升。《产宝》治产后下血，虚羸迨死，蒲黄二两，水二升，煎取八合，顿服。又方治产后妒乳并痈肿。蒲黄草熟杵，敷肿上，日二度易之。并煎叶汁饮之亦佳，食之亦得，并瘥。催生：蒲黄、地龙、橘皮等分，地龙洗去土，于新瓦上焙令微黄，各为末，三处贴之。如经日不产，各抄一钱匕，新汲水调服，立产。此常用之，甚妙。

蒲黄之用，可见于宋代《太平惠民和剂局方》之失笑散，治产后恶露不净，瘀血凝结之经行腹痛，经色紫黑，夹杂血块。余早年曾用生蒲黄外敷，内服治疗重舌，效如响应。以后引申以治复发性口腔溃疡，颇能应手。回忆在仁济医院工作时，代儿科前辈俞乃安医师公休，见到他治小儿血尿，每用白薇、生蒲黄、茅根、黑大豆。后在中医科会议间隙，求教于俞师。俞告我，白薇、茅根凉血清营，蒲黄凉血止血，黑大豆补肾平肝解毒。自此以后，从俞师之教，治急慢性肾小球肾炎，屡用屡验。自涉足糖尿病领域，发现糖尿病中后期患者，血液黏稠度升高，余每以生熟蒲黄同用，屡有效验，部分血糖控制不佳之病例，于辨证治方中，参入生炒蒲黄、三七等双向调节凝血之品，颇见起色。糖尿病致微血管病变视网膜出血的病例，用生炒蒲黄效如桴鼓。肥胖病患者伴高脂血症的病例，每有血液黏稠度增高，应用生炒蒲黄的机会更多，效用亦显。

蓬　莪　术

《中华人民共和国药典》记载的莪术为姜科植物蓬莪术、广西莪术或温郁金的根。

莪术始载于隋代甄权《药性论》：蓬莪术，亦可单用，能治女了血气心痛，破痃癖冷气，以酒、醋摩服，效。五代《日华子本草》：得酒醋良。治一切气，开胃消食，通月经，消瘀血，止仆损痛，下血，及内损恶血等，此即是南中姜黄根也。宋代《图经本草》：蓬莪术，生于西戎及广南诸州，今江浙或有之。三月生苗，在田野中。其茎如钱大，高二三尺。叶青白色，长一二尺，大五寸以来，颇类襄荷。五月有花作穗，黄色，头微紫。根如生姜，而茂在根下，似鸡鸭卵，大小不常。九月采，削去粗皮，蒸熟暴干用。此物极坚硬难捣，治用时，热灰火中煨令透熟，乘热入臼中，捣之即碎如粉。古方不见用者。今医家治积聚诸气，最为要药。与京三棱同用之良，妇人药中亦多使。

《现代实用本草》依《图经本草》描述及图形，温州莪术谅为今日之温郁金。《唐本草》姜黄、莪术不分，称莪术为蒁药，列入姜黄条中，而其所记之姜黄，叶、根均似郁金，花春生于根，与苗并出……根有黄、赤、白三色，在我国姜黄属植物根具黄、赤、白三色者，则只有蓬莪术相符，其形态、产地及描述与《图经》所附的端州莪术相似；《图经》所附的宣州姜黄，则与广西莪术相近。莪术品种的澄清，有利于今后的研究和疗效总结，至关重要。

莪术之广泛使用，始于宋代而盛行于元代。宋代《太平圣惠方》中，于腹胀诸方中，好用半夏、橘皮、厚朴、桂心、大腹皮、槟榔等味，尤其以槟榔为最；治腹痛诸方中，有青橘皮散方，青橘皮一两（汤浸，去白瓤，焙），蓬莪术三分，附子一两（炮裂，去皮脐），桂心一两，高良姜一两（锉），当归一两（锉，微炒）。上件药捣细罗为散，不计时候，以热酒调下一钱，治腹痛不可忍，汗出，不能食。腹痛至汗出不可忍，可见其痛势之剧烈，已不难想见。方中附子、桂心各一两，则其腹痛因寒而起，昭然若揭；青皮、当归各一两，寒主收引，势已造成气血凝涩之恶果，故痛势之剧烈如斯。莪术仅三椒之重，轻如鸿毛，仅作调畅气血之导引耳。治腹痛不止方中，药只桂心、蓬莪术两味，而莪术之用量，仅桂心之半，可见其腹痛，因寒凝气滞而起。治胸胁诸痛方中，桃仁丸方：桃仁一两（汤浸，去皮尖、双仁，麸炒微黄），当归一两（锉，微炒），赤芍药一两，诃黎勒一两（煨，用皮），桂心一两，蓬莪术一两，青橘皮二两（汤浸，去白瓤，焙），槟榔二两。上件药捣罗为末，炼蜜和捣三二百杵，丸如梧桐子大，不计时候，以温酒下二十丸。治胃胁气连心疼者不可忍。从方药论，旨在和营畅气消积。

元代莪术之用，远较宋代广泛。许国祯《御药院方》中，既有畅气消积之木香塌气丸、木香三棱丸，又有健运脾土与调畅气机标本兼顾之木香分气丸，更有熔调畅气机、悦脾柔肝于一炉冶的蓬莪术丹。

莪术之用，以我自己之实践，始于调经和乳房小叶增生、纤维瘤等疾病，颇称得手，继而治肝硬化，早期常用玄参、鳖甲、牡蛎、玉竹、杞子等柔肝软坚药物与莪术、桃仁、红花、八月札、佛手等为伍，晚期则与干蟾皮、水红花子、半边莲、鸡内金等相配，效用显著。

涉足糖尿病、肥胖病以来，余发现郁金、姜黄、莪术，不仅科属相近，生药形状酷似蘘荷，而且三药联袂而用，其降脂、减重之效，十分明显，是以在辨证论治、复方多法方中，每每参互其间。

姜 黄

《中华人民共和国药典》记载姜黄，为姜科植物姜黄的根茎。

姜黄始载于唐代《新修本草》：味辛苦，大寒无毒。主心腹结积，疰忤，下气破血，除风热，消痈肿，功力烈于郁金。《新修本草·图经》：姜黄叶、根都似郁金，花春生于根，与苗并出，夏花烂，无子。根有黄、青、白三色，其作之法，与郁金同尔。西戎人谓之蒁药，其味辛少苦多，与郁金同，惟花生异尔。宋代唐慎微《证类本草》：郁金、姜黄、蒁药三物相近，苏敬不细辨，所说乃如一物。并引唐代陈藏器《本草拾遗·解纷》：蒁味苦，色青；姜黄味辛，温，色黄；郁金味苦，寒，色赤，主马热病。三物不同，所用全别，言真意切。《日华子本草》：姜黄，热，无毒。止暴风痛冷气，下食。海南生者即名蓬莪术，江南生者即为姜黄。《本草纲目》李时珍：姜黄、郁金、蒁药，形状功用相近，但郁金入心治血；姜黄则入脾，兼治气；蒁药则入肝，兼治气中之血，为不同尔。

综上所述，陈藏器以药材形状分，得其真貌；时珍从药品性能分，眉目清楚。二者结合，把握材质、性能，庶无背谬混淆矣。如能掌握莪术味苦而色青白，入肝经而能治气中之血；姜黄味辛，温而色黄，兼入脾经而善治气病；郁金味苦，寒，外黄内赤，入心经而治血，则亭识分铢矣。

姜黄之用，始见于宋代《太平惠民和剂局方》人参木香丸方：木香（不见火）、青皮（不去白）各二斤，姜黄、麦蘗（去土，炒香）各五斤，甘草（锉，炒）十一斤，蓬莪术（刷洗，盐炒）十一斤。为末，每服一钱，沸汤点服，不计时候。治胸膈痞塞，心腹刺痛，胁肋胀满，饮食减少，噫气，呕逆噎闷等一切气病。明代则见于《证治准绳》治产乳余疾。一方名姜黄散·姜黄、白芍各二钱，玄胡、丹皮、当归各一钱五分，莪术、红花、桂心、川芎各一钱。清水二钟，酒半钟，煎至一钟。不拘时服。治妇人血脏久冷，月经不调，脐腹刺痛。一方名姜黄丸：姜黄、当归、熟地黄、牡丹皮、厚朴、桂心、川芎、续断、桃仁、白术各一两，赤芍、木香各七钱五分，羚羊角粉二钱五分。共研细末，炼蜜为丸，如梧桐子大，每服三十丸，食前温酒送下。治产后虚乏不足，心胸短气，腹内拘急，腹背疼痛，应是顾标及本之法。

至清代温热学派崛起，姜黄之用，则涉足瘟疫。清代郭右陶《痧胀玉衡》载沉香丸方：沉香、槟榔、姜黄各五钱，莱菔子、枳实、厚朴各七钱，三棱、莪术、陈皮、天仙子各六钱，白豆蔻、乌药各一钱，木香五钱。为末，水洗为丸，绿豆大，每服三十丸，砂仁煎汤，稍冷送下。治痧气急，胸腹胀痛，迷蒙昏沉。

溯流寻源，姜科植物中，最早见诸本草书籍者，当是蘘荷，始载于《名医别录》，列中品，湿草类野生多年生草本，高二尺，叶尖长，极类姜叶，夏月开花，花被大小不等，色淡黄，自地下茎而生，性喜湿，生木下者尤美，根气味辛、温，有小毒。唐代孙思邈方：辛，微温，涩，无毒，一名嘉草，主中蛊及疟，捣汁服。《别录》：溪毒，沙虱，蛇毒。弘景：根心主稻、麦芒入目中不出，以汁滴目即出。苏敬：赤眼涩痛，捣汁点之。唐《外台秘要》引《古今录验》襄荷汤：襄荷根、犀角屑（现为禁用品，用水牛角代）、地榆、桔梗各二分，水二升，煮取九合，去滓，服一合，至再服。主治小儿蛊毒血痢。宋《圣济总录》襄荷根汤：襄荷根二两，一味细锉，分为三份，以水二盏，煎三五沸，去滓，热含令吐。主治口疮。宋《太平圣惠方》襄荷根汤：败鼓皮三寸（炙微焦），苦参一两（锉），襄荷根一两。分为四服。每服以水一大盏，煎至五分，去滓温服。不拘时候，每日二次。可见唐宋两代，襄荷已被广泛取用，惜近代已极少使用，有负佳药。

余受《灵枢·逆顺肥瘦》肥人"其血黑以浊，其气涩以迟"经文启示，诊治肥胖病、代谢综合征患者高胰岛素血症、高脂血症、高尿酸血症、血液黏稠度增高时，每取姜科植物中，形态类似襄荷之姜黄、郁金、莪术三药相伍为用，取其流畅气机、疏瘀化浊之用，复入运脾化湿、豳气涤痰方中，颇有效验。借鉴药化药理报道：姜黄含有姜黄素类化合物和挥发油两大主要成分，姜黄素类化合物有姜黄素、脱甲基姜黄素、双脱甲氧基姜黄素，挥发油组分有 α- 蒎烯、β- 蒎烯、柠檬烯、桉叶素等。姜黄煎剂、浸剂，姜黄素或其钠盐有利胆作用，能增加犬的胆汁分泌；姜黄醇提取物对麻醉犬有降压作用，姜黄 50% 乙醇溶液提取物在四氯化碳引起肝损伤小鼠及四氯化碳中毒的大鼠体内显示强大的抗肝毒活性；姜黄色素对大鼠血清、主动脉和肝脏的胆固醇和甘油三酯含量有明显抑制作用。这些实验结果对临床研究无疑是有益的启示。

郁　　金

《中华人民共和国药典》记载的郁金，为姜科植物温郁金、姜黄、广西莪术或蓬莪术的块根。前两种分别称"温郁金"和"黄丝郁金"；后两种习称"桂郁金"与"绿丝郁金"。

郁金始载于唐代《新修本草》，书中含《新修本草·图经》七卷。《图经》言郁金苗似姜黄，花白红，末秋出茎心而无实，根黄赤，取四畔子根，去皮，火干之，生蜀地及西戎。《现代实用本草》考察：温郁金主产浙江瑞安已有百年栽培历史，由于适宜的土壤和气候，使产品量高质优，成为郁金的上乘药材。黄丝郁金主产四川，其块根入地深，采挖费时，药农只挖其根茎作姜黄用，而将块根弃留地下，但其为历史正宗产品，且色泽金黄，质量也好，但其产量仅占川郁金的30%，殊为可惜。绿丝郁金主产四川，品质稍逊，但产量占川产郁金的60%~70%。李时珍言郁金有二：郁金香用花，郁金用根，其苗如姜，其根大小如指头，长者寸许，体圆有横纹如蝉腹状，外黄内赤。人以浸水染色，亦微有香气，识得此药庐山真面目。

元代朱震亨发明郁金性味功用，言真意切：郁金属火，属土与水，其性轻扬上行，治吐血衄血，唾血血腥，及经脉逆行，并宜郁金末加韭汁、姜汁、童尿同服，其血自清。痰中带血者，加竹沥。又鼻血上行者，郁金、韭汁加四物汤服之。余意四物汤中，宜重用地、芍，归、芎量宜轻，恐辛温之味，动血耗血耳。郁金之用，见于明代吴崑《医方考》引宋代许叔微《本事方》之白金丸：白矾三两，郁金七两（须四川蝉腹者为真）。上为末，米糊为丸，每服五十丸，水送下。主治忧郁日久，痰涎阻塞包络，狂颠失心；一切痫病，久治不愈；并治喉风乳蛾。许叔微言昔有一妇人，癫狂失心，数年不愈，后遇至人授此方，初服觉心胸有物脱去，神气洒然，再服顿愈。此病因忧郁得之，痰涎蒙蔽包络心窍，此方能去郁痰。吴崑谓：白矾咸寒，可以软顽痰；郁金苦辛，可以开结气。

《温病全书》菖蒲郁金汤：石菖蒲、炒栀子、鲜竹叶、牡丹皮各三钱，郁金、连翘、灯心各二钱，木通一钱半，竹沥五钱（冲），玉枢丹五分（冲），水煎服。一方无木通、灯心，有菊花、牛蒡子、滑石、生姜汁。主治：伏邪风温，辛凉发汗后，表邪虽解，暂时热退身凉，而胸腹之热不除,继则灼热自汗,烦躁不寐,神志时昏时清,夜多谵语,脉数舌绛,四肢厥而脉濡者。程师门雪谓:此方治痰浊蒙蔽心包,与热入心包者有间焉。辨证关键在舌苔黄垢腻和身热不扬,治宜涤痰开窍,方用菖蒲郁金汤化裁。菖蒲配郁金,芳香开窍;竹沥、姜汁豁痰开窍,力嫌单薄,应增入胆星、竺黄,以增药力;金银花、连翘清温解毒;竹叶、滑石渗利湿热;丹皮、山栀清火凉营。玉枢丹泄化痰水,芳香通神,却邪解毒,如用之不应,热重者易至宝丹,湿重者易白金丸。

清代《通俗伤寒论》中载玳瑁郁金汤一方:玳瑁、木通各一钱,生栀子三钱,竹沥二瓢(冲),生姜三滴(冲),郁金、连翘(不去心)、牡丹皮各二钱,鲜石菖蒲汁二小匙(冲),紫金丹三分(烊冲)。主治邪热内陷心包,煎液为痰,蒙蔽心窍,甚至昏蒙,妄言妄见,咯痰不爽,心烦躁扰。舌绛而干,脉弦而数。可见郁金之用,始于宋代,至晚清,用愈繁而效益显。

余早年用治暑温热入心包,急黄邪入手、足厥阴,痉厥动风,每与菖蒲、远志为伍,效大力宏。近20年来,用治糖尿病伴高血压、肥胖病患者,中年以后,每易并发脑梗死,以多灶性梗死、复发率高为特征。中医称为痫痱,视为风痰乘窍窈络,以涤痰开窍、息风通络为则,方取涤痰汤、导痰汤、增损三甲散等加减出入为主,郁金为必用之药,且每与石菖蒲、泡远志配伍,效可立见,尤以发病72小时以内者,功效尤为显著。

鹿 衔 草

《中华人民共和国药典》收载的鹿衔草为鹿蹄草科植物鹿蹄草的干燥全草,始载《神农本草经》,列中品,名薇衔,一名麋衔,味苦,性平,入足阳明、厥阴、少阴经,气薄味厚,阴中之阳,主降,主升。《本经》:主风湿痹,历节痛,惊痫吐舌……鼠瘘,痈肿。《别录》:暴癥,逐水，疗痿蹶。唐《新修本草》苏敬谨案：此草丛生，似芜蔚及白头翁。其叶有毛，茎赤，疗贼风大效，南人谓之吴风草，一名鹿衔草。鹿衔草之用，最早见于《黄帝内经》麋衔白术泽泻汤，用泽泻、白术各十分，麋衔五分，合以三指撮，为后饭。治饮酒当风，汗出如浴。

余早年用治慢性肾小球肾炎蛋白尿有效，并能延长氮质血症期。1994年至今，与《证治准绳》清热渗湿汤复合为用，以治2型糖尿病之湿热蕴阻型病例，效果显著。近20年来，酗酒之风愈演愈烈，茅台、五粮液等高浓度酒尤为酒客所钟爱，大江以北此风尤为盛行。肥胖病、代谢综合征患者，90%以上喜杯中物。唐代孙思邈《备急千金要方》中曾有精辟论述："大寒凝海而酒不冻……木石犹且焦枯，在人何能不渴。"余承《黄帝内经》"酒客汗出当风，漏汗不止"之旨，对肥胖病、代谢综合征患者湿热壅盛或痰火蕴结者，取麋衔白术泽泻汤方，量病之轻重浅深，而与清热渗湿汤、《医原》加味二陈汤、缪氏资生丸等方复合为用，辄能应手，以其最能运脾化湿、驱风、补肾故尔。

茜草（蒨茹）

《中华人民共和国药典》收载茜草（蒨茹）为茜草科植物茜草的根茎。蒨茹首载于《神农本草经》，列下品，味苦寒，无毒，主寒湿风痹，黄疸，补中。《别录》：止血，内崩下血，膀胱不足，痿蹶，蛊毒。唐《新修本草》作蔺茹，味辛酸，微寒，主蚀恶肉，败疮死肌，杀疥虫，排脓恶血，除大风热，善忘不乐。《别录》：去热痹，破癥瘕，除瘜肉。《政和本草》载陈藏器云：茜根，主蛊，煮汁服之，今之染绛者，字亦作茜。《周礼》：除蛊毒，以嘉草攻之。嘉草，襄荷与茜，主蛊为最也。

陆机《草木疏》：茹藘，茅蒐，茜草也。齐人谓之茜，徐州人谓之牛蔓。二月三月采根，暴干。今圃人或作畦种莳，故《货殖传》云：

厄茜千石，亦比千乘之家，言地利之厚也。医家治蛊毒尤胜。《日华子本草》：味醋，止鼻洪，带下，产后血晕，乳结，月经不止，肠风，痔瘘，排脓，治疮疖，泄精，尿血，仆损瘀血，酒煎服，杀蛊毒。入药锉炒用。

蘆茹之用，最早见于《素问·腹中论》："帝曰：有病胸胁支满者，妨于食，病至则先闻腥臊臭，出清液，先唾血，四支清，目眩，时时前后血，病名为何？何以得之？岐伯曰：病名血枯，此得之年少时，有所大脱血。若醉入房中，气竭肝伤，故月事衰少不来也。帝曰：治之奈何？复以何术？岐伯曰：以四乌鲗骨一蘆茹二物并合之，丸以雀卵，大小如豆，以五丸为后饭，饮以鲍鱼汁，利肠中及伤肝也。"

以余 50 余年临床经验，此方既能治血枯经闭，又能治崩中下血，以茜草配乌贼骨、雀卵、鲍鱼汁，味腥气秽之品，同气相求，确能调摄冲任，经方圣法，固非寻常方剂可以比拟。就我近 20 年来的亲身实践，治疗糖尿病视网膜大量出血，激光光凝治疗后再次大量出血，右眼视网膜出血伴玻璃体积血手术失败，造成暴盲的患者，用《本事方》珍珠母丸方，添加茜草、炒蒲黄、藕节炭、三七等味，同时静脉滴注血塞通 400mg/500ml 生理盐水，经过 42 天治疗，使患者视力恢复，能胜任原来工作。另有三人，七八次的临床实践而重见光明。同样我用糜衔白术泽泻汤，加入黄芪、山药、菟丝子、白扁豆、黑大豆、三七粉、茜草、炒蒲黄、藕节炭、茅根等味，治疗糖尿病肾病微量蛋白尿，疗效显著。肾病的病例数，远较眼病为多。

以我们实践观察：茜草、炒蒲黄、藕节炭、三七等中药，确有双向调节凝血的作用，是中医的优势。同样，我们用增损三甲散、涤痰汤复合，加三七粉、炒蒲黄、藕节炭、茜草等味，治疗肥胖病、糖尿病患者发生多灶性脑梗死，而获显著疗效。再者，肥胖病中老年患者心肌离心性肥厚，患者出现行动后气急证候，我们用生脉饮、坎炁潜龙汤时，加入三七、茜草、藕节、炒蒲黄等双向调节药物，较之单用生脉饮、坎炁潜龙汤的病例，效果会更好。

玉竹（萎蕤）

《中华人民共和国药典》收载为百合科植物玉竹的干燥根茎。萎蕤始载于《神农本草经》，列为上品，味甘、平，无毒。主中风暴热，不能动摇，跌筋结肉，诸不足，久服去面䵟，好颜色，润泽，轻身，不老。《别录》：名玉竹。主心腹结气，虚热，湿毒，腰痛，茎中寒，及目痛眦烂泪出。《日华子本草》：除烦热，止渴，润心肺，补五劳七伤虚损，腰脚疼痛，天行狂热。萎蕤之用，首见于唐代《备急千金要方》中，名萎蕤汤。方中萎蕤与麻杏甘石汤复合，治风温自汗身重及冬温发热咳嗽。清代《张氏医通》言其乃仲景麻黄升麻汤之变方，深得其立方之主旨。石顽但师其意，立加减萎蕤汤方：用连须葱白、淡豆豉、生玉竹、东白薇、薄荷叶、青木香、桔梗、甘草为方。用治三时风热，咳嗽咽喉疼痛。今人用治素体阴虚，感受风热邪毒，咳嗽，咽痛发热者，以为滋阴发汗之范例，更切临床实用。

余于 1982—1997 年供职于上海第九人民医院时，为病毒性心肌炎研究门诊之需，经反复实践揣摩，创珠玉紫薇汤一方：取珠儿参、肥玉竹、东白薇、杭白芍、紫草、蒲公英、僵蚕、马勃、玄参等味，用治病毒性心肌炎，后经上海市中医药大学讲师提高班学员徐童欣总结 38 例，发表于《浙江中医杂志》。近 20 余年来，用治糖尿病阴虚燥热型，屡建殊功。肥胖病、代谢综合征患者心脏功能受损而出现心悸气促者，于坎炁潜龙汤中，加玉竹 30g，每收良效。实验研究报道：玉竹多糖确有降糖效应；玉竹所含铃兰苷确有强心作用。另有报道：玉竹有降低血脂和保护动脉粥样硬化斑块脱落之作用。

地　黄

《中华人民共和国药典》收载之地黄为玄参科植物地黄的块根。地黄始载于《神农本草经》称为干地黄,列为上品。自明代至今,认为河南怀庆府所产质量为最。清代《本草从新》:地黄以怀庆肥大而短,糯体细皮菊花心者佳。干地黄味甘,寒,主折跌,绝筋,伤中,逐血痹,填骨髓,长肌肉。作汤除寒热积聚,除痹生者尤良。《别录》:主男子五劳七伤,女子伤中,胞漏,下血,破恶血,溺血……饱力断绝,补五脏内伤不足,通血脉,益气力,利耳目。

《别录》:生地黄大寒,主妇人崩中血不止及产后血上薄心闷绝,伤身胎动下血,胎不落,堕坠跞折,瘀血,留血,衄鼻,吐血,皆捣饮之。此即今人所用之鲜生地也,《千金方》黄连丸中黄连锉为末,浸地黄汁中,曝晒令干,复以地黄汁中浸之,如此反复浸渍曝晒者,即此也。犀角地黄汤中与犀角(现为禁用品,用水牛角代)相伍者,亦此也。今人用治咯血、吐血、衄血不止者,即赖此方也。凡病温热暑湿而过气入营,夜甚不寐,斑点隐隐,甚或壮热神昏谵妄者,舌红绛无苔者,亦赖此方也。

余曾于20世纪80年代,治一暑温(流行性乙型脑炎)顾姓患者,壮热不退,神昏不语,痉厥动风,用羚麻白虎汤、犀角地黄汤复合,加大青叶、紫草、紫雪丹鼻饲,次日热退神清。又感染性热病,耗津伤液,舌红绛无苔者,屡屡用鲜生地、玄参、麦冬为伍,名增液汤,效可立见。

干地黄经蒸曝者,谓之熟地黄。其制之法,以生地黄去皮,瓷锅上柳木甑蒸之,推晒全干,拌酒再蒸,如此九度,谓之九蒸九曝,甘味不变复性成温,肾气丸、六味地黄丸、左归丸中所用者,即此也。干地黄之用,首见于汉代张仲景《伤寒论》之炙甘草汤,治伤寒,脉结代,心动悸;《金匮要略》之百合地黄汤,用治烦热溲赤之百合病。

余曾用炙甘草汤治异位搏动性期前收缩 20 例，效用确切。曾有《心律失常辨治八法——附 60 例疗效分析》一文，发表于《浙江中医杂志》。炙甘草汤同样适用于糖尿病、肥胖病之心律失常者，只是肥胖病患者，每夹有痰湿或痰火者，须与加味二陈或温胆汤同用，始能得手。实验研究报道，地黄含梓醇、地黄素，其降糖之活性成分为梓醇，干地黄之作用，较熟地黄为优，须以怀庆产者为上。地黄素为其强心的活性成分。

黄 芪

《中华人民共和国药典》收载的黄芪为豆科植物蒙古黄芪、膜荚黄芪的根，始载于《神农本草经》，列为上品。主痈疽久败疮，排脓止痛，大风癞疾，五痔鼠瘘，补虚，小儿百病。《别录》：妇人子脏风邪气，逐五脏间恶血，补丈夫虚损，五劳羸瘦，止渴……益气，利阴气。味甘微温平缓，气之厚者，纯阳，入手太阴经，兼入足太阴经气分。《日华子本草》：助气，壮筋骨。长肉，补血，破癥癖，瘰疬瘿赘，肠风，血崩带下，赤白痢，产前后一切病，月候不匀，消渴，痰嗽……药中补益，呼为羊肉。

黄芪之用，最早见于汉代《金匮要略》之黄芪防己汤：防己一两，甘草半两，炙白术七钱半，黄芪一两。一见于痉湿暍病篇，治风湿脉浮身重，汗出恶风者主之；一见于水气病篇，治风水脉浮身重，汗出恶风者主之。

余早年曾治肾病型慢性肾小球肾炎，大量蛋白尿，低蛋白血症，久治不愈。问难于先师陈道隆老师，师教以大剂黄芪、党参鼓舞中气。从师之教，付诸实践，果不其然，大剂参、芪服后，患者尿中蛋白渐次减少，血中蛋白、白蛋白逐渐升高，至今仍沿用不衰。

唐、宋两代，《备急千金要方》《外台秘要》《太平惠民和剂局方》中，用治消渴病气阴两虚者屡屡见之。如《备急千金要方》之茯神丸：用茯神、黄芪、栝蒌根、麦门冬、人参、甘草、黄连、知母、干地黄、石膏、菟丝子、肉苁蓉等十二味，末之，以牛胆三合，和蜜如梧桐子大，以茅根汁服三十丸，日二服，渐加至五十丸。主治消渴口干少津，消谷善饥，神疲自汗，多饮，多尿。应是复方多法之先声。唐《外台秘要》之黄芪汤方：黄芪三两，茯苓三两，麦冬三两（去心），生地黄五两，天花粉三两（炙），炙甘草三两。上六味，以水八斗，煮取二升半，分三服，日服一剂，服十剂讫，服丸药（即《备急千金要方》之茯神丸）。应是黄芪作主药，治消渴病倦怠无力、口渴多饮的最早实践记录。

宋代黎民寿《简易方》之地黄饮子：人参（去芦）、生干地黄（洗）、熟地黄（洗）、黄芪（蜜炙）、天门冬（去心）、麦门冬（去心）、枳壳（去瓤）、石斛（去根、炒）、枇杷叶（去毛、炒）、泽泻、甘草（炙）各等分，上药研末，每服二钱，水一盏，煎至六分，食后临卧温服。治消渴阳明蕴热，气阴耗伤，口渴烦热，神疲自汗。宋《太平惠民和剂局方》清心莲子饮：黄芩、麦冬（去心）、地骨皮、车前子、甘草（炙）各半两，石莲肉（去心）、白茯苓、黄芪（蜜炙）、人参各七钱半。上药锉为末，每服三钱，麦门冬十粒，水一盏半，立服八分，去滓，水中沉冷，空心食前服。治酒色过劳，上盛下虚，心火上炎，肺金受克，口干舌燥，渐成消渴。

于此可见，唐宋两代，对消渴病之治疗，已奠定了辨证论治的基础，无论虚证实证，均重用黄芪，与实验研究黄芪多糖有双向调节血糖的报道，正相吻合。《简易方》之地黄饮子，于益气养心之中，又寓清化湿热之用，乃复方多法之先例。余曾用此方治疗 2 型糖尿病 72 例，疗程 3 个月，临床缓解 7 例，显效 6 例，有效 45 例，无效 13 例，总有效率 81.68%。

近 10 年来，无论门诊、病房，肥胖病患者人数激增。肥胖者乃本虚标实之证，其本属心脾两虚，其标多见湿、痰、瘀、浊夹杂，病者多有行动迟缓，动则自汗喘息等证候，舌胖白、边有齿痕，脉虚弱无力等气虚不足表现。黄芪为必用之品，玉屏风散、当归补血汤、归脾汤等最为常用。代谢综合征患者，常伴随高胰岛素血症，胰岛素抵抗而出现低血糖症状，面对这类特殊人群，经过临床实践的探索积累，使用黄芪、玉竹、黄精等中药，可以减少或避免低血糖的发生。

半　夏

《中华人民共和国药典》收载的半夏，为天南星科植物半夏的根茎，始载于《神农本草经》，列为下品，味辛性平微寒，熟温，有毒。《本经》：……主心下坚，下气，喉咽肿痛，头眩，胸胀，咳逆。《别录》：消心腹胸中膈痰……咳嗽上气，心下急痛坚痞，时气呕逆。初采得当以灰裹二日却，用汤泡十遍沥出，去滑令尽，生姜汁制之，不尔戟人咽喉。隋代甄权《药性论》：消痰涎，去胸中痰满，下肺气，除咳。五代《日华子本草》：治吐食反胃，霍乱转筋，肠腹冷及痰疟。

半夏之用，最早见于《黄帝内经》之半夏秫米汤，方用半夏五合，秫米一升。其汤方以流水千里以外者八升，扬之万遍，取其清者五升煮之，炊以苇薪火，沸置秫米一升，治半夏五合，徐炊，令竭为一升半，去其滓，饮汁一小杯，日三稍益，以知为度。故其病新发者，覆杯则卧，汗出则已矣。久者三饮而已也。治客邪犯胃，痰湿中阻，妨碍阴阳交通之机，阳不入阴，阳盛而阴虚，故目不瞑。半夏辛温，足太阴阳明药也，利窍和胃而通阴阳，故用以为君；秫米味甘性微寒，入手太阴、足阳明经，养肺阴而益脾胃；一主辛温而燥，一主甘寒而润，二者相辅相成，以为和胃宁神、交通阴阳之用。

今人事多心烦，思如辘转，颇多寐艰易醒之证，患肥胖病而有痰火亢盛见症，舌边尖红，苔黄腻而脉形滑数者，尤为如此。余从陈道隆先生之教，以半夏秫米汤、交泰丸复合为用，以治无任何因由，自觉一股热气上升之不寐证，屡用屡效。汉代《伤寒论》中有小陷胸汤一方：黄连、半夏、栝蒌皮。治邪热内陷脉络，止在心下，按之痛。《金匮要略》载栝蒌薤白半夏汤：薤白、半夏、栝蒌皮。以治痰浊痹阻胸阳之胸痹证。二方中仅黄连、薤白一味之易，而旌旗色变，经方法度严谨如此，令人心折。自入中医门径50余年，凡遇痰浊留踞胸膈，阳失旷达而见胸膺窒闷，舌胖大而有齿痕，苔白腻多涎，脉形濡滑或沉弦者，用栝蒌薤白半夏汤、《医原》加味二陈汤，得心应手；若舌边尖红，苔腻而少津润，脉弦滑动数者，则用小陷胸汤、黄连温胆汤取效亦捷。盖色脉不同，症因有异，而用方亦判然有别焉。中医辨证论治之奥妙在此，令人信服！

《金匮要略》治停饮呕吐，心下痞，心悸头眩方，小半夏加茯苓汤：半夏一升，茯苓三两，生姜半斤，水煎，分二次服。唐《备急千金要方》取《金匮》小半夏加茯苓汤、橘皮竹茹汤加减而成温胆汤：半夏（沥洗）、枳实（麸炒）、竹茹各一两，橘皮一两五钱（去白），甘草四钱（炙），白茯苓七钱（锉散），每服一钱至四钱，清水一盏半，加生姜五六片（切），大枣一枚，煎至七分，食前热服，治热呕吐苦，虚烦，惊悸不眠，痰气上逆。已成定律。再加黄连一味，名黄连温胆汤，治心境烦愁，疑虑恐怖，坐立不安之不寐证，如辨证确切，效可立见。余用以胆治心方法，治舌边尖红、苔黄腻、脉弦滑动数之室上性心动过速或脉三五不匀、涩涩不调之阵发性心房颤动，疗效确切。

宋《太平惠民和剂局方》二陈汤：半夏（汤洗七次）、橘红各五两，白茯苓三两，甘草（炙）一两半。上为㕮咀，每服四钱，用水一盏，生姜七片，乌梅一个，同煎六分，去滓，热服，不拘时候。治痰饮为患，或呕吐恶，或头眩心悸，或中脘不快。余视此方为治湿郁痰凝之祖方。宋《济生方》中，加陈胆星（炮，去皮）、枳实（去瓤，麸炒）各一两，名导痰汤，治一切痰厥，头目眩晕，或痰饮，留食不散，胸膈痞塞，胁肋胀满，头痛吐逆，喘急痰嗽，咳唾稠黏，坐卧不安，饮食少思。明《证治准绳》于温胆汤中加南星（姜制）二两半，石菖蒲、人参各一钱,名涤痰汤,治中风痰迷心窍,舌强不能言。清《医原》于二陈汤中,加白芥子八分,细辛三分,生苡仁六钱,飞滑石四钱,猪苓二钱,建泽泻二钱;先用丝通草三钱,煎汤代水;治湿郁痰滞,胸痞纳少,肩臂酸楚麻木。其加味变幻如此,应用亦广。

肥胖多湿,湿夹热生痰,热化火而生风,风痰乘窍窍络而病瘖痱之疾。肥胖病而合并高血压、糖尿病患者,极易发生多灶性脑梗死,余用增损三甲散、涤痰汤或导痰汤治疗,效用显著,发病当天或72小时以内者,取效更为迅捷。肥胖病患者随着病程的进展极易伴发离心性心肌肥厚,使心脏收缩功能减退,射血分数下降,患者出现活动后气急、出汗;肥胖病伴有高血压患者,同时发生向心性心肌肥厚,则心功能衰退更为显著,余用涤痰汤、坎炁潜龙汤复合为治,效果显著。

人　参

《中华人民共和国药典》收载的人参,为五加科植物人参的根。始载于《神农本草经》,列为上品,味甘、微寒。主补五脏,安精神,定魂魄,止惊悸,除邪气,明目,开心,益志。《别录》:微温,无毒……止消渴,通血脉……令人不忘,生上党山谷及辽东。《图经》:其苗初生小者,三四寸,一桠五叶,四五年后,生二桠五叶,未有花茎,至十年生三桠,年深者生四桠,四五叶相对生,中生一茎直上,俗名百尺杆,三四月有花,细小如粟,蕊如丝,紫白色,秋后结子,或七八枚,如大豆,生青熟红,自落,根如人形者有神。多生于深山中背阴近椴漆下湿润处。高丽人作人参赞曰:三桠五叶,背阳向阴,欲来求我,椴树相寻。盖椴树叶大荫广故也。相传欲试上党人参者,当使二人同走,一与人参含之,一不与,度走三五里许,其不含人参者必大喘,含者气息自如,其参乃真也。唐代李绛《兵部手集方》疗反胃呕吐无常,粥饮入口即吐,困弱无力垂死者,以上党人参二大两（拍破），水一大升，煮取四合，热顿服，日再，兼以人参汁煮粥与啖。

《伤寒论》治胸痹，心下痞坚，留气结胸，胸满胁下，逆气抢心。理中汤主之：人参、术、干姜、甘草各三两，四味以水八升，煮取三升，每服一升，日三；如脐上筑者，为肾气动，去术，加桂四两；吐多者，去术，加生姜三两；下多者，复其术，悸者加茯苓二两……服药后，如食顷，饮热粥一升许。微自温，勿发揭衣被。此方晋唐以后至宋，名医治心腹痛者，无不用之，或作汤，或蜜丸，或加减，皆奇效。《肘后方》治卒上气，喘急鸣息便欲绝，人参末服方寸匕，日五六服。《经验后方》治大人小儿不进乳食，和气去痰，人参四两，半夏一两，生姜汁熬一宿，曝干为末，面糊丸，如绿豆大，每服十丸，食后生姜汤下。《胜金方》治吐血，以人参一味为末，鸡子清投新汲水调下一钱服之。《灵苑方》治咳嗽上气，喘急，嗽血吐血，人参好者，捣为末，每服三钱匕，鸡子清调之，五更初服便睡，去枕仰卧，只一服愈。年深者再服，忌腥、咸、鲊、酱、面等……并勿过醉饱，将息佳。

人参之用，最早见于汉代《伤寒论》白虎加人参汤，治伤寒若吐若下后，七八日不解。热结在里，表里不俱热，时恶风，大渴，舌上干燥而烦，欲饮水数斗者；服桂枝汤大汗出后，大烦渴不解，脉洪大者；伤寒无大热，口渴，心烦，背微恶寒。详此三条，从症状言，重在心烦、口渴，以征候而论，则舌上干燥、脉洪大，最关紧要。此邪从热化，热盛津伤之确据也。又治伤寒误汗亡阳，身疼，脉沉迟者，用桂枝加芍药、生姜各一两，人参三两，新加汤主之。此处辨证着眼之关键，在脉沉迟。脉沉而迟，见于误汗之后，已为亡阳之眼目，误汗而津液耗伤，无以濡养筋骨，非伤寒脉浮紧而身疼之可比也，故仍以桂枝汤谐和营卫，加芍药之酸收，和营敛液，生姜以宣通卫阳，人参以培补耗散之真元，经方圣法，教人以规矩方圆。

《金匮要略》：太阳中热者，暍是也，汗出恶寒，身热口渴，白虎加人参汤主之。盖暑为火热之气，热盛故身热汗出口渴，暑热伤气，液为汗耗，其脉当濡，与热病之脉洪有别焉。白虎汤辛凉涤暑，原是正治，因暑伤元气，液为汗耗，故加人参三两扶元气而生津液。

《伤寒论》治寒之复气，邪从热化，劫烁营阴而症见脉结代、心动悸，用炙甘草汤以治。方中麦冬、生地、阿胶同用，旨在滋阴养血，人参却是益气扶元之重臣。余用治室性期前收缩之屡治不效者，三月见功；病之初起者，匝月而愈。详情见于麦冬一文。宋代许叔微《医方类聚》引严用和《济生方续编》之参附汤，人参半两，附子（炮，去皮、脐）一两，㕮咀，分三服，水二盏，加生姜十片，煎至八分，去滓，食前温服，主治元气大亏，阳气暴脱，汗出厥逆，喘促脉微。元代危亦林《世医得效方》：人参半两，附子（炮，去皮、脐）一两，龙骨五钱，牡蛎五钱。主治：阴阳俱竭，阳越于上，汗出肢冷，面色浮红。程师门雪谓：四逆汤方，乃为暴病危证而设，但重回阳救逆，与病久虚脱宜于温补者，用参附龙牡汤，用意不同焉。人参扶正，熟附回阳，即参附汤，更佐龙、牡以敛潜虚阳，为虚脱唯一方法。

明代《伤寒六书》回阳救急汤：黑附块三钱，紫瑶桂五分，别直参二钱，川姜二钱，湖广术一钱五分，辰茯苓三钱，姜半夏一钱，炒广皮八分，五味子八分，麝香三厘（冲），无脉者加猪胆汁一匙（冲）。主治三阴中寒，初病身不热，头不痛，恶寒战栗，四肢厥冷，引衣自盖，蜷卧沉重，腹痛吐泻，口中不渴，或指甲唇青，口吐涎沫，或无脉，或沉迟无力。清《医醇賸义》阴阳两救汤：熟地黄、菟丝子（盐水炒）各八钱，枸杞子四钱，附子、紫河车各三钱，人参、茯神各三钱，远志（甘草炒）、炮姜炭各一钱，水煎浓汁，频饮。人参既能补虚扶羸，又可救逆回阳，治心痛心悸、心源性休克等心脏疾患，又能治糖尿病合并高血压等疑难大病，非寻常药物所能替代。临证50余年来，真有一日不可无人参之叹。《本经》名人衔，《别录》许为神草，非虚誉焉。

1974年,我同陈曙霞教授救治一例急性前壁广泛心肌梗死,合并心源性休克患者。患者陈某,男,56岁。后方工农厂油漆工。住院号:4493。有高血压病史4~5年,最高至230/130mmHg。1974年4月15日午前突感心前压榨性疼痛,面色苍白,大汗淋漓。血压下降至140/80mmHg,约45分钟后缓解,半夜心绞痛又发作,伴气急、胸闷、恶心。16日早晨送来急诊,心电图示急性前壁心肌梗死而入院。入院体检:形体肥胖,腹大腰粗,急性病容,BP160/120mmHg,HR100次/分钟,律齐,两肺无干湿啰音,肝脾未触及,两下肢无浮肿。实验室检查:血白细胞计数14900/mm^3,中性粒细胞百分比85%,谷草转氨酶107U/L,血胆固醇328.4mg/dl。心电图示急性中隔及前壁心肌梗死。观察血压逐步下降,脉压差小,至4月18日凌晨1时30分,再次出现心前区疼痛时,血压下降至88/76mmHg,心电图V$_1$、V$_2$出现深而大的Q波;S-T段V$_1$~V$_3$均见抬高,急予低分子右旋糖酐与葡萄糖-胰岛素-氯化钾(GIK)交替滴注,每200ml液体中,加氢化可的松25mg、间羟胺20mg滴注,动脉压达40mmHg,但周围血管阻力增高,末梢循环较差,四肢厥冷,大量出汗,指甲青紫,急加用中药。四肢逆冷,魄汗淋漓,呼吸窘迫,口唇爪甲青紫。舌淡红、苔白腻,脉沉细。心肾元阳暴脱,回阳救逆,固气敛阴,刻不容缓,方用大剂人参四逆汤、参附龙牡汤:别直参6g,熟附块9g,干姜3g,炙甘草3g,1剂;潞党参15g,太子参15g,龙骨30g,牡蛎30g,1剂。频频灌服,至傍晚血压稳定在130/100mmHg左右,心率84~96次/分钟,手足逆冷已见好转,唯汗出仍多,衣被湿透。

夜间再投中药:别直参3g,熟附块9g,干姜3g,炙甘草3g,1帖;别直参3g,熟附块9g,白龙骨15g,左牡蛎30g,1帖。交替灌服,次日周围循环有所改善,出汗、四肢逆冷等情况好转,改参附龙牡汤之别直参为潞党参15g、太子参15g,人参四逆汤之别直参为4.5g,日夜各1帖。第3天开始,手足转暖,别直参用量改为3g,余仍其旧。至第 7 天，手足温暖，汗敛，血压、心率稳定。临床实践证明，人参、附子等药确有改善周围循环作用。

余就职于上海第九人民医院时，内科三病区，为徐济民、杨菊贤主任主持的心血管病房，遇有急性心肌梗死心源性休克时，用独参汤救治，已成惯例，疗效确切。新华医院荣烨之教授，对生脉散之研究，不遗余力，20 余年来，写成论文，发表于国外杂志，我曾亲聆其学术报告：机制之一，生脉散能提供心肌细胞线粒体能量，从而提高心肌收缩力，增加心排出量和每次搏出量。

我曾统计消渴名方 30 张，方中常用中药的频率，依次为：地黄 20；麦冬 16；茯苓 14；人参 12；黄芪 12；甘草 11；山药 9；知母 9；天花粉 9；五味子 9，山萸肉 6，丹皮 4，泽泻 4，葛根 4，牛膝 4，莲子 3；枸杞子 3；石膏 3；当归 3。可见，人参出现的频率，仅次于地黄、麦冬、茯苓，位于第 4 位。我曾治一中年女患者，2 年余遍用中、西药物，未获良效。我嘱其服移山参汤送服三七粉 2g。1 年后，她特地来门诊告知，自服参汤、三七粉以来，她的血糖已降至正常。虽为个案，亦颇以为奇！十数年来，遇有糖尿病合并高血压患者或糖尿病合并特异性心肌病，或非特异性冠心病患者，活动后心悸气促者，于辨证论治方中，加入西党参 30g、玉竹 30g、麦冬 9~15g，辄能应手取效。

近年来，不少高年肥胖病患者，每每合并高血压、糖尿病，出现活动后气急、心前区不适。从理论上推测，此类患者极有可能有离心性心肌肥厚，或离心性心肌肥厚与向心性心肌肥厚并存导致心功能不全，出现活动后气急，亦不足为奇。我每用西党参 30g、麦冬 9g、玉竹 30g、官桂 3g、茯猪苓各 30g、坎炁 1 条，功效立见。虽无双盲、大样本对照，但患者生活质量提高，且是无可争辩的事实。何乐而不为！

菊　花

《中华人民共和国药典》记载的本品为菊科植物菊的干燥头状花序。菊花始载于《神农本草经》，列上品，味苦，平。主诸风、头眩、肿痛、目欲脱、泪出；皮肤死肌、恶风湿痹。久服利血气，轻身耐老，延年。《别录》：疗腰痛去来陶陶，除胸中烦热，安肠胃，利五脉，调四肢。隋《药性论》：甘菊花，使，能治热头风旋倒地，脑骨疼痛，身上诸风消散。《新修本草·图经》：菊花，生雍州川泽及四野，今处处有之，以南阳菊潭者为佳。初春布地生细苗、夏茂、秋花、冬实。然菊之种类颇多，有紫茎而气香，叶厚至柔嫩可食者，其花微小，味甚甘，此为真；有青茎而大，叶细作艾蒿气味苦者，华亦大名苦薏，非真也。南阳菊亦有两种：白菊，叶大似艾叶，茎青根细，花白蕊黄；其黄菊，叶似茼蒿，花蕊都黄。然今服饵家多用白者。唐《天宝单方图》载白菊云：味辛，平，无毒。元生南阳山谷及田野中，颍川人呼为回蜂菊……其功主丈夫、妇女久患头风眩闷，头发干落，胸中痰结，每风发即头旋，眼昏暗，不觉欲倒者，是其候也。先灸两风池各二七壮，并服白菊酒及丸，永瘥。其法：春末夏初收软苗，阴干，捣末。空腹取一方寸匕，和无灰酒服之，日再，渐加三方寸匕。若不欲饮酒者，但和羹、粥、汁服之亦得。秋八月合花收曝干，切，取三大斤，以生绢囊盛贮三大斗酒中，经七日服之，日三，常令酒气相续为佳。

《日华子本草》：菊花，治四肢游风，利血脉，胸膈壅闷，并痈毒，头痛，作枕明目，叶亦明目，生熟并可食。菊花之用，始于宋代《太平圣惠方》卷三十二，治眼赤诸方：治肝脏火积风热，两眼赤痛，上焦壅滞，头重心烦，四肢不利，宜服羚羊角散，方中菊花与决明子、山栀、黄芩、赤芍、蔓荆子、羚羊角、柴胡、升麻、羌活、防风等凉肝疏散药同用；又治眼赤风泪出，痒及胎障，翳睑急痛，宜服栀子散，方中甘菊花又与栀子、黄芩、决明子、秦皮、蔓荆子、白芷、细辛、赤苓、车前子、枳壳、蕤仁等散风清肝之品为伍；又治肝脏热极，目赤涩痛，泪不止，风湿痒，心膈壅滞，头目常疼，宜服石决明丸，方中甘菊花又与石决明、黄连、黄芩、栀子、决明子、川大黄、秦艽、五加皮、地骨皮、青葙子、车前子、葳蕤、沙参、蕤仁、茺蔚子、茯神、枳壳、独活、防风等清肝疏风、养血柔肝等治标及本之品复合成方，足见其应用之广。十数年来，余取甘菊花、生槐米、金银花、荷叶轻清芳香之味，复入豁气涤痰、疏瘀化浊方中，以为减重、祛脂之用，尚称得手。

地　肤　子

《中华人民共和国药典》记载的地肤子为藜科植物地肤的成熟干燥果实，始载于《神农本草经》，列为上品。味苦，寒，主膀胱热，利小便，补中益精气，久服耳目聪明。《别录》：去皮肤中热气，散恶疮疝瘕，强阴。又云捣汁取汁，主赤白痢；洗目，去热暗，雀盲，涩痛。苗灰主痢亦善。隋代甄权《药性论》：地肤子，一名益阴，与阳起石同用，主丈夫阴痿不起，补气益力；治阴卵癞疾，去热风，可作汤沐浴。《肘后方》：治积年久病腰痛，有时发动。六月、七月采地肤子干末，酒服方寸匕，日五六服。《新修本草·图经》：益州所上者，其说益明。云根作丛生，每窠有二三十茎，茎有赤有黄，七月开黄花，其实地肤也。《子母秘录》：治妊娠患淋，小便数，去少，忽热痛酸索，手足疼烦：地肤子十二两，初以水四升，煎取二升半，分温三服。《杨氏产乳方》疗小便数多，或热痛酸楚，手足烦疼：地肤草三两，以水四升，煮取二升半，分三服。

自入中医门径以来，忽忽50余年，只知地肤子之用治肌肤瘙痒而已。自1992年涉足糖尿病领域至今，患者诉说视力模糊、两目干涩流泪、眼前黑影舞动、叠影双歧等症情，眼科检查患眼底视网膜出血、玻璃体积血、黄斑变性、水肿等病变，严重影响视力，十有七八,颇以为苦。眼科除用激光光凝以外,苦无良策应对。为解决患者痛苦,求诸古昔文献。唐《备急千金要方》注重妇儿疾患及眼耳口齿疾病,果见载有瓜子散方:冬瓜子、青葙子、茺蔚子、枸杞子、牡荆子、蒺藜子、菟丝子、芜菁子、决明子、地肤子、柏子仁各二合,牡桂二两,蕤仁一合(一本云二两),细辛半两(一本云一两半),蘡薁根二两,车前子一两。上十六味治下筛,食后以酒服方寸匕,日二服,治眼漠漠不明,神验。又补肝丸方:青葙子、桂心、葶苈子、杏仁、细辛、茺蔚子、枸杞子、五味子、茯苓、黄芩、防风、地肤子、泽泻、决明子、麦冬、蕤仁、车前子、菟丝子各二合,干地黄二两,兔肝一具。上二十味,末之,蜜丸。饮下二十丸,如梧子,日再,加至三十丸,治眼暗。《外台秘要》治目痛及眯忽中伤,因有瞙者,取地肤子白汁注目中。

可见唐代已视地肤子为治目病要药,余竟浑然不知,叹平时读书,涉猎未广,乃取宋《太平圣惠方》细读。《海外回归中医古籍善本集萃·太平圣惠方》卷三十三之四:眼内障针开后宜服坠翳丸、治眼青盲明目地肤子散、治眼青盲真珠散、治眼青盲无所见物地肤子丸等方中,均以地肤子为要药,拓宽我的视野。从此,余治疗糖尿病眼病,不再局限于滋养肝肾、疏瘀宁络一法,法愈多而效益显,病者庆幸,医者如饮醍醐,其中乐趣,非亲身体验者所能感受。现今肥胖病患者,大都饮酒成风。《临证指南医案》屡言酒性辛温助湿,酒客湿胜,变痰生火,平昔喜饮,胃热遗肺,嗜酒必挟湿,凝阻其气,久则三焦皆闭。奈世人不知利害,贪杯强饮,加以膏腴蕴热,湿与热合,如油入面,且夜坐达旦,体内阳气有升无降,是以湿郁痰凝,经隧脉络涩滞不通,气滞血涩,形体肥胖,脑满肠肥,大腹坠胁,五脏精华之血,悉变败浊,治法宜宣通三焦,分利湿热。地肤子,味苦性寒,《本经》主膀胱热,利小便,补中益气,久服耳目聪,于肥胖体虚病实之证,恰是对证良药。况可久服,不伤正气。

漏　芦

据《现代实用本草》确认,漏芦之正品,应该是菊科植物祁州漏芦的根,为《中华人民共和国药典》记载品种。

漏芦始载于《神农本草经》,列为上品。苦,寒。主皮肤热,恶疮,疽痔,湿痹,下乳汁。久服轻身益气,耳目聪明。《别录》:止遗溺,热痒如麻豆,可作浴汤。隋《药性论》:漏芦,君,治身上热毒风,生恶疮,皮肌瘙痒,瘾疹。《日华子本草》:连翘为使,治小儿壮热,通小肠,泄精,尿血,风赤眼,乳痈发背,瘰疬肠风,排脓,补血,治仆损,续筋骨,敷金疮止血,长肉,通经脉。《蜀本草》:漏芦,茎箸大,高四五尺,子房似油麻房而小。江东人取其苗用,胜于根,江宁及上党者佳。明《本草纲目》时珍曰:漏芦,下乳汁,消热毒,排脓止血,生肌杀虫,故东垣以为手、足阳明药,而古方治痈疽发背,以漏芦汤为首称也。附方载《和剂局方》治乳汁不下,又治经络凝滞,乳内胀痛,邪蓄成痈,服之自然内消。漏芦二两半,蛇蜕一条(炙焦),瓜蒌十个(烧存性),为末,每服二钱,温酒调下,良久以热羹汤投之,以通为度。《圣济总录》古圣散:漏芦半两(麸炒),地龙半两(去土,炒),为末,生姜二两取汁,入蜜三两,同煎三五沸,入好酒五合,盛之,每以三杯,调末一钱,温服。治历节风痛,筋脉拘挛。

余乍见此方,颇以为奇,药仅二味,称治历节风痛,后读诸家本草,始为信服,东垣称其为手足阳明经药,而古方治痈疽发背,以漏芦为著称也。《纲目》:一切痈疽,初发二日,但有热证,便宜服漏芦汤,退毒下脓,乃是宣热拔毒之剂,热退停服,则漏芦之用,已刿白无遗。蚯蚓味咸性寒,无毒。《别录》疗伤寒,伏热狂谬,大腹黄疸。陶氏主温病大热狂言,饮汁皆瘥。《纲目》主伤感疟疾,大热狂烦,及大人小儿小便不通,急慢惊风,历节风痛。时珍发明其理:蚯蚓在物应土德,在星为轸水,上食槁壤,下饮黄泉,故其性寒而下行,性寒故能解诸热疾，下行故能利小便，治足疾而通经络也。二者相辅相成，药简效宏，应属经方行列。

遇有肥胖合并痛风性关节炎病例，关节焮红肿痛，疼痛日轻夜剧，病足不能践地者，用羚羊桂枝汤相配伍为用，一剂知，三剂而行走如初。后读宋《太平圣惠方》有当归散方：当归一两，桂心一两，地龙一两（微炒），白僵蚕一两（微炒），威灵仙一两，漏芦一两，芎䓖一两，白芷一两。捣细罗为散，每服不拘时候，以热酒调下二钱，治白虎风，疼痛不止。用于肥胖病痛风性关节炎，屡发屡止者，用之亦颇应手。盖痛风性关节炎辄发辄止者，一是病邪深入血络，一是耗津伤血。当归散方系从古圣散方演化而来，加归、芎、桂心、白芷增其养血行血之用，添僵蚕、灵仙搜风通络，以其方合病机，而收药到病除之效。

土　茯　苓

为百合科植物光叶菝葜的根茎。始载于唐《新修本草·图经》：名刺猪苓。唐《本草拾遗》：名草余粮。明《本草纲目》始有土茯苓之名。一名土萆薢，又名仙遗粮，冷饭团。味甘，淡，平，无毒。《本草拾遗》：食之当谷不饥，调中止泄，健行不睡。《本草纲目》：健脾胃，强筋骨，祛风湿，利关节，止泄泻。治拘挛骨痛，恶疮痈肿。解汞粉、银朱毒。明《外科发挥》：近有好淫之人，多病杨梅毒疮，药用轻粉，愈而复发，久则肢体拘挛，变痈漏，延绵岁月，竟致废笃。惟锉土茯苓三两，加皂荚、牵牛各一钱，水六碗，煎三碗，分三服。不数剂，多瘥。盖此疾病由毒干于阳明而发，加以轻粉燥烈，久而水衰，肝挟相火乘凌脾土，土属湿，主肌肉，湿热郁于肌腠，故发为痈肿，甚则拘挛，《内经》所谓湿气客人皮肉筋骨是也。土萆薢甘淡而平，能去脾湿，湿去则营卫从而筋骨柔，肌肉实而拘挛痈漏愈矣。初病服之不效者，火盛而湿未郁也，此药长于祛湿，不能去热，病久则热衰气耗而湿为多故也。李时珍谓：杨梅疮古方不载，亦无病者。近时起于岭表，传及四方。盖岭表风土卑炎，岚瘴熏蒸，饮啖辛热，男女淫猥，湿热之邪积蓄既深，发为毒疮，遂致互相传染，自南向北，遍及海宇，然皆好淫之人病也。

其类有数种（指横痃、鱼口、下疳），治之则一也。其证多厥阴阳明二经，而兼他经。邪之所在，则先发病，如兼少阴、太阴，则发于咽喉；兼于太阳、少阳，则发于头角之类。盖相火寄于厥阴，肌肉属于阳明故也。医用轻粉、银朱劫剂，五七日即愈。盖水银性走而不守，加以盐、矾，升为轻粉、银朱燥烈，善逐痰涎，涎乃脾之液，此物入胃，气归阳明，故涎被劫，随火上升，从喉颊齿缝而出，故疮即干痿而愈。若用之过剂，及用不得法，则毒气窜入经络筋骨之间，莫之能出。痰涎既去，血液耗涸，筋失所养，营卫不从，变为筋骨挛痛，发为痈毒疳漏……遂成痼疾。

唯土茯苓气平味甘而淡，为阳明本药，能健脾胃，祛风湿，脾胃健则营卫从，风湿去则筋骨利，故诸证多愈，此亦古人未言之妙也。今医有搜风解毒汤治杨梅疮……方用土茯苓二两，薏苡仁、金银花、防风、木瓜、木通、白鲜皮各五分，皂荚子四分，气虚加人参七分，血虚加当归七分。水二大碗煎饮，一日三饮，唯忌饮茶及牛、羊、鸡、鹅、鱼肉、烧酒、发面、房劳。盖秘方也。

余工作伊始，供职仁济医院，从事中医肾病研究，以肾小球肾炎为主，兼及肾盂肾炎。给我印象最深者，是一包头来的儿科女医生，患慢性肾盂肾炎已8年，四处求医，未见寸效。初入病房时，见其形体肥胖，坐在病床上泣不成声，涕泪纵横，时余正年轻，深以她的痛苦遭遇所动，且为业内同仁，用心颇殷，从《病源》之教，以肾虚而膀胱热为则，尚劳淋目之，受叶天士久病涉及奇经启迪，取俞氏滋任通阴煎、《外台》引《古今录验》瞿麦汤、葵子茯苓散、土萆薢汤复合以治：炙龟甲18g，大熟地12g，砂仁2.4g（拌捣），川黄柏4.5g，盐水炒知母 6g，白果 10 枚（去壳），猪苓 30g，冬葵子 20g，石韦 15g，土茯苓 30g，川草薢 15g，金银花 30g，大补阴丸 12g（包煎）。西药用磺胺异噁唑 0.5g，一日 2 次。住院近月有余，终使尿培养转阴出院。

1973 年 3 月曾去上海古田医院工作，春夏之交，皖南山区有钩端螺旋体病流行，绩溪一山村 1 周内死亡 38 人，病情甚为惨重，尤以肺出血型为最，患者抬来医院，在放射科拍片时，血从口鼻溢出，不及抢救而死。脑膜脑炎型、流感伤寒型、黄疸出血型，类似湿温病，血液检查用硝酸银染色，显微镜视野中可见钩端螺旋体活体扭动。我们用连朴饮、搜风解毒汤、甘露消毒丹复合为治，西药用大剂量青霉素静脉滴注，降低了患者的死亡率。

近 10 年来，涉足肥胖病、代谢综合征等病患，经反复探索揣摩，终于总结得出肥胖的病机：劳心阳动，血虚神骛，膏腴醇酒，滋湿酿热，乾健失司，三焦道路日壅，经隧脉络气滞血涩，五脏精华之血变生败浊，皮里膜外、经络脏腑之间，堆积敦阜，遂使轻捷灵便之躯，日形臃肿笨拙之体，如之奈何？唯有调益心脾、刵气涤痰、疏瘀化浊诸法，熔古昔名方资生丸、清热渗湿汤、葵子茯苓散、草薢分清饮、土草解汤于一炉冶，庶合机宜，辛宣、苦泄、淡渗上下分消之法，使三焦道路廓清，脾胃升降有序，心神怡然自得，一扫痰湿瘀浊阴霾邪气，岂不快哉！

知　　母

《中华人民共和国药典》记载的知母为百合科植物知母的根茎。据《现代实用本草》考证：古代所用知母为多种植物，本种为其一。

知母首载《神农本草经》，列中品，味苦，寒。主消渴，热中，除邪气，肢体浮肿，下水，补不足，益气。一名蚳母，一名连母，一名野蓼，一名地参，一名水参，一名水浚，一名货母，一名蝭母。生川谷。尚志钧言《本经》有八个异名，《别录》有九个异名，说明知母在古代深受医家重视。《别录》：疗伤寒久疟烦热，胁下邪气，膈中恶心，及风汗内疸（原本膈中恶，不可解。今从尚氏注改。疸原本作疽，费解，从尚氏注改。屏识），多服令人泄。

隋《药性论》：知母，君，性平，主治心烦躁闷，骨热劳往来，生产后蓐劳，肾气劳，憎寒虚损，患人虚而口干，加而用之。《日华子本草》：味苦，甘，治热劳，传尸疰病，通小肠，消痰止嗽，润心肺，补虚乏，安心，止惊悸。金《珍珠囊》：治阳明大热，泻膀胱肾经火，热厥头痛，下痢腰痛，喉中腥臭。

知母之用，首见于汉代《伤寒论》治伤寒邪入气分，壮热汗泄，烦躁口渴，白虎汤中。石膏辛寒，善清阳明无形之热，知母苦寒，滋阴泄热，石膏配知母如虎添翼。《金匮要略》中有百合知母汤以治百合病，热伤肺阴，延及脑府，见征于膀胱，故见症如神灵，而断病在小便与头痛也。百合养阴，清热，利小便为君；知母（滑石）清利湿热也。

余自1992年涉足糖尿病领域，曾总结历代消渴名方30首，出现9次以上的10种中药，依次为地黄、麦冬、茯苓（神）、人参、黄芪、甘草、山药、五味子、知母、天花粉。除甘草未见有降糖的报道外，其余9种中药，均具有不同程度的降糖效应。肥胖病患者，大多饮食失度，膏腴滋湿酿热，酒亦助长湿热，治以辛宣、苦泄、淡渗三法复合，上下分消。苦泄之味，知母尤为要药，以其苦寒性味，寒能泄热，苦能燥湿故也。最负盛名者，如白虎加人参汤、《千金》茯神汤、猪肚丸、茯神丸无不以知母为要药。明代《万病回春》之五汁玉泉丸、《新方八阵》之玉女煎，清代《医宗金鉴》之知柏地黄丸及近代《医学衷中参西录》之玉液汤，亦以知母为上品。正如尚志钧教授所言，由古至今，知母为历代医家所重视。

合　欢　花

《中华人民共和国药典》记载本品为豆科植物合欢花的干燥花序。

合欢花始载于《神农本草经》，列为中品，味甘，平。主安五脏，利心志，令人欢乐无忧。久服轻身，明目，得所欲。《图经》曰：合欢即夜合花也。木似梧桐，枝甚柔弱。叶似皂荚、槐等，极细而繁密，相互交结。每一风来，辄似相解了，不相牵缀。其叶至暮而合，故名合昏。五月花发，红白色，瓣上若丝茸然，至秋而实作荚，子极薄细。崔豹《古今注》曰：欲蠲人之忧，则赠以丹棘。欲蠲人之忿，则赠人青裳。青裳，合欢花也。故嵇康种之舍前是也。嵇康《养生论》亦云：合欢蠲忿，萱草忘忧……至于合欢，举俗无识之者，当以其非疗病之功，稍见轻略，遂致永谢。犹如长生之法，人罕敦尚，亦遗弃也。唐《外台秘要》引韦宙《独行方》：胸心甲错，是为肺痈。黄昏汤方主之。取夜合皮掌大一枚，水三升，煮取二升，分再服。《子母秘录》：小儿撮口病，夜合花枝浓煮汁，拭口并洗。又方：打损疼痛，夜合花末酒调，服二钱匕，妙。可见古人取合欢以为药用，始于三国，限于怡心逸志，至唐代增广以治胸痛、伤损，则其排脓、疏瘀之功，不难想见。

早在20世纪70年代，供职皖南古田医院时期，山区患者贫病交困，势必延挨时日成无法忍受之境地而始来就诊，因患肺炎贻误成肺痈的患者，为数不少。吾选用药简效宏、平稳妥帖的《千金》苇茎汤、黄昏汤复合以治，以芦根易苇茎，屡用屡验，曾总结成《千金苇茎汤治疗肺脓痈的疗效观察》一文，惜乎剔除抗生素同用的病例，因病例数不足10例而作罢。

近10年来，由于疾病谱的改变，来我特需门诊就诊的肥胖人数，日渐增多，病者多为富裕群体。这些成功人士，多是享受口福而苦于心志的大腹垂腴、脑满肠肥的风云人物，因享受口福而伐伤脾土，因长夜谋虑策划而耗伤心血元神。吾经临床实践的捉摸揣摩，总结为侧重心脾两脏的治疗法则，选用合欢蠲忿、萱草解忧的理念，从程师门雪之教，取甘麦大枣汤补中气而缓肝急之经旨，百合地黄汤养心血而宁心神的经方圣法，复入资生丸助乾健而化湿浊，涤痰汤化痰浊而疏通三焦的复方多法策略，颇能得手。此亦中医古为今用之优势焉。

荸荠（凫茨）

凫茨为莎草科植物荸荠，首载《名医别录》，以乌芋为正名，主消渴，痹热，温中益气。《图经》曰：乌芋，今凫茨也。苗似龙须而细，正青色。根黑如指大，皮厚有毛。又有一种皮薄无毛者，亦同田中生，人并食之，亦作粉食之。厚人肠胃不饥。《本草衍义》曰：今人谓之葧脐，皮厚，色黑，肉硬白者，谓之猪葧脐；皮薄，皮泽淡紫，肉软者，谓之羊葧脐。《食疗本草》：消风毒，除胸中实热气，可作粉食，明耳目。《本草品汇精要》：味甘、苦，性微寒，气薄味厚，阴中之阳。清胃热，止消渴。据尚志钧《日华子本草》凫茨条下按：凫茨即荸荠，荸荠能清热生津液，化痰通便，明目退翳。《温病条辨》五汁饮，以荸荠汁、麦冬汁、鲜藕汁、鲜芦根汁、梨汁合用，治热病伤津，口渴，便秘。《温病经纬》引雪羹汤，以荸荠、海蜇皮合用，治阴虚肺燥，痰热咳嗽。此方亦治疗痰核，瘰疬低热。《程评王九峰出诊医案（未刻本）》治噎膈、瘰疬、痰热咳嗽，屡屡用之，取其化痰而不伤津液，颇能应手取效。现今肥胖病患者，因平时饮食不节，出现高脂血症、高尿酸血症、脂肪肝等多种代谢疾病，用雪羹汤化痰浊而不伤津血之用，最为合拍。

槟　榔

《中华人民共和国药典》收载的槟榔为棕榈科植物槟榔的干燥成熟种子。槟榔始载于《名医别录》，列为中品。味辛苦，性温，气轻味厚，阴中阳也。《别录》：主消谷，逐水，除痰癖，杀三虫，伏尸，疗寸白。陶弘景云：向阳者曰槟榔，向阴者曰大腹。《图经》：槟榔，生南海，今岭外州郡皆有之。大如桃榔，而高五七丈，正直无枝，皮似青桐，节如桂竹。叶生木巅，大如楯头，又似甘蕉叶。其实作房，从叶中出，傍有刺若针，重叠其下，一房百实，如鸡子状，皆有皮壳，肉满壳中，正白，味苦涩，得扶留藤与瓦屋子灰同咀嚼之，则柔滑而甘美。岭南人啖之以为果实。其俗云：南方地温，不食此无以祛瘴疠。其实春生，至夏乃熟。然其肉极易烂，欲收之，皆先以灰汁煮熟，仍以火焙熏干，始堪停久……又云：尖长而有紫纹者名槟，圆而矮者名榔，槟力小，榔力大。今医家不复细分，但取作鸡心状，有坐正稳心不虚，破之有锦文者为佳，其大腹所出，与槟榔相似，但茎、叶、根、干小异，并皮收之，谓之大腹槟榔。隋代甄权《药性论》：白槟榔，君，味甘，大寒，能主宣利五脏六腑壅滞，破坚满气，下水肿，治心痛，风血积聚。五代《日华子本草》：槟榔，味涩，除一切风，下一切气，通关节，利九窍，补五劳七伤，健脾调中，除烦，破癥结，下五膈气。

考诸历代本草，槟榔产南海。南人取槟榔咀嚼，以为果品，盖岭南气候温热，地势卑下，未免湿热氤氲，借此药以辟山岚瘴气耳。又本草言其宣利五脏六腑壅滞，破胸中气，下水肿，治心痛，以消积磨痞，历代视为癥瘕积聚要药。

今人恣意口腹，苦其心志，肥胖病患者与日俱增。病者行为笨拙，大腹垂腴，脑满肠肥，五脏精华之血悉变败浊，痹阻三焦通行道路，治宜运脾化湿，养血怡神，凼气涤痰，疏瘀化浊为务。尤于腹大垂腴，腰围超逾三尺者，非槟榔、青皮、白芥子、蓬莪术等峻利之品，不能为功。复入甘麦大枣汤、百合地黄汤等经方中，补中缓急，养血宁神，可谓知标与本，用之不殆之图。

莲　实　茎

《中华人民共和国药典》收载的莲子、藕，为睡莲科植物莲的种子和根茎。莲实茎始载于《神农本草经》，列为上品。味甘，平。主补中，养神，益气力，除百疾，久服轻身，耐老，不饥，延年。一名水芝丹，生池泽。《别录》：寒，无毒。主热渴，散血，生肌，久服令人心欢。陶隐居：此即今莲子。八月、九月取坚黑，干捣破之，花及根并入神仙用。今云茎，恐是根，不尔，不应言甘也。隋《药性论》：藕亦单用，味甘，能消瘀血不散，生捣汁，主吐血不止，口鼻并皆主之。唐《食疗本草》：藕生食之，主霍乱后虚渴，烦闷不能食。其产后忌生冷，惟藕不忌生冷，为能破血故也。又蒸食补五脏，实下焦。与蜜同食，令人腹脏肥，不生诸虫。亦可休粮。仙家有贮石莲子及干藕经千年者，食之至妙矣。又云莲子，性寒，主五脏不足，伤中气绝，利益十二经脉血气。生食微动气，蒸食之良，又熟去心，为末，蜡蜜和丸。日服三十丸，令人不饥，此仙家云尔（仙家，指服食家，从上下文义联系，性寒不足训，应遵《本经》性平为是。屏记）。又雁腹中者，空腹服十枚，身轻能登高涉远。雁食，粪于田野中，经年尚生。又或于山岩之中止歇，不逢阴雨，经久不坏。又诸鸟、猿猴不食，藏之石室内，有得三百余年者，逢此食，永不老矣。唐《本草拾遗》：石莲山海间经百年不坏，取食之，令发黑不老。藕，本功补，消食止泄，除烦解酒毒，压食，及病后热渴。又云，荷鼻，味苦，平，无毒，主安胎，去恶血，留好血，血痢，煮服之，即荷叶蒂也。又叶及房，主血胀腹痛，产后胞衣不下，酒煮服之。又主食野菌毒，水煮服之。五代《日华子本草》：藕，温，止霍乱，开胃，消食，除烦，止闷，口干渴疾，止怒，令人喜，破产后血闷，生研服，亦不妨。捣罨金疮，并伤折。止暴痛，蒸煮食，大开胃。藕节，冷，解热毒，消瘀血，产后血闷，合地黄生研汁，热酒并小便服并得。莲子，温，并石莲益气，止渴，助心，止痢，治腰痛。止泄精，安心。多食令人喜，又名莲的。莲子心，止霍乱。莲花，暖，无毒，镇心，轻身，益色驻颜，入香甚妙。荷叶，止渴，落胞，杀蕈毒。并产后口干，心肺燥烦闷，入药炙用之。宋《太平圣惠方》：治跌打坠损，恶血攻心，闷乱疼痛，以火干荷叶五斤，烧令烟尽，细研，食前以童子热小便一小盏，调二钱匕，日三服。《千金方》治坠马，积血心腹，唾血无数，干藕根末，酒服方寸匕，日三。

《经验后方》：主吐血咯血，荷叶焙干为末，末酒下二钱匕。宋《本草衍义》：藕实，就蓬中干者为石莲子，取其肉于砂盆中干，擦去涂上赤色，留青心为末，少入龙脑为汤点，宁心志，清神。然亦有粉红千叶，白千叶皆不实。如此有四等也，其根惟白莲子为佳。今禁中又生碧莲，亦一瑞也。《食医心镜》：莲实，味甘，平，无毒，久服令人悦泽矣。《太清诸本草方》：七月七日采莲花七分，八月八日采根八分，九月九日采实九分，阴干捣筛，服方寸匕，令人不老。

宋《图经本草》：藕实茎，生汝南池泽，今处处有之。生水中，其叶名荷。谨按：《尔雅》及陆机《草木疏》谓：荷为芙蕖，江东呼荷。其茎茄；其叶蕸。其本蔤。茎下白蒻，在泥中者；其华未发为菡萏，已发为芙蓉；其实莲，莲，谓房也；其根藕，幽州人谓之光旁，至深益大，如人臂；其中的。莲中子，谓青皮白子也。中有青，长二分，为薏，中心苦者是也。凡此数物，今人皆为中药。藕，生食其茎，主霍乱后虚渴烦闷，不能食及解酒食毒。花，镇心，益颜色，入香尤佳。荷叶，止渴，杀蕈毒。今妇人药多有用荷叶者。叶中蒂，谓之荷鼻，主安胎，去恶血，留好血。实，主益气。其的至秋表皮黑而沉水者，谓之石莲。

古人曾有"接天莲叶无穷碧，映日荷花别样红"的诗句，赞美荷叶、莲花的美丽。浏览历代本草，其花，其叶，其房，其实，其根，无一不为药用。余自1961年拜入刘树农老师门下，平时言语中，刘师告我，他年轻时，曾病支气管扩张咯血，屡发屡止，后长年吃藕粉而病愈。吾初涉临床时，遇有吐血、衄血、尿血等症，从刘师之教，屡用之，辄效。1962年师从陈道隆老师，见其治中气下陷之泄泻患者方中，加荷蒂一味，取其升举清阳而无柴胡劫散之弊。糖尿病患者自主神经损害，每易飧泄不止，从陈师之教，加入荷蒂一味于人参乌梅汤中，取酸苦伐肝、补中缓急之意，辄能应手取效。遇有妇人漏下不止者，用牛角䚡、侧柏炭、莲房炭、贯众炭与固补奇经之药为伍，取效颇捷。糖尿病患者8年左右出现微血管病变，视网膜眼底出血，余每取三七粉、茜草、蒲黄炭、藕节炭于柔肝潜阳方中，屡用屡验。荷叶之用，最早见于金代张元素之清震汤，方用荷叶一味，治雷头风。余师其意，用治偏头痛，与桑叶、丹皮、青蒿等为伍，每收良效。近时药理报道其有凉血散血之用，余治肥胖病患者，每取薏苡仁、荷叶、山楂等味，复入悦脾宁心、化湿涤痰、疏瘀化浊方中，亦见功效。糖尿病患者以不能吃水果为苦，吾教以吃草莓、杨梅、西瓜、鲜藕等含糖量较低的水果，患者亦乐意接受。肥胖病患者，大多习于膏粱醇酒为乐，势必延续至体重超逾 100kg，腰围大于 3 尺时始来就诊。为医者，须晓之以理，动之以情，劝导患者早睡早起，少脂肪、多纤维素饮食，坚持晚餐后有氧运动。自唐《食疗本草》始，屡言藕蒸食补五脏，实下焦，亦可休粮。且藕能解酒毒而除烦止怒，久服令人喜。此等药食两用之品，又能愉悦患者襟怀，何乐而不为。莲子能助心，安心，止遗泄而治腰痛。石莲子经百年不坏者，取食之令人发黑而不老，则患者乐此而不惫焉。

薏 苡 仁

《中华人民共和国药典》收载的本品为禾本科植物薏苡仁的干燥成熟种仁。薏苡仁始载于《神农本草经》，列为上品。味甘，微寒，主筋骨拘挛，不可屈伸，风湿痹，下气，久服轻身益气。《别录》：除筋骨邪气不仁，利肠胃，消水肿，令人能食。唐《本草拾遗》：主消渴，煞蛔虫。隋《药性论》：治热风筋脉挛急，令人能食，除肺气，吐脓血，咳嗽涕唾，上气。《本草品汇精要》：除肺痿，止消渴。

薏苡仁之用，首见于《金匮要略》之麻黄杏仁薏苡甘草汤，治风湿一身尽痛，发热，日晡所剧者。程师门雪解之曰：麻黄一味，合桂枝以治风寒，合石膏以治风热，合薏苡以治风湿，只易一味，各成专治，精当不移，简练妥帖，此所以为经方。唐《外台秘要》引《古今录验》苇茎汤：锉苇一升，薏苡仁半升，桃仁五十枚（去尖皮双仁者），瓜瓣半升。上四味,㕮咀,以水一斗,先煮苇令得五升去滓,悉内诸药,煮取二升,分再服,当吐脓。主治肺痈。《备急千金要方》载此方而无方名。宋代林亿等校定《金匮要略》时,将此方收入《肺痿肺痈咳嗽上气病脉证治》作为附方,称为《千金》苇茎汤。

清代名医余景和(1847—1909)字听鸿,演绎方义,纤毫入微:治肺痈之法,如初始萌之时,将一通字着力,通则壅去,壅去可消。肺叶虽坏无几,元气未伤,愈之亦速,故仲圣戒后学,即速通之。然通之一法,全在临证之人……若已溃久后,脓血未尽,以《千金》苇茎汤,桃杏消渐积之瘀,苇茎清肺热而通肺窍,苡米泄肺热,消久积肺中之水饮,瓜瓣能生朽腐中之生气不致再溃,渐可暗生其肌。余治肺痈溃脓之后,正气已虚,余脓未尽,以干苇梗顶上花下嫩管,去节用,如脓将成,热尚未尽,用鲜苇茎顶上嫩管,取其上者上之也,肺位最高,苇性中空善通,领桃仁入肺中,搜剔瘀血败脓,使苡米泄其已蓄之水,肺之清肃可行,秽浊朽腐可去,借瓜瓣生气可生。喻嘉言先生曰:《千金》苇茎汤,此方堂堂正正之师也。吾师(费兰泉先生)曰:苇茎汤,诸内痈长脓俱可治,不独肺之一脏也。

忆自1973—1982年的10年间,受命于上海第二医科大学、卫生局级派遣,支内去上海小三线古田医院,地处皖、浙、赣三省交界处,属丘陵地区,医疗资源相对薄弱,患者多延续至病势沉重时始来就诊,患肺脓肿的患者为数不少。我选用苇茎汤加合欢皮以治,累积患者十数例,获满意疗效。患者中患阑尾包块的为数不少,我取败酱草、生薏苡仁、红藤、紫黄花地丁、草河车、半枝莲、白蔹等复方,包块消失,获患者好评。

余涉足糖尿病领域20余年来,于湿热型糖尿病患者,往往生熟薏苡仁同用,取其健脾化湿之用,且化湿而不伤阴,湿化则脾复斡旋之用。糖尿病患者每每患有皮肤湿疹,用之亦颇见效验。近10年来,特需门诊中,肥胖病患者日渐增多,我取薏苡仁、荷叶、山楂三药,参入运脾化湿、豁气涤痰、疏瘀化湿复方中,颇有效验。肥胖病合并痛风患者中,生熟薏仁参入羚羊桂枝汤、加减虎杖散、山牛汤等复方中,效可立见。盖薏苡仁主筋骨拘挛,不可屈伸,风湿痹,《本经》早言之矣。

草　薢

《中华人民共和国药典》收载的绵萆薢为薯蓣科植物绵萆薢及福州薯蓣的根茎。萆薢首载于《神农本草经》,列为中品。味苦,平。主腰背痛,强骨节,风寒湿周痹,恶疮不瘳,热气,生山谷。《别录》:伤中,恚怒,阴痿失溺,关节恶血,老人五缓。隋《药性论》:主冷气瘫痹,腰脚瘫缓不遂。男子臂腰痛,久冷。又谓:治肾间有湿,膀胱宿水是也。《本草纲目》李氏发明:萆薢,足阳明、厥阴药也。厥阴主筋属风,阳明主肉属湿。萆薢之功,长于去风湿,所以能治缓弱瘫痹,遗浊恶疮诸病之属于风湿者……雷斆《炮炙论》序云:囊皱漩多,夜煎竹木,竹木,萆薢也。漩多白浊,皆是湿气下流。萆薢能除阳明之湿而固下焦,故能去浊分清。其引杨子建《万全护命方》云:凡人小便频数,不计度数,便时茎内痛不可忍者,此疾必先大腑秘热不通,水液只就小肠,大腑愈加干竭,甚则浑身热,心躁思凉水,如此即重证也。此疾本因贪酒色,积有热毒腐物瘀血之类,随虚水入小肠,故使便时作痛也。不饮酒者,必平生过食辛热荤腻之物,又因色伤而然。此乃小便频而痛,与淋证涩而痛者不同也。宜用萆薢一两,水浸少时,以盐半两同炒,去盐为末。每服二钱,水一盏,煎八分,和滓服之,使水道径入大肠。仍以葱汤频洗谷道,令气得通,则小便数及痛减也。

近代河北盐山张锡纯因著《医学衷中参西录》而誉满域中,上海嘉定张山雷以《中风斠诠》《本草正义》而声名远播。人称南北二张。张山雷《本草正义》一书,评古论今,颇多心裁,人多宗之。其于萆薢一药,更有主见。萆薢蔓生,故能流通脉络而利筋骨,入药用根,则沉坠下降,故治下焦。虽微苦能泄,而质清气清,色味皆淡,则清热利湿,多入气分,少入血分。《本经》主腰痛,乃肾有湿热,浊气不去而腰为之疼痛,非肾虚无湿之腰痛所可混同施治。强筋骨者,宣通百脉,湿浊去而正气自强,非能补益以助其强,此药理之至易辨者。杨氏有萆薢分清饮专治湿热淋浊,正是此意,唯方中益智仁,温而且涩,性正相反,不能并列,殊有误会。濒湖《纲目》谓:萆薢能治阳明之湿而固下焦,故能去浊分清,立说甚允……《本经》又主风寒周痹,寿颐谓:惟湿热痹着,最为合宜,若曰风寒,必非此苦泄淡渗者所能幸效。《别录》谓:主伤中,惟湿热所困者宜之。决非补中之药。又治恚怒,颇不可解。又谓阴痿失溺,则非湿热闭结者,亦有痿躄不仁、溲溺不利之症,必非可起虚痿。又谓老人五缓,关节老血,且语太浮泛,且与萆薢真性不相符合,何可轻信。石顽《逢原》谓:古人或称摄精,或称利水,何两说相悬?不知湿热去而肾无邪之扰,肾气自能收摄,颇能窥见玄奥也。甄权《药性论》:治肾间有湿,膀胱宿水者是也。故张氏叹曰:寿颐每读唐宋人药物之学,故多有不可尽信者。诚哉是言,必屡经临证实践心有所得而笔之于书者,始可信也。

余入此门之始,用《杨氏家藏方》之萆薢分清饮,治乳糜尿,无甚效验,后读《医学心悟》载萆薢分清饮:川萆薢二钱,黄柏(炒褐色)、石菖蒲各五分,茯苓、白术各一钱,莲子心七分,丹参、车前子各一钱五分,水煎服,其方意清心相而化湿,正与乳糜尿心移热小肠,膀胱积湿之病机相吻,取而用之,效用显殊。自此知治病最须明理,症因病机在胸,方病相契,始能应手取效。此后辨证选方,愈加审慎焉。

江左岭南,地势低洼,气暖多雨,糖尿病患者中湿热混合型较多,吾与陆灏统计158例,约占16%,这与上海三面临海,黄浦、吴淞两江贯穿整个市区的地理环境,不无关联。至其治法,不外辛宣、苦泄、淡渗方治,上下分消,而淡渗一法,萆薢为必用之品。糖尿病患者因神经源性膀胱而合并泌尿系感染者,程氏萆薢分清饮辄为常用之方。近十数年来,在北京、天津、上海、广州等大城市中,体重指数(BMI)超标者约占50%以上。肥胖病患者以富裕阶层为多,此等群体大多苦心志而享口腹,心相虚焰浮越而脾经湿热困顿。则《心悟》之萆薢分清饮上清心相,下渗脾湿,最为合辙,得清者升而浊者降之图谋,幸何如之。

金　银　花

本品为忍冬科植物忍冬、红腺忍冬、山银花及毛柱忍冬的干燥花蕾或初开的花朵。

金银花《神农本草经》未载,始见于《名医别录》,列上品,名忍冬。味甘,温,无毒。主寒热,身肿。久服轻身,长年,益寿。十二月采,阴干。今处处皆有,似藤生,凌冬不凋,故名忍冬。人惟取煮汁以酿酒,补虚疗风……此既长年益寿,甚或常采服。凡易得之草,而人不可为之,更求难得者,是贵远贱近。庸人之情乎。《新修本草》:谨案此草藤生,绕覆草木上,苗茎赤紫色,宿者有薄白皮膜之。其嫩茎有毛,叶似胡豆,其上下亦有毛。花白蕊紫。《别录》云:此藤凌冬不凋,故名忍冬草。其藤左绕附树延蔓,或在园圃之上,藤方而紫,叶似薜荔而青,三月开花,五出,微香,蒂带红色,花初开则色白,经一二日则色黄,故名金银花,治诸恶疮,而近代名医用之多效,功胜红内消也(出自《本草品汇精要》)。《药性论》:味辛,消腹胀满,止气下澼。唐《本草拾遗》:小寒,去热毒,血痢,水痢。《本草纲目》李时珍:忍冬:茎叶及花,功用皆同。昔人称其治风除胀,解痢逐尸为要药,而后世不复知用;后世称其消肿散毒治疮为要药,而昔人并未言及,乃知古今之理,万变不同,未可一辙论也。按宋代陈自明《外科精要》云:忍冬丸,治消渴愈后,预防发痈疽,先宜服此。方用忍冬草根茎花叶皆可,不拘多少,入瓶中,以无灰酒浸,以糠火煨一宿,取出晒干,入甘草少许,碾为细末,以浸酒打糊糊,丸梧子大,每服五十丸,汤酒送下,此药不特治痈疽,大能止渴。《本草纲目》:一切湿气及诸肿毒,痈疽疥癣,杨梅诸恶疮,散热解毒。

近代张山雷《本草正义》对忍冬、金银花之用,颇有真知灼见。其谓:《别录》言其甘温者,盖以其藤蔓之能耐霜雪,非温和之气不能有此力量,实则主治功效皆以清热解毒见长,必不可言温。故陈藏器谓为小寒。且明言其非温。甄权则称其味辛,盖惟辛能散,乃以解除热毒,权说是也。今人多用其花,实则花性轻扬,力量甚薄,不如枝蔓之气味俱厚。古人止称忍冬,不言为花,则并不以花入药,自可于言外得之。观《纲目》所附诸方,尚是藤叶为多,更其明证。

忆在 2000 年,我利用 1 个月的诊余时间,查阅大量中药资料,筹措了三张协定处方,用于治疗肥胖病,其中之一采用清芬馥郁的菊花、金银花、生槐米、玫瑰花、合欢花等药物,取其激浊扬清之用,达到降脂减重之效应,患者服药果然觉神清气爽,相关测量仪器也提示确有降重和减轻腹部脂肪堆积之效应。从此我们治疗肥胖病患者的悦脾宁神、化湿涤痰、疏瘀化浊的复方多法方中,参入质轻味厚、芬芳馥郁的花类药物,而奏激浊扬清、清升浊降之效。至于金银花一味,吾师古人之教,藤方色紫,叶青绿而上下茸毛丛丛,攀援林木园篱之上,从左而上腾,既得雾露之溉,而傲霜凌雪,得秋冬肃杀之气,坚韧挺拔,则藤叶之力雄厚,倍胜于花,自可不言而喻。肥胖病患者,体虚而病实,痰浊瘀凝堆阜,脉络三焦流通之道为之壅滞,则藤叶枝蔓更可疏利脉络而流通三焦,岂非合乎物性之自然欤!于病久深入脉络脏腑之间者,尤为相宜。

玫 瑰 花

《中华人民共和国药典》收载的本品为蔷薇科植物玫瑰的干燥花蕾。玫瑰花始载于清代赵学敏《本草纲目拾遗》。

《群芳谱》:玫瑰一名徘徊,灌生,细叶多刺,类蔷薇茎短;花亦类蔷薇色淡紫;青萼黄蕊,瓣末白点,中有黄者,稍小于紫。嵩山深处有碧色者。赵氏言玫瑰有紫、白二种,紫者入血分,白者入气分。茎有刺,叶如月季而多锯齿,高者三四尺,其花色紫,入药用花瓣,勿见火。其引《百草镜》云:玫瑰花采立夏前含苞未放者,阴干用,忌见火。金代《敬斋古今黈》录唐代诗人张祜咏蔷薇诗云:晓风抹尽燕支颗,夜雨催成蜀锦机。当昼开时正明媚,故乡疑是买臣归。蔷薇花正黄,而此诗专言红,盖此花故有红黄二种,今则以黄者为蔷薇,红紫者为玫瑰云。

玫瑰气香性温,味甘味苦,入脾、肝二经,和血行血,理气治风痹。

《药性考》云:玫瑰性温,行血破积,损伤瘀痛,浸酒饮益。

《救生苦海》用玫瑰花百朵,用初者去心、蒂,河水二碗,煎半,再用河水一碗,煎半去渣,和匀,共有一碗半。白糖一斤,收成稠膏,不时服之,治吐血(想是离经之血,取治血不留瘀之意。如血热妄行之吐血,不当用此和血行血之品耳。屏识)。张山雷《本草正义》赞誉玫瑰花为气分药中,最有捷效而最为驯良者。其谓:玫瑰花香气最浓,清而不浊,和而不猛,柔肝醒胃,疏气治血,宣通窒滞而绝无辛温刚燥之弊。

余早年曾师从陈道隆先生2年,先师于阴虚体质而又有肝胃气痛,或肝气郁结而患经行腹痛等证,擅用八月札、玫瑰花、绿萼梅、环粟子等理气而不伤阴血之品。2000年,曾于肥胖门诊中,用菊花、槐花、金银花、玫瑰花、合欢花等芬芳馥郁之品,激浊扬清,颇受患者欢迎,而收降脂、减重之效,理亦在此。

绿 萼 梅

《中华人民共和国药典》收载的梅花为蔷薇科植物梅的干燥花蕾。《现代实用本草》[注述]:①绿萼梅(绿梅花),花白色,重瓣或单瓣;花萼绿色。②红梅(宫粉),花粉红色,重瓣,花萼红褐色。③白梅(白梅花),花白色,单瓣。以上三种干燥花蕾均可入药。功效相同,沪地习用绿萼梅。

李氏《纲目》:白梅花古方未见用者,仅作点茶,煮粥取其雅致。清代赵学敏《本草纲目拾遗》中收录梅花,并广其学殖。《食物宜忌》:梅花味酸涩,性平,并无主治。殆亦不知梅花之用,入药最广,而功效亦最大。《百草镜》:梅花冬蕊春开,其花不畏霜雪,花后发叶,得先天之气最足,故能解先天胎毒。有红、白、绿萼,千叶,单叶之分,惟单叶绿萼入药尤良……含苞者力胜。性寒,或曰平,味酸涩清香,开胃散郁,煮粥食,助清阳之气上升;蒸露点茶,止渴生津,解暑涤烦。谈撰:卉木皆感春气而生,独梅开以冬,盖东方动以风,风生木,故曲直作酸,则酸者木之性,惟梅之味最酸,乃得气之正。北方水为之母,以生之则易感,故梅先众木而华。《癸辛杂识》:梅花无仰开者,盖亦自能巧避风雪耳,验之信然。《粤志》:惟岭南梅花最早,冬至雷动地中,则梅开地上,盖其时火之气不足于地,而发其最初之精华,故梅开。水之气上足于天,而施其最初之滋润,故雪落、雪泄也,从肃杀之中,泄其一阳之精,以为来春之生生者也。雪深则水气足,梅早则火气足,火气足而为天地阳生之始、阴杀之终,使万物皆复其元。梅之德所以为大,天地一阳之复不可见,见之于梅,又得其气之先也。韶州梅冬至已花,腊复开尤盛,有于旧蒂而作新花者,其地属北,故梅以腊以正月开,气盛则开而又开。琼州梅有六出者,予谓梅五出者也。五阳数也,冬至一阳始复,梅吐花得阳之先者,今六出乃阴数矣。盖以地气而变,苦于严寒,故不用五而用六,同于雪花也,以梅为体,以雪花为用,人见其六而不见其五,藏五于六之中,犹河图之五在十中也。河图之一生水,梅得水气之先,故花于冬至与雪同时。雪者水气所凝,梅者水形所结,卦皆属坎,水在天而凝雪,水在地而发梅,水之数六,寒极则雪花与梅花皆六出,应其数也。花微酸涩无毒,清头目,利肺气,去痰壅滞上热。《本草原始》:安神定魂,解先天痘毒,凡中一切毒。用梅入药诸方中,以梅花点舌丹最负盛名，其方见《集验方》：乳香（去油）二两，珍珠（豆腐煮过）、麝香（水飞）、熊胆各六分，没药（去油）、京牛黄、苦葶苈、朱砂、硼砂、蟾酥（人乳泡）、血竭、雄黄（水飞）各二钱，片脑一钱，另研沉香一钱，梅花（阴干）一钱二分，共为细末，用人乳汁化蟾酥，丸黍米大，金箔为衣。治一切疔毒及恶疮初起，天行瘟毒，咽喉肿痛等症，轻者二粒，重者四粒，先用无根水送下，次取一粒噙舌下化之。

　　紫金锭始见于宋代王璆《百一选方》，名神仙解毒万病丸。明代万全《片玉心书》名紫金锭。清代谢玉琼《麻科活人全书》名玉枢丹：山慈菇、川文蛤（五倍子）、千金子（续随子）（去油，取净霜）各二两，红芽大戟一两，当门子三钱。将慈、蛤、戟三味研极细末，再入霜，香研匀，糯米汤调和，令干、湿相得，于净室中，木臼内杵千下，每料分成四十锭。再入飞净朱砂、飞净明雄黄各五钱尤良。治诸痧霍乱，疫疠瘴气，喉风五绝，惊痫癫狂，百般恶证及诸中毒，诸痈疽。王旭高誉此秘药中之第一方也，所治之证，与本草不甚吻合，确有良验，真不可思议。程门雪谓其方芳香通神，泄化痰水，别有神会。赵恕轩《纲目拾遗》载紫金锭方中，尚有梅花、牛黄、冰片等味，殊堪留意焉。其方：紫金锭宜端午日制合，飞朱砂、红芽大戟、处州山慈菇、千金霜、川文蛤、净粉草、草河车，以上六味各二两，珍珠、琥珀、明雄黄、冰片、陈京墨各五钱，梅花蕊、西牛黄各一两，川麝香四钱，上各药为末，乳筛极细，以糯米粉糊杵为丸，研用。赵氏《纲目拾遗》录九仙夺命丹；集听云：又名十圣丹，治七十二般无名肿毒恶疮，流注火痹等症：朱砂三钱，雄黄、乳香、没药、冰片、血竭各二钱，石胆矾、铜青、麝香、枯矾、熊胆、飞过黄丹各一钱五分；蜈蚣、蚯蚓、僵蚕各二条（微炒黄色，去嘴），梅花一升，寒水石、牛黄、蟾酥、白宫粉、硼砂各一钱，全蝎九个，蜗牛七条。以上二十三味为末，研极细，以朱砂一钱五分为衣。其修合之法：先将蟾酥用乳汁化开，共为丸，如丸不起，略加麸，如桐子大，每服一丸，令病人口嚼生葱一根咽下，又嚼一根极烂,吐在手心上,裹药,用滚热老酒吞下,量冷暖时候,盖衣出汗……如无汗,再服一丸愈。诸毒医迟,毒走攻心,必不可救。若汗来迟,以热酒催之。不可以手摸摩患处,如痒,以旧木梳梳之自止。可见梅花之用,不以气味清芬,开胃散邪,解暑涤烦,止渴生津为限,其解毒辟秽之用,昭然若揭。又稀痘、绝痘诸方,更以为奇,录以备考。稀痘神方:白梅花蕊三钱(采饱绽者,须予备晒干),生地黄三钱,当归三钱,生甘草一钱,脐带小儿自己落下时,去灰或矾,用新瓦炙存性,同煎浓汁,滤清熬膏,作一日吃完,小儿永不出痘。稀痘集听:用绿萼梅花七朵,须予养于花瓶内,春分日摘花半开者,只用净瓣捣烂,白糖三匙,滚水服之,毒即全消,免出痘矣。小儿满月后即可服。予稀痘疹,不药良方,每年腊月清晨摘带露绿萼梅蕊一百,加白糖,捣成小饼,令食之。青梅散:锡山农德堂稀痘良方:用青果核七个,打碎去仁,晒干,研极细末,不宜火焙,又不宜沾生水,再用玉蝶梅花二十一朵,去蒂,共白蜜两茶匙,捣浓,恰交春分时,与小儿服,永不出痘,即出亦不过三粒。此方传自江宁王培德家,已九世,无痘殇之儿,真异方也。绝痘:杨春涯验方:用南方绿萼梅蕊未放,采藏风干,逢四时八节,节前一日,用鸡蛋一个,打孔入蕊,纸糊好,饭上蒸熟,吃数次,永不出痘;即出,亦不过数粒。由此可见,梅花不仅以傲雪凌霜而著称于世,它还能让人体产生扶正达邪作用。这正是千百年来,中医中药薪火传承的灵魂!

曾记何时,1960 年我刚步入中医殿堂,是陈道隆老师指点我渡过了从课堂知识到临床实践的津梁。在他的诊所中,大多数是中上层社会人士。素禀阴虚体质,而病肝胃气痛者为数不少,患者舌红少苔,或光如镜面。脉形弦濡,欲滋阴养血,药多阴柔,有碍于气机之条达;欲调畅气机,药偏芳香燥烈,更伤肺胃阴液,左右为难,莫此为甚。先生滋营养液,选石斛、天花粉、沙参、麦冬、玉竹、扁豆等甘凉之品,益胃生津,而远滋腻重浊之味,以免阻塞气机;疏理肝气,取八月札、绿萼梅、玫瑰花、天师栗、香橼、佛手、砂蔻壳等清芬芳香气味，理气而不伤阴。这正是先生一生之经验积累，最为擅长之处，也教会了我从矛盾中求统一，从曲折中辟蹊径的万全之策。今天我们诊治肥胖病，病由积渐而成，平时经营策划，苦其心志，睡不安稳，积年长夜，伤其心血，非朝夕伊始；而业务商谈，交际往还，杯盏交接，膏粱厚味，在所难免，戕伤脾胃升降枢纽，积湿凝痰，日积月累，阻塞三焦道路，须医患双方相互理解，推心置腹，相互信任。以其心脾两虚，须以补中缓急、养血宁神为则，师甘麦大枣汤、百合地黄汤法度；化湿涤痰，取辛滑流利、上下分消之例，以半夏秫米汤、石氏加味二陈汤、温胆汤、涤痰汤、《心悟》萆薢分清饮为范例；疏瘀用通络古法，取旋覆花汤、失笑散方意，参入三七、茜草、藕节等味；化浊主旨取花类清芬馥郁，激浊扬清，合《内经》上者上之经旨。肺气廓清，气自流通，何患湿浊不化。分清化浊，已有程钟龄萆薢分清之例；芳香化浊，则有菖蒲郁金汤、《医原》加味二陈汤之例在先。2000年，曙光医院内分泌科尝试开肥胖病门诊，吾用菊花、槐米、金银花、绿萼梅、玫瑰花、合欢花，即取清芬馥郁之味，属意激浊扬清成法，唯当时初试牛刀，理论不若今天之完善耳。综上所述，务使顾本而远滋腻重浊之味，治标而避香燥雄烈之品，以策两全，庶得之矣。

（丁学屏　撰文）

第二节　中药减肥有效成分

一、中药有效成分

1. 皂苷（saponins）　皂苷是一组广泛存在于植物当中的异质性甾醇和三萜苷类化合物，受到越来越多研究者的关注。皂苷能阻断肠肝循环，通过与胆固醇结合降低胆固醇在肠道的吸收，达到降脂和减肥的目的。有研究者对从甘草中提取的甘草酸苷的抗肥胖作用进行了体内和体外的研究；以高脂饮食诱导肥胖大鼠，以腹腔脂肪组织总重量、血糖和血脂为指标，比较不同剂量甘草酸苷的抗肥胖作用；结果表明，3组不同剂量的甘草酸苷均能显著降低血清总胆固醇（TC）、游离脂肪酸（FFA），但对血糖无明显影响，其中高、中剂量组能降低血清甘油三酯（TG）。在体外实验中，采用3T3-L1前脂肪细胞测定甘草酸苷对细胞增殖和脂肪代谢的影响。甘草酸苷可抑制前脂肪细胞的增殖，降低脂肪细胞中甘油三酯的含量并且促进成熟脂肪细胞萎缩。谢某等（本章参考文献[3]）运用薤白中提取的薤白苷A来治疗高脂饮食喂养的C57BL/6小鼠，并将治疗剂量分为两组（2mg/kg和4mg/kg）。经过30天的实验表明，薤白皂苷A通过增加胰岛素敏感性指数和改善糖耐量异常来改善脂质代谢紊乱。此外，通过上调腹部脂肪组织的过氧化物酶体增殖物激活受体γ2（PPARγ2）的表达及增高全腹部脂肪组织脂肪酶的活性，减缓腹部肥胖的进展。从黄芪中提取的黄芪苷Ⅳ也具有减肥效果。还有些草药中的皂苷类组分具有类似效果。

2. 多糖（polysaccharides）　多糖由10个或10个以上的单糖分子通过糖苷键聚合而成，广泛分布于微生物及动植物中。它们是天然的生物大分子，在维持细胞及组织的功能和健康方面具有重要作用。近年来，由于多糖具有的免疫调节功能，其生物活性已受到越来越多的关注。多糖中几乎所有的活性成分都能通过增强肠道蠕动和增加脂质吸收来显著降低血浆总胆固醇及甘油三酯含量；还可以通过提升肥胖动物体内的高密度脂蛋白（HDL-C）水平来促进外源性胆固醇转化为胆汁酸。研究表明，枸杞多糖-4（LBP-4）能显著降低血清总胆固醇含量，并且可以降低L-谷氨酸钠（L-MSG）诱导下的下丘脑损伤性肥胖小鼠的脂肪细胞体积。采用枸杞中提取的LBP-4，分别以20mg/（kg·d）、40mg/（kg·d）、60mg/（kg·d）的剂量对肥胖小鼠进行为期30天的治疗；中剂量组中血清高密度脂蛋白含量显著增加，而只在低剂量组出现血清甘油三酯含量降低；同时，LBP-4低剂量组和中剂量组中乙酰辅酶A羧化酶mRNA的表达提高。同样，五味子多糖能通过延缓胃排空速度以降低高脂肪饮食诱导的肥胖小鼠的食物摄入量，还可以通过有效防止食物与消化酶的接触和反应，减缓胃肠道对高能食物的消化和吸收，从而达到减重的目的。

3. 生物碱（alkaloids） 生物碱是一类来自生物圈的含氮有机化合物，广泛分布在植物的各个部分，但（在植物体内分布并不均匀）往往集中在一个特定器官。生物碱是许多药用植物中具有特殊和重要生理活性的一类有效成分。常用于抗肥胖研究的生物碱包括胡椒碱、苦参碱、小檗碱（黄连素）。通过提高高密度脂蛋白（HDL-C）水平，抑制脂质过氧化反应，增加抗氧化酶活性，生物碱可有效预防和治疗肥胖。有实验就甜菜碱进行研究，调查其对高脂饮食喂养的肥胖大鼠的体重和生物化学指标的影响。按给予甜菜碱水溶液剂量将治疗组分为3组[分别为15mg/（kg·d）、30mg/（kg·d）、60mg/（kg·d）]，8周内定期给予治疗组（肥胖大鼠）甜菜碱水溶液灌胃。实验结果表明，给予高剂量甜菜碱水溶液灌胃的肥胖组大鼠的血糖、甘油三酯和血清游离脂肪酸水平比相同条件下给予生理盐水灌胃的对照组肥胖大鼠低；低剂量组的血清胰岛素水平下降，而总抗氧化能力得到改善。此外，血清甲烷二醛的含量在高、低剂量两组中均降低。甜菜碱的抗肥胖作用可能与其抑制脂肪合成的功能有关，通过抑制脂肪酸合成酶（FAS）的活性而增加激素敏感脂肪酶的活性来达到。同时，甜菜碱能有效地为身体提供活性甲基基团，促进甘油三酯的脂解和线粒体的β氧化以及脂肪酸（FA）的传输。张某等（本章参考文献[29]）发现小檗碱（黄连素）能增加营养性肥胖小鼠的棕色脂肪组织活性，并将白色脂肪转化成棕色脂肪。由于能量消耗的大幅度提高，肥胖小鼠的体重因而减轻。对人类大网膜前脂肪细胞的体外研究表明,小檗碱(黄连素)能抑制人类前脂肪细胞的分化及瘦素和脂联素的表达,同时抑制PPARγ2 mRNA的表达。

4. 多酚或黄酮类化合物(polyphenols/flavonoids)　植物多酚是一大类天然的抗氧化剂。蔬菜和水果之所以具有抗肿瘤和抗心血管疾病的强大功效可能归功于植物多酚。多酚的抗氧化性能得到了广泛的研究,已经明确其作用机制远超过调节氧化应激。研究人员近期发现,在肥胖的治疗过程中多酚起到了重要作用,其作用机制主要包括抗氧化功能和清除自由基。多酚促进不饱和脂肪酸的转运、增加与产热,以及脂生成或脂肪酸的氧化相关酶的基因表达,从而降低血液中的总胆固醇、甘油三酯含量及脂肪沉积,以达到减肥的目的。从山楂叶中提取山楂叶总黄酮,分别以12mg/(kg·d)、6mg/(kg·d)、3mg/(kg·d)的剂量对高脂肪饮食喂养的肥胖SD大鼠进行灌胃治疗。实验数据表明,黄酮干预能有效降低血清和肝脏中胆固醇和甘油三酯的含量。同时,当脂肪组织中的脂蛋白脂酶(LPL)含量降低而肌肉组织中的脂蛋白脂酶含量增加时,脂肪组织中的脂肪堆积会受到抑制。此外,某些多酚可以通过调节脂肪细胞分化相关蛋白来减少脂肪堆积。大多数的白藜芦醇存在于种皮中,它可以增加沉默信息调节因子1蛋白的表达并且抑制脂肪细胞中PPARγ与CCAAT/增强结合(C/EBP)-α蛋白的表达,以抑制前脂肪细胞的增殖分化,从而降低脂肪的合成。

中药中的其他有效成分如某些蛋白质、萜类和蒽醌类化合物、不饱和脂肪酸单体化合物所具备的生物活性可作为抗肥胖药。这些物质主要通过对谷氨酸钠肥胖小鼠的体重、血糖、甘油三酯、胆固醇以及脂肪细胞体积大小的调节来达到减肥效果。运用栀子苷对谷氨酸钠肥胖小鼠持续灌胃3周后发现,大剂量(800mg/kg)栀子苷能明显抑制肥胖小鼠的食物摄入,减轻体重,降低血液中甘油三酯和胆固醇含量,并且使白色脂肪细胞体积缩小。

二、减肥中药主要成分一览

中药药名（拉丁文）（英文）	组分部位	实验模型	干预方式	效应	机制
甘草[1]（Glycyrrhiza uralensis Fisch.）(licorice)	甘草素	体外和体内（HFD肥胖SD大鼠）	0.25mg/kg, 0.5mg/kg, 1.0mg/kg, 灌胃14周	体重↓, 腹部脂肪组织↓, 血清总胆固醇（TC）↓, 游离脂肪酸（FFA）↓	抑制3T3-L1前脂肪细胞增殖, 减少脂肪细胞甘油三酯（TG）浓度
黄芪[2]（Astragalus propinquus Schischk.）(astragalus)	黄芪苷IV	体内（HFD雄性肥胖SD大鼠）	0.1g/kg, 灌胃8周	食物摄入↓, 体重↓, 肥胖大鼠的脂肪含量↓	促进脂联素的分泌及调节代谢
薤白[3]（Allium macrostemon Bge.）(allium macrostemon)	薤白皂苷A	体内（营养性高脂C57BL/6小鼠）	2mg/kg, 4mg/kg, 灌胃30天	改善糖耐量及抗腹部肥胖	上调PPARγ2表达, 促进脂联素分泌及腹部全脂肪酶的活性
桔梗[4][Platycodon grandiflorum (Jacq.)A.DC.]（platycodon grandiflorum）	干燥根	体内（雄性Wistar大鼠和HFD ICR雌性肥胖小鼠）	570mg/kg, 灌胃7周, (2~5) g/100g	子宫旁脂肪和肝内胆固醇水平↓	抑制胰脂肪酶活性及减少能量摄入

续表

中药药名（拉丁文）（英文）	组分/部位	实验模型	干预方式	效应	机制
三七[5] [Panax notoginseng (Burk.) F.H.Chen ex C.H.Chow] (pseudo-ginseng)	干燥根茎	体内（雄性 KK-Ay 大鼠，特定病原菌）	50mg/kg，200mg/kg，腹腔注射30天	食物摄入↓，TG↓，体重的增长速度↓	降低血清胰岛素水平
三七[6] [Panax notoginseng (Burk.) F.H.Chen ex C.H.Chow] (pseudo-ginseng)	三七皂苷	体内(HFD 雄性肥胖 C57BL six 大鼠)	100mg/kg，200mg/kg，灌胃2周	抑制食欲并食物摄入↓，总胆固醇(C)↓，TG↓，低密度脂蛋白(LDL)↓，体脂↓，高密度脂蛋白(HDL)↑	抑制单核细胞趋化因子蛋白-1的表达及脂肪组织肿瘤坏死因子-α、炎症细胞因子的表达，改善脂质代谢异常
紫花苜蓿[7,8] (Medicago sativa L.) (alfalfa)	总皂苷	体内(HFD 雄性SD大鼠) 体内(HFD HLP大鼠，特定病原菌)	2ml/d灌胃6周 4g/kg、9g/kg、12g/kg，灌胃6周	抑制食欲，食物摄入↓ 血清和肝脏的甲烷二醛水平↓，内源性胆固醇的合成↓	抑制5-羟色胺和5-羟吲哚乙酸的重摄取。竞争抑制3-羟基-3甲基戊二酰辅酶的抑制率，抑制外源性脂质吸收；促进内源性胆固醇降解

续表

中药药名（拉丁文）（英文）	组分/部位	实验模型	干预方式	效应	机制
					和胆汁排泄，改善脂质代谢紊乱
胡芦巴[9]（Trigonella foenum-graecum L.）(fenugreek)	总皂苷/干燥种子	体内（HFD雄性肥胖Wistar大鼠）	100mg/(kg·d)，灌胃8周	体重↓，脂肪积累↓	改善肥胖大鼠的胰岛素抵抗，调节血脂代谢
黄芪[10]（Astragalus propinquus-Schischk.）(astragalus)	黄芪皂苷	体内（HFD肥胖雌性小鼠）	0.1%、0.4%，灌胃8周	血胆固醇水平↓，体重及外周脂肪组织重量↓	抑制膳食脂肪的消化吸收
蒺藜[11]（Tribulus terrestris L.）(caltrop)	蒺藜皂苷	体内（HFD雄性肥胖SD大鼠）	40mg/kg，灌胃6周	有效抑制体重增加	改善胰岛素抵抗及糖耐量异常，调节异常血脂代谢
丝石竹[12]（Gypsophila acutifolia Stev.ex Spreng.）(radix gypsophila)	满天星皂苷	体内（HFD肥胖大鼠，ICR）	1%、3%，灌胃10周	高饮食负荷状态下，抑制了体重和脂肪量的增加	抑制胰脂肪酶活性并抑制肠道的脂肪吸收
无患子[13]（Sapindus saponaria L.）	无患子/果实	体内（HFD雌性HLP Wistar	0.486g/(kg·d)，0.054g/(kg·d)，	C↓，TG↓，LDL↓，丙二醛（MDA）↓	改善脂质代谢，减少脂肪沉积，改善超

续表

中药药名(拉丁文)(英文)	组分部位	实验模型	干预方式	效应	机制
(sapindus)		大鼠)	动脉注射4周		氧化物歧化酶活性
薤头[14] (Allium chinensis G.Don) (allium chinense)	薤头皂苷/干燥球茎	体内(HFD雄性HLP SD大鼠)	50mg/(kg·d)、100mg/(kg·d)、200mg/(kg·d)、动脉注射4周	TC↓,TG↓,LDL↓,MDA↓,脂滴形成↓	提升局部脂肪分解酶和抗氧化酶活性,提高谷胱甘肽过氧化物酶和超氧化物歧化酶活性,改善肝脏脂质代谢
刺五加[15] [Acanthopanax senticosus (Rupr.et Maxim.)Harms] (acathopanax senticosus)	刺五加皂苷/叶片	体内(HFD雌性高脂血症Wistar大鼠)	20mg/(kg·d)、50mg/(kg·d)、100mg/(kg·d)、腹腔注射3周	C↓,TG↓,LDL↓,HDL↑,外周细胞组织中的胆固醇聚集↓	调节血脂代谢,改善PGI_2/TXA_2比值,纠正自由基代谢紊乱,改善抗氧化物活性,明显抑制肝脏脂肪沉积
枸杞[16] (Lycium barbarum L.) (wolfberry)	枸杞多糖-4/果实	体内(谷氨酸钠皮下注射或高脂饮食引导的雌性肥胖小鼠)	20mg/(kg·d)、40mg/(kg·d)、60mg/(kg·d)、动脉注射30天	TC↓,TG↓,血清高密度脂蛋白水平↑,体重↓,脂肪含量↓	减少脂肪细胞的大小,提高ACC mRNA的含量,调节机体能量代谢

续表

中药药名（拉丁文）（英文）	组分部位	实验模型	干预方式	效应	机制
枸杞[17]（*Lycium barbarum* L.）（wolfberry）	枸杞多糖/果实	体内（营养性饲料喂养的雄性肥胖大鼠）	0.05g/（kg·d），0.10g/（kg·d），0.20g/（kg·d），动脉注射 30 天	抑制食欲，体重↓，体脂含量↓	提高下丘脑瘦素受体结合力，增加能量消耗，促进脂肪代谢
五味子[18][*Schisandra chinensis*（Turcz.）Baill.]（schisandra chinensis）	五味子多糖	体内（HFD 肥胖白色小鼠）	50mg/（kg·d），100mg/（kg·d），200mg/（kg·d），动脉注射 5 周	延缓胃排空率和增强饱腹感，体重↓	有效阻止食物与消化酶的接触和相互作用，延缓胃肠道对高能量食物的消化及吸收
沙枣[19]（*Elaeagnus angustifolia* L.）（oleaster）	沙枣多糖	体内（HFD 肥胖 Wistar 大鼠）	0.2%、0.4%、0.6%，灌胃 12 周	体重↓，血脂↓，MDA↓，血清甘油三酯↓，TC↓，LDL↓，HDL↑	提高超氧化物歧化酶活性；加速过氧化物清除：改善脂质代谢紊乱
灵芝[20][*Ganoderma lucidum*（Curtis）P.Karst.]（ganoderma）	灵芝多糖	体内（HFD HLP SD 大鼠）	500mg/（kg·d），动脉注射 12 周	TC↓，TG↓，LDL↓	提高谷胱甘肽过氧化物酶和超氧化物歧化酶活性，改善脂质代谢，提高抗氧化能力

127

续表

中药药名（拉丁文）（英文）	组分/部位	实验模型	干预方式	效应	机制
香菇[21] [Lentinus edodes (Berk.) Sing]（mushrooms）	香菇多糖	体内（HFD HLP 雄性 SD 大鼠）	100mg/(kg·d)，200mg/(kg·d)，动脉注射 60 天	TC↓	促进胆固醇逆向转运和代谢，催化甘油三酯水解为甘油和游离脂肪酸，促进 HDL3-C 转化为 HDL2-C，增加卵磷脂胆固醇酰基转移酶胆固醇酰基转移酶，脂蛋白脂肪酶活性
昆布[22] (Ecklonia kurome Okam.)（kelp）	昆布多糖	体内（HFD 雄性肥胖 SD 大鼠）	100mg/(kg·d)，200mg/(kg·d)，300mg/(kg·d)，动脉注射 40 天	体重↓，肝、肾脂肪组织重量↓，TG↓，TC↓，HDL↑	增强卵磷脂胆固醇酰基转移酶，脂蛋白脂肪酶和胰脂肪酶活性，抑制腹部、肾脏、生殖器周围的脂肪合成
黑木耳[23] [Auricularia auricular (Lex Hook)Underw]（black fungus）	黑木耳多糖	体内（HFD HLP小鼠）	50mg/d，100mg/d，200mg/d，动脉注射 5 周	C↓，TG↓，HDL↑	增加低密度脂蛋白受体数量，促进脂质水解；抑制胆汁与脂肪结合；减少

续表

中药药名(拉丁文)(英文)	组分部位	实验模型	干预方式	效应	机制
					肠道对脂质的吸收及胆固醇合成
仙人掌[24] [Opuntia dillenii(Ker Gawl.)Haw.](cactus)	仙人掌多糖	体内(HFD HLP SD雄性小鼠,特定病原菌)	100mg/(kg·d),200mg/(kg·d),400mg/(kg·d),动脉注射4周	C↓,TG↓,LDL↓,MDA↓	促进胆固醇和胆汁酸的吸收和排泄,增加饱腹感,加速肠道转运,提高超氧化物歧化酶活性
魔芋(Amorphophallus rivieri Durieu)(konjak) 大蒜[Allium sativum var. pekinense(Prokh.)F. Maek.](garlic)	富硒魔芋多糖/大蒜多糖(7/3)	体内(HFD HLP SD大鼠)	0.125g/kg,0.25g/kg,0.75g/kg,动脉注射4周	促进脂类分解与代谢,脂肪沉积↓	增加饱腹感,减少营养素的吸收(富硒魔芋多糖);调节血脂,促进矿物质吸收(大蒜多糖);抑制胆固醇,甘油三酯和低密度脂蛋白的吸收
黄精[25](Polygonatum sibiricum Red.)(sealwort)	黄精多糖	体内(HFD 肥胖小鼠)	125mg/kg,250mg/kg,500mg/kg,灌胃7天	心、肝组织中的乳铁蛋白及MDA↓,TC↓,TG↓	提高小鼠血液超氧化物歧化酶及谷胱甘肽过氧化物酶活性

续表

中药药名（拉丁文）（英文）	组分部位	实验模型	干预方式	效应	机制
黑加仑[26]（Ribes nigrum L.）（blackcurrant）	黑加仑多糖	体内（HFD雄性HLP Wistar大鼠）	0.4g/kg、0.8g/kg、1.6g/kg,动脉注射35天	TC↓,通过粪便排出胆汁酸	加速胆固醇转化为胆汁酸,阻止胆汁酸的重吸收,抑制小肠吸收胆汁酸
板蓝根[27]（Isatis tinctoria L.）（isatidis radix）	板蓝根多糖	体内（HFD雄性HLP SD大鼠）	20mg/（kg·d）、40mg/（kg·d）、80mg/（kg·d）,动脉注射40天	C↓,TG↓,LDL↓,MDA↓,体重↓	抑制脂质过氧化,改善脂质代谢
甜菜[28]（Beta vulgaris L.）（sugar beet）	甜菜碱/根、茎、种子	体内（HFD雄性肥胖SD小鼠）	15mg/（kg·bwd）、30mg/（kg·bwd）、60mg/（kg·bwd）,动脉注射8周	体重↓,腹部脂肪沉积↓,FFA↓	抑制脂肪酸合成酶活性,改善胰岛素抵抗,增强激素敏感性脂肪酶活性,增强脂肪酸转运,促进线粒体氧化,改善脂质代谢紊乱
黄连[29,30]（Coptis chinensis Franch.）（coptis chinensis）	黄连素	体外和体内（糖尿病小鼠）	动脉注射3周	将白色脂转化为棕色脂肪,糖尿病小鼠的体重↓	增强棕色脂肪细胞活性,增加能量消耗

续表

中药药名（拉丁文）（英文）	组分/部位	实验模型	干预方式	效应	机制
		体外	动脉注射	体重增加↓，抑制细胞内脂肪蓄积	促进葡萄糖的吸收，抑制脂肪细胞分化为成熟脂肪细胞，抑制PPARγ、C/EBP-α及mRNA的表达，改善胰岛素抵抗
荷叶[31]（Nelumbo nucifera Gaertn.）（lotus leaf）	荷叶碱，去甲基化荷叶碱	体内（HFD雄性HLP SD小鼠）	20mg/(kg·d)，40mg/(kg·d)，80mg/(kg·d)，动脉注射40天	控制体重	抑制胰脂肪酶活性，并抑制3T3-L1前脂肪细胞增殖，改善脂质糖代谢
苦参[32]（Sophora flavescens Ait.）（sophora flavescens）	苦参碱	体内（HFD肥胖小鼠）	7.5mg/(kg·d)，15mg/(kg·d)，30mg/(kg·d)，动脉注射8周	明显抑制体重增加，血糖含量↓，血清游离脂肪酸↓，丙氨酸转氨酶及甲烷二醛水平↓	抑制热量摄入，调节血脂及血糖代谢
荜茇[33]（Piper longum L.）（piper nigrum）	胡椒碱，胡椒酸甲酯/成熟的籽粒	体内（HFD肥胖小鼠）	20mg/(kg·d)，动脉注射20天	体重增加速度↓，TC↓，血脂肪积累↓	抑制外源性脂质增加

续表

中药药名（拉丁文）（英文）	组分/部位	实验模型	干预方式	效应	机制
辣椒[34]（Capsicum annuum L.）（pepper）	辣椒素	体内	动脉注射	体重↓，肾周脂肪组织的脂肪堆积↓	减少极低密度脂蛋白合成、促进胆汁酸排泄及体内脂肪的氧化分解
吴茱萸[35][Tetradium ruticarpum (A.Juss.)Hartley]（fructus evodiae）	吴茱萸次碱/干燥成熟果实	体内（STZ及HFD 2型肥胖大鼠，特定病原菌）	25mg/(kg·d)，灌胃7周	血脂↓，炎症反应↓	降低甘油三酯、总胆固醇、低密度脂蛋白、C-反应蛋白水平，提高高密度脂蛋白水平
吴茱萸[36][Tetradium ruticarpum (A.Juss.)Hartley]（fructus evodiae）		体内（HFD雄性肥胖大鼠）	0.05%，灌胃15周	抑制体重增加及脂质合成	激活辣椒素-1受体，抑制血清钙素相关基因表达增加
槲皮素[37]	五甲基槲皮素	体内（MSG+HFD肥胖小鼠）	20mg/(kg·d)，动脉注射18周	体重↓，皮下及内脏脂肪↓，缩小腰围	改善胰岛素抵抗和代谢紊乱，上调脂联素mRNA的表达，降低瘦素mRNA的表达

续表

中药药名（拉丁文）（英文）	组分/部位	实验模型	干预方式	效应	机制
黄芩[38]（Scutellaria baicalensis Georgi）（scutellaria baicalensis）	黄芩素	体外	油红 O 染色法及分光光度法	减肥降脂作用	抑制脂质的合成，抑制 3T3-L1 前脂肪细胞分化和脂肪酸合成酶活性的剂量依赖性
红茶[39][Camellia sinensis（L.）O.Ktze]（black tea）	红茶	体内（HFD 肥胖 SD 大鼠）	口服	体重↓，脂质氧化及产热↑	抑制脂肪酸合成酶活性，明显降低食物摄入与血清甘油三酯含量
厚朴[40]（Magnolia officinalis Rehd.et Wils.）（mangnolia officinalis）	厚朴/皮	体内（HFD 雄性肥胖 SD 大鼠）	30mg/（kg·d），60mg/（kg·d），动脉注射 8 周	抑制食物摄入、氧自由基水平↓，促进脂肪分解，FFA↓，体重↓	改善胰岛素抵抗，促进脂肪分解，改善血糖及血脂代谢
葡萄[41]（Vitis vinifera L.）（grape skin）	白藜芦醇	体外	0μmol/L，10μmol/L，20μmol/L，40μmol/L，	脂联素和瘦素 mRNA 的表达↓	增加 Sirt1 的表达，抑制 PPARγ 和 C/EBP-α 表达，抑制 3T3-L1 前脂肪细胞

续表

中药药名（拉丁文）（英文）	组分/部位	实验模型	干预方式	效应	机制
			80μmol/L 或 48 小时		增殖和分化
黄芩[42]（Scutellaria baicalensis Georgi）（scutellaria baicalensis）	黄芩苷	体外	油红 O 染色法	减肥药物	非竞争性抑制脂肪酶的活性
山楂[43]（Crataegus pinnatifida Bge.）（hawthorn）	山楂叶黄酮	体内（HFD 雄性 HLP SD 大鼠）	3mg/（kg·d）、6mg/（kg·d）、12mg/（kg·d），动脉注射 18 天	C↓，血清↓，肝内 TG↓，脂肪组织中脂蛋白脂肪酶含量↓，肌肉组织内脂蛋白脂肪酶含量↑	有效抑制脂肪蓄积
大豆[44] [Glycine max（L.）Merr.]（soybean）	大豆异黄酮	体内（HFD 雄性 HLPSD 大鼠）	22mg/（kg·d）（异黄酮）或 7.5mg/（kg·d）（山楂）动脉注射 10 周	TC↓，TG↓，LDL↓，HDL↑	降低 ET-1，TXB$_2$/6-keto-PGF$_{1\alpha}$，血浆 D-二聚体及纤维蛋白降解产物数值，提高一氧化氮水平，逆转高脂饮食诱导的血脂代谢紊乱

续表

中药药名(拉丁文)(英文)	组分/部位	实验模型	干预方式	效应	机制
苹果[45] (Malus pumila Mill)(apple)	苹果多酚	体内(HFD 肥胖小鼠)	3.8mg/(kg·bwd)、7.6mg/(kg·bwd)、11.4mg/(kg·bwd) 动脉注射 4 周	肥胖小鼠的体重↓，血管内膜脂质沉积↓	有效提高小鼠超氧化物歧化酶、谷胱甘肽过氧化物酶、肝脂酶和脂肪酸合成酶活性，增强自由基的清除和抗氧化能力，调节脂肪代谢
茶[46] [Camellia sinensis(L.)O.Ktze](tea)	表没食子儿茶素、没食子酸酯	体内(HFD 性肥胖 SD 大鼠)	50mg/(kg·d)、100mg/(kg·d)、300mg/(kg·d) 动脉注射 30 天	睾丸↓，肾周脂肪垫重量与体重的比值↓，控制体重	提高下丘脑瘦素受体与瘦素的结合力，抑制食欲，降低血清瘦素水平，促进能量消耗与脂肪酸氧化
茶[47] [Camellia sinensis(L.)O.Ktze](tea)	茶多酚	体外	0.25mg/ml、0.5mg/ml、0.8mg/ml、1.0mg/ml、1.5mg/ml	非竞争性抑制胰脂肪酶活性，控制和治疗肥胖	茶多酚分子进入"疏水性腔"，通过加强氢键和酶之间的结合影响酶的构象

续表

中药药名（拉丁文）（英文）	组分/部位	实验模型	干预方式	效应	机制
			2.0mg/ml，2.5mg/ml		
栀子[48]（Gardenia jasminoides Ellis）（gardenia）	栀子苷	体内（谷氨酸钠诱导的肥胖癌症研究所小鼠）	400mg/(kg·d)、800mg/(kg·d)，动脉注射3周	抑制食物摄入，TC↓，血TG↓，抑制食欲，体重↓	激活胰高血糖素样肽-1受体，缩小谷氨酸钠诱导的肥胖小鼠的腹部白色脂肪细胞
女贞子[49]（Ligustrum lucidum Ait.）（glossy privet fruit）	熊果酸	体内（HFD肥胖C57BL/6J小鼠）	10mg/(kg·d)，动脉注射20周	明显抑制肥胖小鼠的体重增加，血清瘦素↓，血糖↓，胰岛素水平↓	提高胰岛素敏感性指数，有效改善肥胖小鼠的代谢异常
红景天[50]（Rhodiola rosea L.）（rhodiola）	红景天苷（98%）	体外	1mg/L或24小时，油红O染色法	抑制细胞内脂质堆积，控制体重增加	抑制PPARγ、C/EBP-α、mRNA的表达，抑制前脂肪细胞分化为成熟脂肪细胞

续表

中药名（拉丁文）（英文）	组分部位	实验模型	干预方式	效应	机制
连翘[51] [Forsythia suspensa (THunb.) Vahl]（forsythia）	连翘苷	体内（HFD 肥胖癌症研究所小鼠）	5mg/(kg·d)、15mg/(kg·d)、45mg/(kg·d)，动脉注射17天	抑制食欲，体重增长率和脂肪系数↓，脂肪细胞的数量↑	减少体内多余脂肪的积累，促进饮食热量的消耗，降低空肠绒毛表面积
苦荞[52] （Polygonum tataricum L.）（tartary buckwheat）	苦荞麦蛋白质	体内（HFD 雄性HLP小鼠）	复合蛋白；白蛋白；球蛋白；谷蛋白；每只50mg/(kg·d)，200mg/(kg·d)，动脉注射4周	脂肪沉积↓ TG↓ TC↓ LDL↓ HDL↑	提高血清和肝脏中过氧化物歧化酶和谷胱甘肽过氧化物酶活性，降低脂质过氧化反应水平
大黄[53] （Rheum officinale Baill.）（rhubarb）	大黄素	体外	5μmol/L、10μmol/L、20μmol/L、40μmol/L、80μmol/L、160μmol/L、	改善脂质代谢	抑制影响前脂肪细胞增殖和分化的剂量依赖性，抑制脂肪酸合成酶活性

续表

中药药名(拉丁文)(英文)	组分/部位	实验模型	干预方式	效应	机制
			320μmol/L 或 6天 油红O染色法 或分光光度法		
决明子[54] (Cassia tora L.)(cassia seed)	决明属总蒽醌	体内(雄性乙醇诱导酒精肝大鼠)	0.1mg/kg,0.2mg/kg,0.4mg/kg,动脉注射90天	血清丙氨酸转移酶↓,谷氨酸转移酶↓,血脂↓,血脂↓,TC↓,TG↓,MDA↓,血游离脂肪酸含量↓	提高血清过氧化物歧化酶、肝脂酶和脂蛋白脂酶活性,抑制外源性脂质的吸收和氧化,脂质水解和氧化,增加PPARγmRNA和蛋白的表达,调节脂质代谢
何首乌[55] [Fallopia multiflora (Thunb.) Haraldson](fleece flower root)	何首乌蒽醌/干燥根	体外和体内(正常雌性大鼠)	2ml/d,动脉注射20天	抑制食欲,体重↓	抑制脂肪酸合成酶活性

续表

中药药名（拉丁文）（英文）	组分部位	实验模型	干预方式	效应	机制
虎杖[56]（*Reynoutria japonica* Houtt.）（polygonum cuspidatum）	虎杖蒽醌	体内（STZ 复制的糖尿病肾病大鼠）	200mg/(kg·d)、400mg/(kg·d)、800mg/(kg·d)，动脉注射 8 周	抑制脂质过氧化，治疗肥胖	调节葡萄糖和脂质代谢，减少肝脏脂质蓄积
杜仲[57]（*Eucommia ulmoides* Oliv.）（eucommia ulmoides）	α-亚麻酸	体内（HFD 雄性肥胖大鼠）	0.25 kg/bwd、0.5 kg/bwd、1.0 kg/bwd，动脉注射	肥胖小鼠的体重↓，TC↓	抑制脂肪酸和甘油三酯的合成，加速β-氧化
大豆[58][*Glycine max*(L.)Merr.]（soybean）	4-甲氧基酯油酸	体外和体内（HFD 雄性肥胖 SD 大鼠）	25mg/(kg·d)、50mg/(kg·d)、100mg/(kg·d)，动脉注射 30 天	控制体重，脂肪细胞甘油三酯存储量↓，血液中 C 和 FFA↓	抑制脂肪细胞的增殖分化；激活激素敏感脂肪酶，促进细胞内的脂肪分解和甘油释放，调节血脂代谢

（陶　枫　刘晓倩　撰文）

第三节　中药减肥机制

一、减少能量摄入

下丘脑弓状核分泌的神经肽Y（NPY），具有促进食物摄取，增加能量消耗和控制体重增加的作用。研究发现，中药具有多种抑制神经肽Y表达的途径。首先，增强下丘脑瘦素受体与瘦素的亲和力水平，如上述的枸杞多糖（LBP）。实验组（用药组）中瘦素受体与瘦素的亲和力增强，从而降低食欲，提高脂肪代谢。其次，通过促进神经末梢释放5-羟色胺（5-HT），以及抑制5-羟色胺的再摄取以增强5-羟色胺活性。苜蓿总皂苷可抑制5-HT的再摄取，降低营养性肥胖小鼠的食欲从而减少食物摄入。再次，抑制脂肪酸合成酶的活性。注射脂肪酸合成酶抑制剂的肥胖小鼠，由于神经肽Y的表达受到抑制，使酶作用物乙酰辅酶A的浓度下降，最终导致食欲抑制，体重减轻，这意味着肥胖治疗中可以将脂肪酸合成酶作为一个新靶点。茶黄素抑制脂肪酸合成酶活性，减少食物的摄入，降低血甘油三酯水平和肥胖大鼠的体重。

二、抑制外源性脂质的消化及吸收

膳食脂肪是身体多余脂肪的主要来源。膳食中50%~70%的脂肪均由胰脂肪酶负责水解。如果可以有效控制胰脂肪酶活性，肥胖或许可以得到控制。桔梗皂苷可通过抑制胰脂肪酶活性来抑制肠道对饮食中脂肪的消化和吸收，并降低子宫的外周脂肪量以及肝脏甘油三酯水平。

三、减少内源性脂质的合成

在正常情况下，脂肪细胞的生成与消耗之间保持平衡状态。只要当脂肪的合成超过脂肪氧化，就会引起肥胖。中药中的活性成分可以通过多种途径减少脂质沉积。首先,他们可以抑制脂肪细胞的增殖和分化。红景天苷可抑制与细胞分化相关基因 PPARγ 及 C/EBP-α 的表达,从而抑制脂肪细胞发育为成熟脂肪细胞,因此,可以身体脂肪积累得以控制。其次,通过提高脂蛋白脂酶的活性和降低脂肪中脂肪酸合成酶的储存量来减少脂质沉积。海带多糖可提高肥胖大鼠脂蛋白脂酶的活性,明显减少腹腔、肾脏和生殖器周围的脂肪生成和脂肪堆积。再次,抑制脂肪酸合成酶活性从而阻滞体内的脂肪合成通路。源自马齿苋的 α- 亚麻酸可抑制脂肪酸合成酶的活性,促进脂肪酸合成酶氧化,阻断内源性胆固醇的合成,降低体内胆固醇的吸收。

四、促进脂质的氧化与消耗

肥胖的主要原因是热量的摄入超过了消耗,剩余的热量储存在身体脂肪组织里。促进体内的能量消耗是肥胖病的有效治疗方法。中药活性成分可以通过 2 种途径增加能量消耗。

1. 增加脂联素的分泌,促进骨骼肌细胞的脂肪酸氧化　脂联素是一种胰岛素敏感激素,也是体内脂质代谢的重要调节因子。研究表明,五甲基槲皮素可上调谷氨酸钠诱导的肥胖小鼠脂肪细胞内脂联素 mRNA 的表达,并增加脂肪酸氧化和骨骼肌细胞的能量消耗。此外,运用黄芪苷Ⅳ的实验组中大鼠体内的脂联素含量最低。通过调节肥胖大鼠的脂质代谢,黄芪苷Ⅳ可能具有一定的减肥作用。

2. 通过增强用以储存多余能量的白色脂肪氧化水解,促进白色脂肪变成棕色脂肪　黄连素(小檗碱)可增强棕色脂肪组织的活性,显著提升肥胖小鼠的能量消耗并降低其体重。

五、改善脂质代谢紊乱

多数肥胖病患者存在脂代谢紊乱。中药可以通过两种方式改善脂质代谢紊乱。

1. 增加胰岛素敏感性（指数），改善胰岛素抵抗和瘦素抵抗　肥胖病一直与增加心血管风险和胰岛素抵抗相关。动物实验表明，厚朴酚能通过降低游离脂肪酸水平减轻胰岛素抵抗，改善糖、脂代谢紊乱。熊果酸能明显抑制营养性肥胖小鼠的体重增加，降低血清瘦素水平，降低血糖和胰岛素含量，改善胰岛素抵抗及脂代谢紊乱。

2. 清除自由基，抑制脂质过氧化　肥胖病患者血清中存在高水平的低密度脂蛋白，会导致内源性脂质的积累增加。氧自由基会干扰胰岛素信号转导系统，并参与多个机制产成胰岛素抵抗。苦参碱可抑制肥胖大鼠的热量摄入并减轻其体重，同时，它还可降低血糖、血清游离脂肪酸、丙氨酸氨基转移酶和甲烷二醛的含量，提高总抗氧化能力并改善血脂代谢紊乱。

（陶　枫　刘晓倩　撰文）

参 考 文 献

[1] Luo Q, OuYang LB. Anti-obesity effect of glycyrrhizin on obese rats and its mechanism[J]. Centr S Pharm, 2010, 8: 204-208.

[2] Xie F, Liu YY, Li XY. Influence of Astragaloside Ⅳ on reduction of body weight of mice[J]. J Liaoning Univ TCM, 2013, 15: 233-234.

[3] Xie WD, Cai GP, Zhang YO, et al. Macrostemonoside A: a novel compound for hypoglycemic, lipid-lowering and antiobesity[J]. Dev Pharm Pharmacol PhD Forum, 2008, 1: 97-98.

[4] Zheng YN, Liu KY, Xu BJ, et al. Studies on effects of platycodi radix on lipid metabolism of mice with high fat dietinduced obesity[J]. J Jilin Agr Univ, 2002, 24: 42-46, 53.

[5] Yang CY, Xie ZG, Cheng WB, et al. Effects of Panax notoginseng saponins on anti-hyperglycemic, anti-obese and prevention from kidney pathological changes in KK-Ay mice[J]. J Chin Med Mater, 2009, 32(10): 1571-1576.

[6] Kang JK, Gao CJ, Ma KQ, et al. Effects of Panax notoginseng saponins on diet induced metabolic dysfunction and expression of inflammatory cytokines in adipose tissue of

obese mice[J]. J Chongqing Med Univ, 2012, 37: 949-953.

[7] Liu CY, Chen H, Wang L, et al. Effects of total saponins from bd on striatum extracellular levelsi of 5-HT and 5-HIAA in the diet-induced obese rats[J]. J Nongken Med, 2011, 33: 139-143.

[8] Liu F, Chen H, Zhong M, et al. Effects of total saponins of Medicago sativa on blood lipid metabolism in rats with experimental hyperlipidemia[J]. Chin J Exp Trad Med Formul, 2011, 17: 211-214.

[9] Lu FR, Qin Y, Shen L, et al. Effect of Trigonella foenum-graecum saponin on blood glucose and lipid metabolism and insulin resistance in diet-induced obese rats[J]. Chi J Inform TCM, 2010, 17: 34-36.

[10] Chen JP. Experimental study on the effect of weight lose of Astragalus saponin[J]. Heilongjiang JTCM, 2011, 1: 49-50.

[11] Niu W, Qu WJ, Wang YF, et al. Effects of saponins from *Tribulus terrestris* L. on insulin resistance and hyperlipidemia in the diet-induced obese rats[J]. Acta Nutrim Sin, 2006, 28(2): 170-173.

[12] He YZ. Anti-obesity effect of total saponins of Gypsophila water portion[J]. Foreign Med Sci, 2005, 27: 185-186.

[13] Lu H, Long ZJ, Zhang DF. Effects of sapindoside on blood lipid metabolism and its protective action on vascular endothelial function in hyperlipidemic rat[J]. Chin Pharm, 2011, 20: 14-15.

[14] Lei RJ, Li J, Jin SX, et al. Hyperlipidemic effect of total steroidal saponins extracted from Allium chinense G. Don in high-fat diet-induced hyperlipidemia rats[J]. Chin Tradit Pat Med, 2013, 35: 1615-1619.

[15] Sui DY, Han CC, Yu XF, et al. Effects of Acanthopanax senticosus saponins on blood lipid metabolism and antioxidative activity in experimental hyperlipidemia rats[J]. J Jilin Univ(Med), 2004, 30: 56-59.

[16] Zhang M, Zhu CP, Shi CL, et al. Extraction, isolation of Lycium barbarum polysaccharide-4 and its role in weight loss obesity mice on female hypothalamus injury[J]. Nutr Health, 2003, 24: 114-117.

[17] Wang SK, Sun GJ, Han C, et al. Study on the effect and mechanism on losing weight of Lycium barbarum polysaccharide[C]. Hangzhou: 2nd Conference 4th CST Food Toxicology Comm, 2006: 258-260.

[18] Gao XX, Meng XJ, Li JH. Study on functions of active polysaccharide from *Schisandra chinensis*(Turcz.)Baill. in reducing weight and fat[J]. Sci Technol Food Ind, 2008,

29: 248-251.

[19] Bai YL Studies on the effect of Elaeagnus angustifolia polysaccharide on reducing blood lipid and slimming and antioxidant in rats[D]. Changchun: Jilin University, 2007.

[20] Chen WQ, Luo SH, Li HZ, et al. Comparative studies on pharmacological effects of the main chemical constituents of Peucedanum praeruptorum from Henan and Jiangxi[J]. China J Chin Mater Med, 2005, 30: 1358-1360.

[21] Wang HM, Xia DZ, Xiang M, et al. Research of lentinan's effect on blood lipid and its mechanisms[J]. Zhejiang JITCWM, 2005, 15: 599-602.

[22] Wang HM, Sun W, Huang SX, et al. Experimental study on weight-losing and hypolipidemic effects of thallus laminariae polysaccharides and its mechanisms in rat[J]. Chin JMAP, 2008, 25(1): 16-19.

[23] Zhou GH, Yu GP. Effect study of Auricularia polysaccharide on reducing blood lipid[J]. Mod Food Sci Technol, 2005, 21: 46-48.

[24] Huang W. Studies on antilipemic function and mechanism of Opuntia dillenii haw. polysaccharide[D]. Changsha: Hunan Agricultural University, 2008.

[25] Zhang TT, Xia XK, Chen CP, et al. Biological activities of polysaccharides from *Polygonatum sibiricum* redoute[J]. Chin J Exp Tradit Med Formul, 2006, 12: 42-45.

[26] Wang XY, Seliman MS, Li L. Effect on the levels of serum total cholesterol of the rats of blackcurrant polysaccharides[J]. China Foreign Med, 2010, 23: 41.

[27] Li JP, Jiang H, Liu MX. Study on weight loss and antioxidation of Isatis root polysaccharide[C]. Wuhan: 9th Natl Congr Chin Pharmacol Inst, 2007.

[28] Lu X, Wang J, Wang H, et al. Effects of betaine on body weight and biochemical index in obese rats fed with high-fat diet[J]. J Nutr, 2008, 30: 311-312, 315.

[29] Zhang ZG, Meng XJ, Li B, et al. The study on the effect and mechanism of berberine of promoting the energy expenditure of the body and the therapeutic of obesity[J]. J Diabetes Mellitus, 2012, 4: 136.

[30] Wang SH, Wang WJ, Wang XF, et al. Effect of Astragalus polysaccharides and berberine on carbohydrate metabolism and cell differentiation in 3T3-L1 adipocytes[J]. Chin J Integr Med, 2004, 24(10): 926-928.

[31] Fan TT. Study on lipid-lowing and weight-loosing activity of alkaloids from lotus leaf[D]. Hangzhou: Zhejiang University, 2013.

[32] Yuan LJ, Lu X, Wang J, et al. Effects of matrine on weight, serum lipids and anti-oxidative capacity in high-fatted rats[J]. Lishizhen Med Mater Med Res, 2008, 19: 2062-2064.

[33] Wu E, Zhou HF, Han SY. Comparative study on hypolipidemic effect of piperine and methyl piperate from piper longum's extract[J]. Med J West China, 2013, 25: 1146-1147.

[34] Zhang L, Liu X, Chen ZD. Advance in research of hypolipidmic efficacy and mechanisms of piper annuum[J]. Manag Res Boost Food Saf Chongqing Summ Forum, 2011, 6: 466-469.

[35] Nie XQ, Yu LH, Chen HH, et al. Intervention effect of rutaecarpine in type2 diabetes obese rats[J]. Chin Pharmacol Bull, 2010, 26(7): 872-876.

[36] Shi HL, Zheng QL, Wu DZ. Effect on anti-obesity complicated with vascular hypertrophy of rutaecarpine[J]. Chin Pharmacol Bull, 2011, 27: 1687-1692.

[37] Shen JZ. The effect of pentylmethyl quercetin in metabolic syndrome mice due to intervention of monosodium glutamate[D]. Wuhan: Huazhong University of Science and Technology, 2009.

[38] Cheng JY, Zhang XL, Yang Y, et al. Effects of baicalein on differentiation of 3T3-L1 preadipocytes into adipocytes and on fatty acid synthase activity[J]. Nat Prod Res Dev, 2004, 16: 7-9.

[39] Du YT, Wang X, Wu XD, et al. Keemun black tea extract contains potent fatty acid synthase inhibitors and reduces food intake and body weight of rats via oral administration[J]. J Enzym Inhib and Med Chem, 2008, 20(4): 349-356.

[40] Guo Z, Yuan LJ, Lu X, et al. Effects of magonol on body weight and insulin resistance of fat-rich food-fed obese rats[J]. Basic & Clin Med, 2008, 28: 936-939.

[41] Chen SF, Xiao XC, Sun YS, et al. Effects and mechanisms of resveratrol on proliferation and differentiation of murine 3T3-L1 cells[J]. Chin Pharmacol Bull, 2010, 26: 108-111.

[42] Yin RQ, Ding Y, Chen MD, et al. Research on the inhibition mechanism of baicalin on pancreatic lipase[J]. J Anhui Agri, 2009, 37: 11534-11536.

[43] Liang WW, Yan J, Wu LH, et al. Effect of hawthorn leaf flavonids on lipid metabolism in hyperlipidemia rats[J]. Health Res, 2010, 8: 8-11.

[44] Ge XZ, Lin Q, Huo Q, et al. Effects of soybean isoflavones and hawthorn compound on thrombosis in rats with hyperlipidemia[J]. Pharmacol Clin, 2006, 22: 42-43.

[45] Wang ZY, Zhou LP, Liu Y. Effect of apple polyphenol on lipid metabolism in mice[J]. Food Sci, 2010, 31(9): 288-291.

[46] Han C, Fan XB, Wang SK, et al. Experimental study of EGCG on weight loss in obese rats[J]. Mod Med J, 2008, 36: 197-199.

[47] Zhang Z. The inhibition of tea polyphenol on pancreatic lipase[J]. Food Ind, 2013, 34:

168-170.

[48] Shi L, Sun J, Li L, et al. Antiobesity effects of geniposide on monosodium glutamate-induced obese mice[J]. China pharm, 2011, 22(39): 3671-3673.

[49] Liu YX. Research on the anti-obesity effect of ursolic acid with experimental hyperlipidemia mice[J]. W China J Pharm Sci, 2013, 28: 264-266.

[50] Wang SH, Wang WJ, Wang XF, et al. Effects of salidroside on carbohydrate metabolism and differentiation of 3T3-L1 adipocytes[J]. Chin J Integr Med, 2004, 2(3): 193-195.

[51] Zhao YM, Li FZ, An XN, et al. Study of phillyrin on weight loss in nutritive obesity mice[J]. Nat Prod Res Dev, 2007, 19: 277-279.

[52] Zuo GM, Tan C, Wang JH, et al. Effect of buckwheat protein on reducing blood lipid and antioxidant in hyperlipemia mice[J]. Food Sci, 2010, 31: 247-250.

[53] Zhang CB, Teng L, Shi Y, et al. Effect of emodin on proliferation and differentiation of 3T3-L1 preadipocyte and FAS activity[J]. Chin Med J, 2002, 115(7): 75-78, 150.

[54] Luo XQ, Xu XY, Huang CG, et al. Effect of total anthraquinones in semen cassiae on oxidation of liver lipid in rats with alcoholic fatty liver and PPAR-γ expression[J]. China J Chin Mater Med, 2011, 36: 1654-1659.

[55] Li LC, Wu XD, Tian WX. Inhibition to fatty acid synthase with extract of tuber fleeceflower root[J]. Chin J Biochem Mol, 2003, 19: 297-304.

[56] Wang H, Li W, Cui SK, et al. Protection of anthraquinone of Rhizoma Polygoni Cuspidati for kidneys of early diabetic nephropathy model rats[J]. Chin J Exp Tradit Med Form, 2011, 17: 169-171.

[57] Guo ML, Zhou YP, Feng X. Experimental study on the hypolipidemic effect of auxiliary Eucommia seed oil[J]. China Prev Med, 2008, 9: 677-678.

[58] Wu GZ, Guo YQ, Su X, et al. Studies on the antiobesity action and mechanisms of daidzein derivative: LRXH609[J]. Chin J Clin Pharmacol Ther, 2009, 14: 519-523.

第六章
肥胖病与心肌病

肥胖病是指体内脂肪积聚过多和(或)分布异常,体重增加所致的内分泌代谢疾病。肥胖性心肌病是由肥胖直接造成的和肥胖伴发疾病造成的心肌损害。

第一节　肥胖病对心脏的两重损害

一、肥胖病直接造成的心脏损害

肥胖病直接造成的心脏病变,来自脂肪细胞个体的肥大。肥胖病的轻、中、重,取决于脂肪细胞的分化速率和脂肪细胞个体的大小。脂肪细胞个体的肥大,导致脂肪组织的扩增、堆积。这些机械因素,使心脏组织承受外来的压力而限制心室的扩张。脂肪组织,特别是心周脂肪组织,包括心外膜脂肪组织和心包外脂肪组织。后者的堆积,使心肌细胞的比例缩小,直接影响心脏收缩力的衰减。而胸壁及腹部脂肪的扩增、堆积,更限制了胸廓的扩伸和横膈的运动,直接约束了心脏的扩张,从而降低了心脏的舒张功能。有研究显示,胸廓的顺应性随BMI的增长而呈现指数型下降。随着脂肪组织的堆积和人体体重的增加,机体出现生理性适应反应:循环量和心输出量增加,全身血管外周阻力降低,左室壁张力增加而诱发

147

适应性机制,出现左心室离心性肥大和左室壁张力降低。肥胖病患者为了扩增的脂肪代谢需要,心脏的每搏量和心搏量常有不同程度的增加,当左心室肥大落后于左心室扩张,左室壁张力进一步增高而出现收缩功能不全。另一方面,炎症反应可进一步破坏正常的心肌组织。Rocha 等研究认为,肥胖是机体的一种炎症状态,堆积的脂肪可分泌大量的细胞因子,招募并活化免疫细胞分泌炎性介质,影响组织细胞的糖脂代谢,并导致其坏死。同时增加的体重又对心输出量提出更高的要求,最终势必导致心脏结构及功能的进行性损害。影像学资料为肥胖病心脏结构和功能损害提供了形象生动的资料:Alpert 等研究表明,随着肥胖病程的进展,心脏结构的变化更明显。肥胖病者在未出现临床症状之前,其心脏结构已出现病理性改变,左心室舒张功能障碍已处于亚临床阶段,如此年长日久,这种状态得不到缓解,势必进一步加重心脏前负荷,导致心肌肥厚、心脏扩大、心肌耗氧量增加,出现左心室舒张功能不全,促使心力衰竭的发生。采用二维和 M 型心动超声仪检测左心室结构参数,左心室收缩末内径、舒张末内径、室间隔、左室后壁并计算左室质量、左室质量指数,李春梅等对比研究了 82 例单纯性、中度肥胖者和 120 例健康对照者的左心结构和左室舒张功能,结果表明,肥胖组较对照组左室、左房扩大,室壁增厚,左室质量指数明显增加,左室舒张功能下降。Chakko 及 Grossman 分别用多普勒超声研究肥胖者的心脏结构功能,均发现肥胖组较非肥胖组左心室内径明显扩大,左室壁明显增厚,左心室质量指数明显增加。崔爱东应用常规心动超声图和组织多普勒超声对 78 名正常体重者、87 名超重者和 72 名超重合并腹型肥胖者进行对比研究,结果发现超重组和超重合并腹型肥胖组室壁增厚、心腔增大、左室质量指数增加。姜克新等选择 60 例肥胖者和 21 名健康者对其心脏结构进行检测,结果发现肥胖者较健康者的左心室收缩末内径、舒张末内径增宽,室间隔、左室后壁增厚,室壁质量、左室质量指数明显增加,且随肥胖程度的加重有加重趋势。魏以新等将 2003 年 1 月—2005 年 7 月机关干部体检人群随机分为 3 组:对照组(BMI < 25)75 例,男 41 例,女 34 例,年龄(47.39±14.10)岁;超重组(BMI ≥ 25)76 例,男 44 例,女 32 例,年龄(47.39±13.01)岁;肥胖组(BMI ≥ 30)68 例,男 47 例,女 21 例,年龄(48.13±14.45)岁。采用美国 PH5000 彩色多普勒超声心动图仪检测舒张末期左室内径、左房内径、室间隔、左室后壁厚度,并根据美国超声学会方法计算出左心室质量、左室质量指数、每搏量、心排血量、心脏指数、左心室射血分数、左室短轴缩短率……研究证实,心脏解剖结构、功能与肥胖指标之间有统计学显著相关关系,肥胖与非肥胖者差异显著,左室搏出量及舒张期内径随肥胖时限而俱增。肥胖可引起心脏质量和形态结构的改变,并与肥胖的严重程度相关,左室壁增厚、心脏扩大、室壁厚度与左室内径平行增长,左室内径 / 后壁厚度无明显变化,数据显示属于左心室非向心性肥大。

二、肥胖伴发疾病引起的心脏损害

除了上述肥胖病的直接作用而外,循环系统的损伤,更多来自肥胖病并发症的间接影响,包括内分泌及代谢失常所致的高血压、高脂血症、胰岛素抵抗、血管内皮受损后形成的动脉粥样硬化斑以及呼吸系统受累后引发的低氧 - 高碳酸血症等。

1. 肥胖病腹部脂肪所分泌的细胞因子造成的心脏损害　肥大的脂肪细胞逐步向巨噬细胞分化,表达并释放细胞因子和趋化因子,如肿瘤坏死因子 -α(TNF-α)、白细胞介素 -6(IL-6)、瘦素(leptin)、抵抗素、单核细胞趋化蛋白 -1 及纤维酶原活化物抑制剂 -1 等,而内皮细胞则通过增加黏附因子的表达发挥协同作用,一起参与对单核细胞的募集。上述各种表现的局部炎症反应的不利因素,降低了组织细胞对胰岛素的敏感性而造成胰岛素抵抗,致使机体不能实现胰岛素对脂肪动员的抑制效应,致使脂肪组织迅速分解,产生更多的游离脂肪酸,形成恶性循环。

2. 炎性细胞因子参与神经内分泌系统的调节　实验显示,瘦素水平随着局部脂肪组织内脂肪堆积量的增加而上升,从而诱发交感神经轴的兴奋,活化肾素 - 血管紧张素系统,并进一步激活机体内的氧化应激反应,致使血管平滑肌增生,血管壁弹力减小,以及对运动诱发升压反应的过度敏感,在肥胖相关的高血压的发生与发展中产生主要的介导作用。高血压不仅使心脏后负荷增加,造成左心室向心性肥厚、收缩功能下降及心肌缺血,而且致血管内膜损伤,造成动脉粥样硬化。RAS 应激又从另一侧面抑制胰岛素受体信号传导,酿成胰岛素抵抗(IR)或 2 型糖尿病(T2DM)。

3. 肥胖病多代谢系统的代谢失常,减少了重要保护因子　肥胖病所致的多代谢紊乱,不仅增加了诸多有害因子,还减少了某些重要保护因子,如脂联素,该因子主要由脂肪细胞分泌,其受体 AdipoR1/R2 广泛分布于血管内皮、骨骼肌、肝脏、淋巴细胞等多种组织和间质的表面。通过与受体结合,脂联素可有效增加组织细胞对胰岛素的敏感性,降低血脂及炎性因子水平,并活化血管内皮细胞的一氧化氮(NO)合成酶,可增加局部 NO 浓度,从而扩张血管,防止血小板聚集和血管平滑肌细胞增生。脂联素减少可造成 IR 及内皮细胞损伤,减少 NO 合成并加重血管病变;另一方面,又增加血管内皮细胞中 NAD(P)H 氧化酶的活性,能持续刺激动脉粥样硬化及高血压的发生发展;同时上调细胞核因子 κB 和内皮素 -1 的表达,后者的血管收缩效应,可诱发冠状动脉痉挛。

4. 肥胖病相关的呼吸系统并发症也可间接损伤心脏及血管系统　Damia 等研究认为,由于颈部脂肪堆积,口咽部软组织增生和松弛,容易造成气道,尤其是咽腔部位狭窄,导致患者发生阻塞性睡眠呼吸暂停或低气道,进而出现静息低氧 - 高碳酸血症。持续的低氧,

高 CO_2，可引起肺小动脉痉挛，此等情况的持续可形成肺动脉高压、右心室扩大及右心衰竭，同时可加重全身血管内皮的氧化应激损伤，促使动脉粥样硬化斑形成及血管狭窄。此外，低氧血症还刺激红细胞大量合成，使血液黏稠度升高，血流速度变慢，增加心脑血管缺血性事件发生风险。Miller 等回顾了阻塞性睡眠通气障碍与循环系统受累之间的关系，发现患者血清中 C- 反应蛋白和同型半胱氨酸含量升高，并且对于指示体内的炎症程度及心血管事件风险具有指导意义。

（丁学屏　何大平　撰文）

第二节　肥胖性心肌病的病理

随着磁共振成像技术和分光光度计技术的推广，研究得以成功分析人类心脏组织中存在的脂质含量。最近研究发现，心脏组织中甘油三酯含量随体重指数的增加而增加，而且两者成线性关系。近期一项对心力衰竭患者的心脏活检研究发现，肥胖及 2 型糖尿病患者的心脏脂质水平是健康对照组的 5~6 倍，该项研究同时发现心脏的脂质水平与心肌收缩的基因表达呈负相关关系。该项研究提示，心肌的脂肪变性可能涉及心肌收缩功能等因素而共同参与肥胖相关性心肌病变的发生。另有研究利用信号均衡心电图技术引用在肥胖病的研究中，结果发现，在无临床症状的肥胖病患者身上存在明显的异常心脏电位，该现象独立于高血压、糖尿病等心血管危险因素。有学者认为，由于心肌细胞中脂质的过量沉积，使心肌中游离脂肪酸水平明显升高，可激活诱导型一氧化氮合酶，加速心肌细胞凋亡和左心室功能障碍。再者，游离脂肪酸尚可直接改变线粒体膜的通透性而导致细胞色素 C 释放，参与诱导心肌细胞凋亡。此外，心肌细胞脂肪变性尚可促使心肌氧化应激、内质网应激等反应加剧，促使反应性氧簇和转录因子如真核细胞延长因子 -1A$_1$ 等激活，后者可激活一系列信号转导途径，参与心肌细胞的肥大、凋亡、心肌纤维化等病理过程，最终导致肥胖性心肌病。另有研究证明，心脏中脂肪沉积可以导致心脏中肌球蛋白重链 -β 链水平明显上升，而 α 链无甚变化。肌球蛋白重链 -β 的异常升高，与心肌病及因心理压力超负荷所致的心肌肥大等病理现象，以及心肌收缩功能降低相关。为使肥胖性心肌病的病理过程一目了然，分四个小节叙述。

1. 巨噬细胞浸淫是肥胖慢性轻度炎症的始发原因　肥胖病不仅可导致脂肪组织中细胞组分的改变，还可调节脂肪组织内各种细胞的表型，如肥胖生物体组织中巨噬细胞的浸淫，不仅可致使巨噬细胞绝对数增加，还可使巨噬细胞对脂肪细胞的比例水平增加。巨噬细胞招募与肥胖病全身慢性轻度炎症状态及胰岛素抵抗有关。巨噬细胞不仅限于数量的增加，其表型也可随着肥胖状态而改变，肥胖生物体脂肪组织中的巨噬细胞多表达 M$_1$ 型或"经典活化型"相关的基因。M$_1$ 型巨噬细胞可表达促炎性细胞，诸如肿瘤坏死因子 -α、瘦素、白细胞介素 -6、抵抗素、视黄醇结合蛋白、载脂蛋白、白细胞介素 -18 和血管生成素样蛋白及诱导型一氧化氮合酶，并产生高含量的活性氧和氮中间体。这种巨噬细胞惯常与炎症和组织破坏有异，M$_1$ 型巨噬细胞可促进胰岛素抵抗。

2. 肥胖与慢性轻度炎性过程　流行病学研究表明，代谢性疾病和轻度炎症之间的联系，如肥胖女性脂肪含量的增加与促炎性标记物 C- 反应蛋白增加有关，C- 反应蛋白和白细胞介素 -6 水平增高是 2 型糖尿病发展的预测因子。反之，体重指数减轻将导致血液循环系统中 C- 反应蛋白和白细胞介素 -6 水平的下降。肥胖相关的慢性炎症状况，正是脂肪组织中脂肪因子表达改变的结果。近 20 年来的研究结果已明确表明，脂肪组织是分泌免疫调节蛋白的来源,而这些脂肪因子正是相当于代谢和血管硬化过程的调节器。肥胖个体在慢性炎症状态下大多脂肪因子被上调,而这些脂肪因子正是促进肥胖个体多代谢紊乱和产生心血管疾病的催化剂。

3. 肿瘤坏死因子在众多促炎因子中扮演主角　肿瘤坏死因子主要由单核细胞和巨噬细胞产生。早在1993年,肿瘤坏死因子-α在经诱导处理的糖尿病和肥胖病模型中被发现,为炎症和肥胖间的联系提供了证据。该因子参与多种炎症性疾病。肥胖病患者血清中肿瘤坏死因子-α水平升高,体重减轻后则其水平下降。在肌肉和脂肪组织中,肿瘤坏死因子-α通过抑制胰岛素受体和胰岛素受体底物-1磷酸化而致胰岛素抵抗。在人类急性或慢性损伤和心脏衰竭的实例中,肿瘤坏死因子-α水平升高,在动物实验中也证实了这一现象。肿瘤坏死因子-α作用于单核细胞和巨噬细胞、血管内皮细胞及平滑肌细胞,诱导多种促炎因子、促凝因子和增加各类相关基因的表达。在动物模型中,肿瘤坏死因子-α促进动脉粥样硬化的发展。肿瘤坏死因子-α诱发血管平滑肌细胞迁移、增殖和凋亡,并与血管病理学的细胞进程相关。同时肿瘤坏死因子-α诱导E-选择素、血管细胞黏附因子和细胞间黏附分子等表达,在缺血/再灌注损伤和心脏衰竭模型中,该因子呈现对心脏有害或有益的影响,这取决于肿瘤坏死因子-α的浓度和暴露持续时间的长短。经多次反复的实验结果,发现肿瘤坏死因子-α对心脏的影响,动物实验与临床实践两种结果,未能一致。动物研究表明,中和肿瘤坏死因子-α或用肿瘤坏死因子-α受体阻滞剂可以减弱缺血/再灌注损伤和心脏衰竭;而大多数临床实践未能反映肿瘤坏死因子-α拮抗剂的疗效。这可能是肿瘤坏死因子-α(TNF-α)通过两种不同受体(TNFR$_1$和TNFR$_2$)而表达不同模式并诱导不同的信号途径和细胞过程有关。TNFR$_1$在红细胞以外的大多细胞中表达,而TNFR$_2$的表达却被高度约束在免疫细胞表达。肿瘤坏死因子-α 的促炎性和诱导细胞凋亡主要通过 $TNFR_1$ 介导,恰恰相反,$TNFR_2$ 介导 $JAK/STAT_3$ 通路的活化,可促进组织修复和血管生成。

4. 瘦素在肥胖性心肌病的发生中起推波助澜的作用　脂肪细胞因子瘦素是肥胖基因的产物。瘦素的生物效应主要是调节摄食行为,瘦素与其产生于丘脑的受体 β 和神经激酶 2/ 信号转导及转录活化因子 3 信号通路而实现。$STAT_3$ 介导的诱导细胞因子信号 3 蛋白 DNA 甲基转移酶 1 抗体磷酸化而与 LRB 结合,阻滞了瘦素的诱导信号,从而产生瘦素抵抗。瘦素缺乏或瘦素抵抗,可造成过度摄食、肥胖和胰岛素抵抗。肥胖病患者血清瘦素抵抗。肥胖病可引起下丘脑内质网应激,在瘦素抵抗中发挥关键作用。肥胖病患者的慢性炎性刺激脂肪细胞,促使循环血清中瘦素水平增加。瘦素可作用于多种免疫细胞,如单核细胞、巨噬细胞、中性粒细胞和 T 细胞以促进炎性细胞因子的释放。瘦素水平随局部脂肪组织堆积量的增多而升高,由此而引起交感神经轴兴奋,活化肾素 - 血管紧张素系统,并进一步激活体内的氧化应激反应,导致血管平滑肌增生,管壁弹力减小,以及对运动诱发的升压反应过度敏感化,在肥胖相关高血压的发生与进展中发挥主要介导作用,升高的血压不仅增加心脏的后负荷,而且导致心肌向心性肥厚,收缩功能不全及心肌缺血。此外,尚能损伤血管内膜而引起动脉粥样硬化。诸多研究表明,瘦素在心血管疾病中扮演着重要角色。如在人类中,心肌梗死患者、心脏衰竭患者血液循环系统中瘦素水平增高,且独立于身体质重之外。

（丁学屏　何大平　撰文）

第三节 症因脉治辨析

一、症因究源

1. 情志 运筹策划，人静心动，工于心计，耗神伤血。

2. 饮食 业务洽谈，商贸往还，饭庄酒楼，膏腴醇酒，宾主礼让，酣兴不止。

3. 起居 电脑荧屏，危坐终日，出入驾车，绝少走动，子末丑初，方始就寝。

二、病机诠释

1. 劳脑萦心，耗营伤液，心相火动，五脏精华之血，蒸变而为败浊，阻遏三焦道路，蕴阻皮里膜外，日形富态，留踞胸腹之间，腹大腰粗，行动迂迟。

2. 膏腴酿热，甘甜滋湿，酒亦助长湿热，湿热中阻，清浊相干，升降失序。年经月累，湿郁成痰，热郁化火，痰火肆虐，掀动龙雷，风阳翔动，心神骜驰。

3. 流水不腐，户枢不蠹，此物性之自然，人生天地之间，顺应天时地理之宜。今时之人，行止坐卧，违反揆度，气血岂得畅行。且长夜枯坐，思如辘转，思为脾志，实本于心，神思过用，暗吸肾阴，肾属坎卦，中有真阳寓焉。水中无火，火不生土，乾健失运，湿从内生，积湿酿痰，助长败浊，败浊日壅，气钝血涩，脉失浚和，痰、浊、瘀三者，互为因果，堆阜脏腑经络之间，阳失旷达，发为心痛胸痹。

4. 旷日持久，痰因火动，扰动心神，寐难成而易醒，幻梦纷扰，心悸怔忡。痰火斯炽，或耗气伤津，或耗血而伤精，心主血脉，又主藏神，津不载血，血行仄涩，脉失浚和，血不养心，神驰不敛，心烦虑乱，心悸忐忑。心血既亏，心气潜消，动则气促，汗出发润。阴损及阳，心阳式微，水气凌心，喘不得卧，疾咳，颈脉动，虚里动跃。心肾阳微，水无统制，晨起面浮，午后胕肿，水漫高原，卧难着枕，心悸气促，魄汗淋漓。

三、辨治规律探索

1. 病之初治，体重指数 ≥ 24 或 ≥ 28，病者感觉行动迁缓姗迟，或登楼、疾走时出现气促，未予留意，医者须见微知殊，及时予患者 M 型超声心动图检查，及早发现高心排血量及心室舒张功能减退等早期临床表现而采取相应措施，劝阻病者禁烟限酒，减少脂肪、钠盐的摄入，并予运脾化湿、固护气液等中药复方治疗，可收事半功倍之效。

2. 病至中期，年经月累，长期高心排血量之超负荷运转，心脏高动力状态势必造成离心性左心室肥大。而肥胖之慢炎性状态和多种细胞因子促使机体产生高胰岛素血症，胰岛素抵抗，瘦素抵抗而相应出现的特征性高脂血症、糖耐量受损或糖尿病、高血压、高尿酸血症、微量白蛋白尿等恶果，正方兴未艾。其时也，中医辨证出现心气、心血、心阴不足证候，而湿、痰、浊、瘀等情势，正步步深入，有增无减，殆至邪胜正虚之势，其治也，须辨明湿、痰、浊、瘀之浅深次第，有无兼夹风阳，或三者、四者并存；更须把握气、血、津、液受损之程度境地，或气血并损，或气液两伤，或津枯血少，或津亏液耗，矧人之禀赋各异，强壮怯弱，证候表现不一，尤须详辨细察，审时度势，权衡邪正之间，孰轻孰重，采取酌盈济虚之治则方药，达到扶正祛邪之目的，切忌漫不经心、草率孟浪，贻误病机，使此等体虚病实之证，陷入危殆重病。

3. 病至晚期，除了肥胖造成高心排血量所致的离心性心肌肥大外，若合并高血压的患者，势必又有向心性心肌肥大并存，既可出现舒张期心衰,又可出现收缩期心衰。在早期患者身上,既可出现气阴两虚的正衰见端,又有风痰掀扰、痰浊留阻的证候,治之已属不易。盖益气养阴,阴药多甘柔濡润之品,既不利于气机之宣畅,又有碍痰湿瘀浊之疏化;而化湿、涤痰、疏瘀化浊之品,性多辛燥芳烈,未免耗气伤津,矧息风潜阳之品,均为介类金石之属,不利于气机之生发,可谓互相掣肘,左右为难。中晚期患者,往往阴损及阳,心阳式微,水凌心下,悸、喘、肿并见,肢冷脉微,病久涉及奇经,冲脉动,诸脉皆动,心悸喘逆,汗出发润,至危凶险,不可轻慢,须存十全之想,竭尽全力,滋阴温阳,疏瘀化饮,摄纳冲气,并行不悖。终晚期患者,已陷入泵衰竭境地,心阳暴脱,元阳衰微,水无统制,上漫高原,咳逆倚息,喘不得卧,颈脉动跃,虚里震衣,面目虚浮,足胕漫肿,口唇指甲青紫。舌淡胖,苔薄多涎,上罩紫气,四肢厥逆,脉虚大滑数。急须回阳救逆,疏瘀行水,纳气归窟。病至此,已陷入凶险境地,医者力拨千钧,终已起死回生,经此惊涛骇浪,已心力交瘁,余悸忡忡。故尔医患双方,亟须早期防范,以免命悬一线,惊恐万状。

（丁学屏　撰文）

第四节　辨证分型论治

1. 胸阳痹阻证——痰凝络瘀,阳失旷达

证候:形体肥硕,大腹便便,胸膺窒闷,时欲太息,胸膺肩胛间痛,两臂内痛,动劳痛作,歇息减瘥,寐多幻梦,鼾声大作,便不畅行。舌胖大,边有齿痕,瘀斑参差,苔浊腻,上罩紫气。脉滑实或小弦。此类证候于肥胖性心肌病初始阶段,最为繁见。

治则:通阳宣痹,疏瘀浚脉。

方药：栝蒌薤白半夏汤[1]、石氏加味二陈汤[2]、丹参饮[3]、失笑散[4]复合。药如：栝蒌皮 9g，薤白头 9g（酒洗），制半夏 9g，炒蒲黄 15g（包煎），炒香五灵脂 9g，檀香 3g，砂仁 3g（后下），绿萼梅 9g，玫瑰花 6g，郁金 6g（打），生谷芽 15g，大麦芽 15g。

方解：栝蒌味苦凉润，入手少阴经络，除上焦结痰，涤胸膈之热；薤白辛温滑利，宣痹通阳；石菖蒲味辛气温，芳香化浊，开心孔，补五脏，通九窍，三者相须相成，善于旷达胸阳，涤除痰浊而通九窍，用以为君，克敌制胜。丹参味苦微寒，养血活血，去宿血，生新血；炒蒲黄味甘性平，入手厥阴心包络血分，凉血活血，善治心腹诸痛；五灵脂味甘性温，入足厥阴肝经血分，去胸腹血结疼痛，配半夏治痰血凝结，得蒲黄治心腹疼痛，三者相辅相成，以之为臣。半夏味辛气温，为除湿化痰、开郁止呕之圣药，利窍开胃而通阴阳；白芥子辛温，入手太阴肺经，通经络，散水饮，痰在胸胁，皮里膜外，非此不达，且有冲墙倒壁之势；北细辛味辛苦，性温，入足少阴、足厥阴经血分，温经发散，善治咳逆上气，水停心下，痰结胸痛，性极辛烈，多则 0.9~1.2g 即止，恐其耗气伤血耳；檀香味辛性温，除心痛，解结气；郁金味辛苦性寒，入手少阴心经、手厥阴包络，凉心散郁，破血下气，善治心腹诸痛；薏苡仁、泽泻、猪苓、滑石皆甘淡之味、渗利之品，善于驱湿下行，此六者，相互为用，以为辅佐。砂仁、绿萼梅、玫瑰花辛芳馥郁，解郁生津；生谷芽生发胃气；炒麦芽消积化滞，引领诸药直达病所，以为佐使。

2. 痰火斯炽证——痰因火动，扰神伤血

证候：形体臃肿，腹大垂腴，颜面潮红，口苦心烦，寐多惊梦，心悸怔忡，睡中不时憋闷，时欲起坐，小溲热赤，大便艰难。舌尖红起刺，苔腻且黄，脉形滑数。此类证候，于肥胖病伴心排出量增加，心脏舒张功能减退者，最为繁见。

治则：清心涤痰，养血宁神。

方药：黄连温胆汤[5]、清心饮[6]、驯龙驭虎汤[7]复合。药如：小川连 3g，竹沥半夏 9g，云茯苓 30g，竹叶 6g，竹茹 6g，陈胆星 6g，化橘红 6g，泡远志 6g，石菖蒲 9g，湘莲肉 9g，柏子仁 12g(研)，瓜蒌皮 9g，炒枳实 6g，苍龙齿 18g(先煎)，珍珠母 30g(先煎)，东白薇 9g，生地 15g，紫丹参 9g，珠儿参 15g，朱麦冬 15g，肥玉竹 30g，西牛黄 0.2g(分吞)，琥珀粉 1g(分吞)。

方解：方中黄连味苦性寒，直折心经炎上之火；牛黄味苦性凉，清心火而通关窍，入肝脏引风外出，透包络合于神明；竹叶甘淡微凉，入手少阴、足阳明经，清心胃两经烦热，由小肠火府而下泄；竹茹味甘微寒，入足少阳、阳明经，清上焦之火，泄阳明胃络之热，此四者，相辅相成，用以为君。半夏、茯苓、橘红、竹茹、枳实乃温胆之制，为从胆治心之范例，盖手厥阴心包络与足少阳胆经，脉络连续，经气相通，疏泄并调，治胆适足以治心也，益以陈胆星、石菖蒲，则含涤痰汤之旨，意在力增涤痰化浊之功，此六者，以之为臣。丹参、麦冬、珠儿参、玉竹、琥珀、远志、柏子仁、莲肉，养心血而疏络瘀，交心肾而济坎离，又契合养胃汤之意，以其痰火炽盛，势必耗血伤津，甘凉益胃，正合"百病皆以胃药收功"之旨。白芍、龙齿、珍珠母镇肝阳而宁心神，乃辅佐良弼。瓜蒌皮、炒枳实为使，化痰浊而疏大府，使痰浊无所依附，亦釜底抽薪之善策焉。

3. 精血不足证——痰火伤血，损及肝肾

证候：体态臃肿，腹大垂腴，夜寐早醒，心烦悸忪，动则气促，烘热自汗，腰膝酸楚，不耐久立，步履维艰，夤夜溲多，视瞻昏渺，眩晕耳鸣。舌淡红少华，苔薄黄，中有沟纹，或见冰裂。脉细弦，不耐重按。

治则：养血宁神，固补奇经。

方药：坎气潜龙汤[8]、顾氏保阴煎[9]、龟鹿二仙胶[10]复合。药如：坎炁 1 条(切寸)，熟地 24g(切丝，滚水泡取清汁，弃丝不用)，大生地 12g，生白芍 15g，东白薇 9g，青龙齿 18g（先煎），珍珠母 30g（先煎），生牡蛎 30g（先煎），磁朱丸 12g（包煎），破麦冬 9g，淡天冬 15g，玉竹 15g，炙鳖甲 18g（先煎），怀山药 15g，云茯苓 30g，林下参 3g（另煎兑入），甘杞子 30g，龙眼肉 6g，怀牛膝 12g，鹿角胶 9g（烊冲），龟甲胶 9g（烊冲）。

方解：鹿卧则抵鼻吹尾，善通督脉；龟栖则缩头而吹版，善通任脉；任督环周，尽物之性以尽人之性，此天地造化之妙，道家喻筑基之第一步功夫，故以为君。人参为阳，补气中之怯，合坎炁补先天之祖气，补心气而纳肾气；枸杞为阴，配生熟地、天麦冬清神中之火，合白薇、白芍和营敛阴而滋任脉，此八者，用以为臣。鳖甲、龙齿、珠母镇肝阳而潜龙雷，天冬、龙眼、牡蛎、磁朱丸养心体而宁心神，以为佐使。组方之妙，全在用心力而费心思，非草率从事者可同日语焉。

4. 阴损及阳证——精损不复，耗及元阳

证候：体态臃肿，行为笨拙，大腹垂腴，动辄气促，汗出溱溱，膝腰不堪重负，行动费力，夜溺清长，朝起面目肿胀，日晡足胕漫肿，大便或溏或结，天时未寒先寒，四肢清厥，寐短易醒，心恐善惕。舌淡红、边有齿痕，苔薄滑，脉形沉弦。此类证候，于肥胖性心肌病出现收缩期心衰的病例，最为繁见。

治则：补益心肾，化气行水。

方药：平补镇心丹（11）、古庵心肾丸（12）、赞化血余丹（13）复合。药如：生晒参 15g（另煎兑入），天冬 9g，麦冬 9g，生地 12g，熟地 12g（切丝，滚水泡汤，弃丝不用），山萸萸 9g，菟丝子 12g，甘杞子 30g，川杜仲 12g，山药 15g，胡桃肉 12g，坎炁 1 条（切寸），紫石英 18g（先煎），苍龙齿 18g（先煎），炙龟甲 18g（先煎），抱木神 12g，官桂 3g，鹿角胶 9g（烊冲），茯苓 30g，猪苓 30g，泡远志 6g，炒枣仁 12g（研），小川连 3g，泽泻 30g，车前子 30g（包煎），朱灯心 0.3g。

方解：人参甘平，大补元气而生津液，配坎炁先天之祖气，合山茱萸、五味子之酸敛，胡桃肉、紫石英之温润，摄纳肾气以归窟宅，庶无喘汗厥脱之险。龟甲得天地阴气最厚，善通任脉，故能伏息而寿；鹿角胶得天地之阳气最全，善通督脉，故能多淫而寿。任督通则八脉能固，用以为君。生熟地、天麦冬、甘杞子、菟丝子、制首乌、川杜仲滋阴养血，毓肾涵肝，使龙雷蛰伏，免诸僭逆之忧。此八者，为辅弼之良相，用之为臣。抱木神、泡远志、炒枣仁、青龙齿交心肾而济坎离，用以为佐。官桂、茯苓、猪苓、泽泻化气行水，可免凌心射肺之患，川连泻心神之火，灯心引心经之火，从小肠火府而下泄，则心神安泰，怡然自乐矣！

5. 水气凌心证——心肾阳微，水漫高原

证候：形体臃肿，腹大垂腴，胁腹之间，紫纹缕缕，目窝肿胀，颈脉动跃，虚里震衣，咳逆倚息，喘不得卧，痰如泡沫，魄汗淋漓，口唇指甲青紫，四肢厥冷，腿胻肿胀。舌淡胖且紫，苔白滑多涎，脉沉微且数。此类证候，于肥胖性心肌病出现全心衰竭患者，最为繁见。

治则：回阳救急汤[14]、大培丹[15]、沉香琥珀丸[16]复合。药如：野山人参粉3g（匀6包，3小时服1包），黑附块9g，五花龙骨15g（先煎），生牡蛎30g（先煎），坎炁2条，真阿胶9g（烊冲），大生地12g，山萸肉9g，北五味3g（打），当归9g，甜葶苈9g，沉香屑1.2g，藏红花0.5g，真血竭2g，泽兰叶9g，桃仁12g，苏木9g，巴戟天9g，肉苁蓉15g（便溏者改补骨脂12g），官桂3g，茯苓30g，猪苓30g，泽泻30g，汉防己30g，琥珀6g，郁李仁12g（研）。

方解：野山人参匡元扶正，黑附块扶正回阳救急，佐龙骨、牡蛎敛潜浮越之虚阳，为病久虚脱、温补摄纳之范例，用以为君。细绎肥胖缘由：一由神思过用，夤夜不寐之所致，一由膏粱醇酒，恣食无制，致脾虚不运，湿郁痰凝而来，应是体虚病实之证，病由积渐而成，其始也，或湿痰凝结，变生败浊，病久耗气伤阴；或湿郁痰凝，酿成痰火，蒸变精华之血而为败浊，终致阴损及阳，可谓殊途同归。以其病从阴损及阳而来，其治亦不能局限于回阳固脱一面着想，方中用药，除用山萸肉、北五味之酸味敛摄之外，并有阿胶、生地等峻补真阴，庶几阳生阴长，方克有济，矧久病涉及奇经，须借当归、巴戟天、肉苁蓉等通补奇经，庶免冲脉动，诸脉皆动，殆至心澹澹大动，冲气上逆，其势岌岌可危矣，此六者为辅弼之良将，用以为臣。以其败浊久羁，则血络之中，必有瘀阻存焉，故方中用藏红花、血竭、桃仁、苏木等品，疏浚脉络，以为辅佐。官桂、猪苓、茯苓、泽泻、汉防己化气行水，已属常例。琥珀利水道，散瘀破坚，宁神定魄，本草已作定论，盖一药而用有三，亦奇焉；泽兰治大腹水肿，《本经》早言之矣，盖取瘀化水亦化焉；妙在葶苈之用，甄权《药性论》言其利小便，泄肺气，止喘息。古人早得吾心矣。郁李仁味辛苦甘酸，开幽门，下结气，导大肠之结，利周身之水。水漫宫城，情势之急，已毋庸待言，一泄肺气，一导大肠，得非肺与大肠表里乎？此三者，以为佐使，妙哉！

（丁学屏 撰文）

方 剂 汇 编

（1）栝蒌薤白半夏汤：出自《金匮要略》。组成：栝楼实一枚（捣），薤白三两，半夏半升，白酒一斗。

（2）石氏加味二陈汤：出自《重订广温热论》引清代石芾南《医原》。组成：姜半夏三钱，浙茯苓四钱，北细辛三分，广皮二钱，白芥子八分，生苡仁六钱，飞滑石四钱，猪苓二钱，建泽泻二钱，炙甘草六分。先用丝通草三钱煎汤代水。

（3）丹参饮：出自《时方歌括》。组成：丹参一两，檀香、砂仁各一钱半。

（4）失笑散：出自《太平惠民和剂局方》。组成：蒲黄（炒香）、五灵脂（酒研,淘去砂土)各等分。

（5）黄连温胆汤：出自《六因条辨》。组成：半夏、陈皮、竹茹、枳实、茯苓、炙甘草、大枣、黄连。

（6）清心饮：出自《医醇賸义》（耕心堂本）。组成：牛黄五分,琥珀一钱五分,黄连五分,丹参三钱,远志五分（甘草水炒）,菖蒲八分,橘红一钱,胆星五分,麦冬一钱五分,淡竹叶二十张。

（7）驯龙驭虎汤：出自《医醇賸义》。组成：龙齿二钱,琥珀一钱,真珠母八钱,生地六钱,玉竹四钱,瓜蒌皮三钱,石斛三钱,柏子霜二钱,白芍一钱五分,薄荷一钱,莲子二十粒（打碎,勿去心）,沉香四分（人乳磨,冲）。

（8）坎气潜龙汤：出自《重订通俗伤寒论》。组成：净坎气一条（切寸）,青龙齿三钱,珍珠母六钱（杵）,生白芍三钱,大生地四钱,左牡蛎六钱（杵）,磁朱丸四钱（包煎）,东白薇三钱。

（9）顾氏保阴煎：出自《医镜》。组成：大熟地四钱,大生地三钱,淡天冬二钱,麦冬三钱,生玉竹三钱,炙鳖甲四钱,炙龟板四钱,山药三钱,浙茯苓三钱,怀牛膝二钱,龙眼肉十朵。骨蒸有汗,加地骨皮五钱、牡蛎四钱；无汗,加粉丹皮钱半、全青蒿一钱；腰膝痛,加甘杞子三钱、川杜仲二钱；盗汗,加炒枣仁三钱、五味子三分；咳嗽,加苏百合三钱、款冬花三钱、蜜炙枇杷叶三钱；痰多,加川贝三钱、竹沥一瓢；咳血,加藕汁、童便各一杯（冲）；食少,加炒米仁五钱、炒谷芽三钱；肺脏无热,右寸脉虚弱无力,加高丽参一钱、炙绵芪钱半。

（10）龟鹿二仙胶：出自《医便》。组成：鹿角（用新鲜麋鹿杀角,解的不用,马鹿角不用；去角脑梢骨二寸绝断,劈开,净用）十斤,龟甲（去弦,净洗）五斤（捣碎）,人参十五两,枸杞子三十两。

（11）平补镇心丹：出自《太平惠民和剂局方》。组成：酸枣仁（去皮,隔纸炒）二钱半,车前子（去土,碾破）、白茯苓（去皮）、五味子（去枝、梗）、肉桂（去粗皮,不见火）、麦门冬（去心）、茯神（去皮）各一两二钱半,天门冬（去心）、龙齿、熟地黄（洗,酒蒸）、山药（姜汁制）各一两半,人参（去芦）半两,朱砂（细研为衣）半两,远志（去心）、甘草（炙）各一两半。

（12）古庵心肾丸：出自《丹溪心法附余》。组成：熟地黄、生地黄、山药、茯神各三两，当归、泽泻、黄柏（盐酒炒）各一两半，山茱萸、枸杞子、龟甲（醋炙）、牛膝（酒洗）各一两，黄连、辰砂（为衣）各一两，牡丹皮、鹿茸（酥炙）各一两，甘草五钱。

（13）赞化血余丹：出自《景岳全书》。组成：血余八两，熟地八两（蒸捣），枸杞四两，当归四两，鹿角胶（炒珠）四两，菟丝子（制）四两，杜仲（盐水炒）四两，巴戟肉（酒浸，炒干）四两，小茴香（略炒）四两，白茯苓（乳拌，蒸熟）四两，肉苁蓉（酒洗，去鳞甲）四两，胡桃肉四两，何首乌（小黑豆拌蒸七次，如无黑豆，或人乳、牛乳拌蒸俱妙）四两。

（14）回阳救急汤：《伤寒六书》治三阴中寒，处病身不热，头不痛，恶寒战栗，四肢厥冷，引衣自盖，蜷卧沉重，腹痛吐泻，口中不渴，或指甲、唇青，口吐涎沫，或无脉，或沉迟无力。黑附块三钱，紫瑶桂五分，别直参二钱，川姜二钱，湖广术一钱五分，辰茯苓三钱，姜半夏一钱，炒广皮八分，五味子三分，清炙草八分，麝香三厘（冲）。无脉者，加猪胆汁一匙。

（15）大培丹：出自清代年希尧《集验良方》。组成：何首乌四斤，白莲子一斤，白术一斤，当归二斤，龙眼肉二斤，黄芪二斤，石斛十两，牛乳五碗，人乳五碗，覆盆子四两，枸杞子四两，补骨脂六两，五加皮六两，巴戟肉十两，肉苁蓉五两，菟丝子三两，杜仲二两，山药半斤，地黄一斤，人参一斤，阿胶一斤，肉桂二两，紫河车六两，脐带十条，胎发五两，柏子仁二两，鹿茸四两，白莲花一朵，虎胫骨（现为禁用药）四两，白茯苓五两。

（16）沉香琥珀丸：出自《普济方》引《德生堂方》。组成：琥珀半两，杏仁（去皮、炙）半两，赤茯苓半两，泽泻半两，紫苏（真者）一两半，沉香一两半，葶苈（炒）一两半，郁李仁（去皮、壳）一两半，橘皮（去白）七钱半，防己七钱半。

参 考 文 献

1. Damia G, Mascheroni D, Croci M, et al. Perioperative changes in functional residual capacity in morbidly obese patients[J]. Br J Anaesth, 1988, 60(5): 574-578.

2. Rocha VZ, Folco EJ. Inflammatory concepts of obesity[J]. Int J Inflam, 2011, 2011: 529061.

3. Alpert MA, Lambert CR, Panayiotou H, et al. Relation of dura-tion of morbid obesity to left ventricular mass, systolic function, and diastolic filling and effect of weight loss[J]. Am J Cardial, 1995, 76(16): 1194-1197.

4. 李春梅, 尹立雪, 付庆国. 肥胖对左室舒张功能的影响 [J]. 现代预防医学, 1997, 24(3): 348-350.

5. Chakko S, Mayor M, Allison MD, et al. Abnormal left ventricular diastolic filling in eccentric left ventricular hypertrophy of obesity[J]. Am J Cardial, 1991, 68(1): 95-98.

6. Grossman E, Oren S, Messerli F, et al. Left ventricular filling in the systemic hypertension of obesity[J]. Am J Cardial, 1991, 68(1): 57-60.

7. 崔爱东. 腹型肥胖对超重者心脏结构和功能的影响 [J]. 国际心血管病杂志, 2010, 37(5): 312-314.

8. 姜克新, 田芳硕, 张颖, 等. 超声心动图检测中青年肥胖者心脏结构及功能的改变 [J]. 中国临床医学影像杂志, 2010, 21(1): 51-52.

9. 魏以新, 雷建明. 超重和肥胖对心脏结构和左室功能的影响 [J]. 现代中西医结合杂志, 2006, 15(12): 1583-1585.

10. Shoelson SE, Herrero L, Naaz A. Obesity, inflammation, and insulin resistance[J]. Gastroenterology, 2007, 132(6): 2169-2180.

11. Damia G, Mascheroni D, Croci M, et al. Perioperative changes in functional residual capacity in morbidly obese patients[J]. Br J Anaesth, 1988, 60(5): 574-578.

12. Miller M. Association of inflammatory markers with cardio-vascular risk and sleepiness[J]. J Clin Sleep Med, 2011, 7(Suppl5): S31-S33.

第七章

肥胖病与高血压

第一节　共同滋生土壤

高血压是常见的慢性病，是以动脉血压持续升高为特征的"心血管综合征"。高血压既是我国心脑血管病最主要的危险因素，也是我国心脑血管病死亡的主要原因。

根据国内新版指南，高血压的定义是在未用抗高血压药的情况下，非同日 3 次测量，收缩压 ≥ 140mmHg 和（或）舒张压 ≥ 90mmHg，可诊断为高血压。患者既往有高血压史，目前正在服用抗高血压药，血压虽低于 140/90mmHg，也诊断为高血压。目前，仍以诊室血压作为高血压诊断的依据。有条件的应同时积极采用家庭血压或动态血压诊断高血压。家庭血压 ≥ 135/85mmHg；动态血压白天 ≥ 135/85mmHg，或 24 小时平均值 ≥ 130/80mmHg 为高血压诊断的阈值。

高血压的易患因素包括：①血压高值 [收缩压 130~139mmHg 和（或）舒张压 85~89mmHg]；②超重 [（BMI24~27.9）或肥胖（BMI ≥ 28）]；或腹型肥胖：腰围男 ≥ 90cm（2.7 尺），女 ≥ 85cm（2.5 尺）；③高血压家族史（一、二级亲属）；④长期高盐膳食；⑤长期过量饮酒 [每日饮白酒 ≥ 100ml（二两）]；⑥年龄 ≥ 55 岁。不难发现，上述多种因素与肥胖关系异常密切。

　　肥胖者多同时伴有高血压。肥胖是高血压的独立及首要危险因素，BMI的增加是造成几乎所有男性高血压及部分女性高血压患者的重要危险因素。肥胖人群高血压患病率是非肥胖人群的2倍。中国腹型肥胖儿童高血压发生率（7.9%）远远高于正常体重儿童（OR=4.6%，95%CI 3.8~5.5）。肥胖也是某些临界疾病如高血压前期[收缩压120~139mmHg，或舒张压80~89mmHg]的危险因素。BMI、腰围与高血压的发生率有显著相关性，超重及肥胖人群发生高血压的概率是正常体重人群的4倍。某项关于肥胖人群的试验中，超过一半的试验者处于高血压前期，且轻微的体重减轻即可使血压降至安全范围。

　　研究发现，肥胖和高血压在发病机制方面存在许多共同机制。肥胖的主要特征是脂肪组织的过度增生。脂肪组织不仅是能量储存器官，还是一个内分泌器官，能通过分泌多种脂肪因子如脂联素、瘦素、抵抗素、肿瘤坏死因子（TNF）-α、白细胞介素-6等参与代谢综合征及肥胖所致慢性疾病的病理生理过程。水钠潴留被认为是引起肥胖性高血压的关键原因。内皮功能障碍、肾脏结构破坏、肾素-血管紧张素-醛固酮系统（RAAS）激活及交感神经系统（SNS）激活等发挥重要作用。①肥胖状态下，血清瘦素、抵抗素、TNF-α、白细胞介素-6分泌增多，而血清脂联素分泌则下降。这些脂肪因子在调节糖脂代谢、控制氧化应激及维持血管壁完整性等方面发挥重要作用。还有一些调节食欲及能量动态稳定的信号转导系统，如神经肽Y、生长素、内脂素等，可能与肥胖和高血压的病理生理有关。例如，外周血清神经肽Y浓度与BMI、腰围、收缩压、舒张压有显著正相关性，可能通过激活SNS参与肥胖性高血压的发生。②高胰岛素血症可能是肥胖与高血压相联系的桥梁，其引起高血压的可能机制有：胰岛素抑制内皮细胞合成NO，亦可促进内皮细胞释放内皮素，破坏血管的舒缩平衡，使血管由舒张变为收缩，血压升高；胰岛素可直接或通过激活 RAAS 间接促进肾小管对钠的重吸收，导致钠潴留及细胞外液容量增加，心脏前负荷增加，血压升高；高胰岛素血症可通过增强压力发射对腰交感神经的激活作用，产生更多的去甲肾上腺素引起血压升高；高胰岛素血症使细胞膜上 Ca^{2+}-ATP 酶活性降低，血管平滑肌细胞内钙离子浓度增加致血管收缩，引起血压（尤其是舒张压）升高；胰岛素作为一种生长因子能增强细胞的有丝分裂，刺激小动脉平滑肌细胞增殖和向内膜下的迁移，使内膜增厚，管壁僵硬度增加，血管阻力增加。③肥胖病患者交感神经系统（SNS）活性的调节具有组织选择性（心脏 SNS 活性正常甚至下降，肾及骨骼肌 SNS 活性升高）。肥胖者 SNS 的活性还受到种族及其他因素如脂肪分布的影响。SNS 活性增高与肥胖性高血压具有相关性，肥胖者肾交感神经系统（RSNS）活性增高，给予肾上腺素抑制剂后，血压下降幅度较体瘦者大得多；实施肾去交感神经术后，肥胖动物的钠重吸收率及血压均下降。RSNS 持续激活将增加外周血管阻力，减少肾钠重吸收，在导致慢性血压升高的过程中发挥主要作用。④微循环障碍是连接肥胖与高血压的桥梁之一。许多研究表明，肥胖者冠状动脉灌注及微循环灌注均明显低于非肥胖者。即使在健康儿童，微血管功能也与脂肪量呈负相关。因此，肥胖可能与微血管功能有独立相关性。在肥胖大鼠中，氧化应激及一氧化氮减少是微血管灌注不足发生的重要机制；过多的脂肪组织与血管慢性炎性反应有关；脂肪组织的增加可导致血中游离脂肪酸持续增多，减少毛细血管灌注；管周脂肪组织（PVAT）是内皮功能的调节因子，可影响末梢循环且其作用具有血管选择性。而肥胖者在瘦素及活性氧族的介导下PVAT 的抗血管收缩效应被抑制，同时，PVAT 增强肠系膜动脉的收缩反应。⑤此外，阻塞性睡眠呼吸暂停低通气综合征、高视黄醛蛋白血症等，均可在某种程度上解释肥胖性高血压的发生。

西医学对于高血压的治疗研究进展迅速，取得了丰富的临床经验和疗效数据。对于特殊人群,分别给予细化建议。这些特殊人群高血压包括:老年高血压、单纯性收缩期高血压、高血压合并脑血管病、冠心病、心力衰竭、慢性肾脏病、糖尿病、周围血管病、妊娠高血压、难治性高血压、高血压急症等。令人遗憾的是,肥胖合并高血压人群并不在其中。因此,这部分人群的降压治疗仍参照普通高血压人群。

高血压被诊断后,均应采取治疗性生活方式干预。高危患者应立即启动降压药治疗;中危、低危患者可分别随访 1 个月、3 个月,多次测量收缩压仍 ≥ 140mmHg 和(或)舒张压 ≥ 90mmHg,推荐启动降压药治疗。

非药物治疗包括提倡健康生活方式,消除不利于心理和身体健康的行为习惯,达到控制高血压以及减少其他心血管疾病的发病危险。非药物治疗有明确的轻度降压效果:肥胖者体重减轻 10kg,收缩压可下降 5~20mmHg;膳食限盐(食盐 < 6g/d),收缩压可下降 2~8mmHg;规律运动和限制饮酒均可使血压下降。其中,推荐采取以下措施控制体重:①减少油脂性食物摄入;②减少总热量摄入;③增加新鲜蔬菜和水果的摄入;④增加足够的活动量,至少保证每天摄入能量与消耗能量的平衡;⑤肥胖者若非药物治疗效果不理想,可考虑用减肥药物;⑥宣传肥胖的危害。

药物治疗原则涉及几个方面:①小剂量开始:采用较小的有效剂量以获得疗效而使不良反应最小,逐渐增加剂量或联合用药。对 2 级及以上的高血压患者,起始可以用常规剂量。②尽量用长效药:为了有效地防止靶器官损害,要求每天 24 小时血压稳定于目标范围内,积极推荐使用一天给药 1 次而药效能持续 24 小时的长效药物。若使用中效或短效药,每天须用药 2~3 次。③联合用药:为使降压效果增大而不增加不良反应,可以采用 2 种或多种不同作用机制的降压药联合治疗。④个体化治疗:根据患者的具体情况选用更适合该患者的降压药。

常用降压药的种类主要有钙通道阻滞剂、血管紧张素转化酶抑制剂（ACEI）、血管紧张素Ⅱ受体阻滞剂（ARB）、噻嗪类利尿药、β-受体阻滞剂。以上5类降压药及固定低剂量复方制剂均可作为高血压初始或维持治疗的选择药物。

（1）钙通道阻滞剂：二氢吡啶类钙通道阻滞剂无绝对禁忌证，降压作用强，对糖脂代谢无不良影响。我国抗高血压临床试验的证据较多，均证实其可显著减少脑卒中事件。适用于大多数类型的高血压，尤其对老年高血压、单纯收缩期高血压、稳定型心绞痛、冠状动脉或颈动脉粥样硬化、周围血管病患者适用。可单药或与其他4类药联合应用。对伴有心力衰竭或心动过速者应慎用二氢吡啶类钙通道阻滞剂，少数患者可有头痛、踝部水肿、牙龈增生等不良反应。

（2）ACEI：降压作用明确，保护靶器官证据较多，对糖脂代谢无不良影响；适用于1~2级高血压，尤其对高血压合并慢性心力衰竭、心肌梗死后、心功能不全、心房颤动预防、糖尿病肾病、非糖尿病肾病、代谢综合征、蛋白尿/微量白蛋白尿患者有益。可与小剂量噻嗪类利尿剂或二氢吡啶类钙通道阻滞剂合用。对双侧肾动脉狭窄、妊娠、高血钾者禁用；注意咳嗽等不良反应，偶见血管神经性水肿等不良反应。

（3）ARB：降压作用明确，保护靶器官作用确切，对糖脂代谢无不良影响；适用于1~2级高血压，尤其对高血压合并左心室肥厚、心力衰竭、心房颤动预防、糖尿病肾病、代谢综合征、微量白蛋白尿、蛋白尿患者有益，也适用于ACEI引起的咳嗽而不能耐受者。可与小剂量噻嗪类利尿剂或二氢吡啶类钙通道阻滞剂合用。对双侧肾动脉狭窄、妊娠、高血钾者禁用；偶见血管神经性水肿等不良反应。

（4）噻嗪类利尿剂：降压作用明确，小剂量噻嗪类利尿剂适用于 1~2 级高血压或脑卒中二级预防，也是难治性高血压的基础药物之一。噻嗪类利尿剂尤其对老年高血压、心力衰竭患者有益。可与 ACEI 或 ARB、钙通道阻滞剂合用。小剂量噻嗪类利尿剂基本不影响糖脂代谢。大剂量噻嗪类利尿剂对血钾、尿酸及糖代谢可能有一定影响，要注意定期检查血钾、血糖及尿酸。痛风为禁忌证。

（5）β- 受体阻滞剂：降压作用明确，小剂量适用于高血压伴心肌梗死后、冠心病心绞痛、快速性心律失常、慢性心力衰竭或心率偏快（心率 80 次 / 分钟及以上）的 1~2 级高血压。对心血管高危患者的猝死有预防作用。可与二氢吡啶类钙通道阻滞剂合用。对哮喘及Ⅱ、Ⅲ度房室传导阻滞患者禁用；慎用于慢性阻塞性肺气肿、糖耐量异常者或运动员。大剂量长期使用对糖脂代谢有影响，高选择性 β- 受体阻滞剂对糖脂代谢影响不大。注意支气管痉挛、心动过缓等不良反应；不要突然停药，以免发生撤药综合征。

降压药组合方案优先推荐以下 6 种：①二氢吡啶类钙通道阻滞剂和 ACEI；②二氢吡啶类钙通道阻滞剂和 ARB；③ ACEI 和小剂量噻嗪类利尿剂；④ ARB 和小剂量噻嗪类利尿剂；⑤二氢吡啶类钙通道阻滞剂和小剂量噻嗪类利尿剂；⑥二氢吡啶类钙通道阻滞剂和小剂量 β- 受体阻滞剂。必要时也可用其他组合，包括 β- 受体阻滞剂、中枢作用药（如 α_2- 受体激动剂可乐定）、血管扩张剂组合。在许多病例中常需要联用 3~4 种药物。降压药组合是不同种类药物的组合，避免同种类降压药的组合。推荐 3 种降压药的联合方案：二氢吡啶类钙通道阻滞剂、ACEI（或 ARB）和小剂量噻嗪类利尿剂。一般不主张 ACEI 与 ARB 联合使用治疗普通高血压。

（陶　枫　撰文）

第二节　症因辨治分析

一、病因究源

1. 饮食失节

（1）膳食：富裕阶层的风云人物，交际应酬，出入饭庄酒楼，牺牲膏腴，鱼鳖海鲜，油烹炙煿，唯求鲜美，糕饼西点，甘甜是尚。

（2）醇酒水浆：醇酒醪醴，果汁饮料，宾主礼让，劝饮殷勤，面红耳热，意犹未酣。

2. 起居失调

（1）操持经营：企业发展，心力交瘁，年经月累，耗伤心营肾液。

（2）策划运筹：深谋远虑，工于心计，迫于期限，耿耿长夜，思为脾志，实本于心。

（3）夤夜不寐：烦劳萦心，子丑之后，方始就寝，五志过级，皆从火化，风从火出，变幻不已。

（4）多逸少动：案牍荧屏，危坐终日，出入驾车，绝少走动。空调恒温，囿于一室，通风不良，缺少户外运动。

二、病机诠释

1. 经营劳心，积年长夜，耗伤心营肾液，龙雷震荡，少阳相火用事，厥阴风木主气，风借火势，火助风畏，炼液成痰，留阻皮里膜外，日形肥胖，痰阻日久，蒸化败浊，阻于脏腑经络之间，腹大腰粗，火、风、痰三者，旋扰不息，磅礴清灵，头脑昏眩，目赤头痛，舒缩不匀，血压自高。

2. 心神过用，暗吸肾阴，阴亏于下，阳亢于上，龙相刻燃，津液变生痰浊，留于皮里膜外，日形富态。水愈亏而火愈炽，痰积愈久，变生败浊,阻于脏腑经络之间,熊腰虎背,日见臃肿。

3. 甘甜滋湿,膏腴酿热,湿热蕴积,三焦气化失司,日形富态。湿热互阻,如油入面,难解难分,变生痰火,火日炽而痰日壅,阻于脏腑经络之间,形体臃肿。痰火炽盛,掀动肝阳,风阳激越,上冒巅顶,眩晕耳鸣,头痛目赤,血压居高不下。

4. 心相火炽,既可炼液成痰,亦可劫烁津液,耗精伤血,精血既亏,病及肝肾两脏,血不养心,心神骛驰,脉失浚和,发为心悸怔忡,胸痹心痛。血不养肝,水不涵木,风痰上扰,乘窍窃络,发为瘖痱。

5. 精血既亏,由虚及损,阴损及阳,下闸不固,夜尿频多,水失统制,浸凌心下,卧而喘逆,颈脉动,疾咳,虚里动跃,其动应衣。

6. 心肾阳微,水无统制,凌心射肺,喘不得卧,卧难着枕,咳逆倚息,痰多泡沫,面浮足肿,汗出发润,口唇青紫,四肢厥冷。

三、辨证规律求索

1. 禀赋有异,证情不一。

(1)先天充实者,孩提肥胖,能食好眠,行动矫健,耳目聪明,思维敏捷,绝少病痛。

(2)土德敦阜者,善食易饥,形体伟岸,膂力过人,聪慧异常。脾土卑监者,形容肥硕,倦怠少力,行动疏懒,自汗便溏,易患感冒。

(3)土虚木实者,容颜肥白,额颞青筋绽露,自汗涔泄,心烦悸躁,睡中辗转反侧,毛发稀疏,好动少静,哭闹无常,饮食挑剔,食不能多,便易溏薄,稍一不慎,腹痛吐逆。

2. 病程久暂,虚实迥异。

(1)短暂新病者,多见有余实证,形体臃肿,头晕目眩,甚或呕逆,指尖麻木,睡中筋惕,鼾声如雷,显系风痰上冒。形体肥壮,腹大腰粗,颜面潮红,头痛耳鸣,烦躁易怒,溲赤便秘,应是痰火壅盛。

(2)年经月累,痰火劫津伤液,耗精伤血,虚实夹杂,标本同病。

头痛目赤，性情烦躁，易于激怒，夜寐早醒，心悸怔忡，经汛先期，量多色鲜，梦遗早泄，腰酸溲频，大便秘结。

（3）病久入深，虚多实少，涉及奇经，头倾视深，寤多寐少，寝汗心悸，腰酸尿频，胸膺窒闷，夜间时欲起坐，阳事委顿，咽干便难，间或步履欹侧。

（4）病久深入血络，阳明络空，空谷来风，风痰乘窍窃络，而病痦痱卒中，手足偏废，口眼㖞斜，血不养心，脉失浚和，心悸少寐，胸膺肩胛间痛，两臂内痛。

（5）久病体虚，由虚而损，阴损及阳，水凌心下，不得卧，卧而喘逆，颈脉动，疾咳，四肢清厥，心悸忐忑，小溲清长，大便艰难。

（6）病至终末，穷必归肾，肾阳式微，水无统制，泛滥横溢，面浮足肿，喘不得卧，咳逆倚息，水化为瘀，口唇爪甲青紫。

（丁学屏　撰文）

第三节　辨证分型论治

1. 痰火化风证——痰火壅盛，化风上扰

证候：形体肥胖，大腹便便，容色潮红，性情急躁，心烦虑乱，头脑胀痛，目赤耳鸣，寐多惊梦，胸脘痞闷。舌边尖红，苔浊腻而黄，脉弦滑且数。此类证候于肥胖病与高血压初病的患者，最为繁见。

治则：清火涤痰，息风潜阳。

方药：清神汤(1)、涤痰汤(2)、摧肝丸(3)复合。药如：朱茯神 15g，小川连 3g，石菖蒲 9g，泡远志 6g，陈胆星 6g，天竺黄 6g，竹沥半夏 9g，竹茹 6g，柏子仁 12g，钩藤 15g（后下），明天麻 6g，僵蚕 9g，青黛 3g（包），小枳实 6g，铁华粉 30g（先煎），朱灯心 5 扎。

方解：肥胖病合并高血压，为代谢综合征的组分。在此类群体中,每每可见到痰火化风的证候表现,故方中用药,借川连、青黛之苦寒,直折心肝之火;竹茹善清阳明胃络之热,以之为君;竹沥半夏、远志、菖蒲、朱茯神、胆星、枳实、竺黄镯化痰浊,使心肝之火,无所依附,用以为臣;钩藤、天麻、铁华粉息风潜阳,以为辅佐;远志、柏子仁、朱灯心养心宁神,以为佐使。

2. 风痰上冒证——痰浊风阳,上蒙清窍

证候:形体臃肿,腹大腰粗,头脑眩晕,目糊耳鸣,寐中筋惕,鼾声如雷,指尖麻木,便不畅行,尿多泡沫,舌胖嫩、边有齿痕,苔浊腻,脉弦滑。此类证候于肥胖病与高血压患者饮食不节、起居不时的病例,最为繁见。

治则:涤痰息风。

方药:羚羊钩藤汤[4]、温胆汤[5]、加味竹沥汤[6]复合。药如:羚羊角粉 0.6g(分吞),霜桑叶 9g,明天麻 6g,双钩藤 12g(后下),滁菊花 9g,陈胆星 6g,淡竹茹 6g,茯神 12g,京川贝 6g,石斛 12g,麦冬 9g,鲜生地 30g,生白芍 15g,竹沥半夏 9g,茯苓 15g,化橘红 6g,小枳实 6g,石菖蒲 6g,荷叶 12g,淡竹沥 30g(冲)。

方解:羚羊角粉、天麻、钩藤息风潜阳,桑叶、菊花清肝明目,用以为君;竹沥半夏、胆星、石菖蒲、川贝、茯苓、竹沥、竹茹、橘红清热涤痰,以之为臣;石斛、麦冬甘凉益胃、养阴生津,鲜生地凉血清营、养阴生津,白芍和营敛阴,以为辅佐,虑其风痰猖獗,劫津伤液耳;枳实辛苦泄降,荷叶升举清阳,以为升清降浊之佐使。

3. 痰火伤血证——痰火斯炽,劫津伤血

证候:头痛目赤,性情急躁,易于激怒。夜寐早醒,心悸怔忡,经汛先期,量多色鲜,梦遗早泄,腰酸溲频,大便易结。舌边尖红,苔中根黄腻,脉形细小滑数。此类证候于肥胖病与高血压患者出现左心室肥大、收缩功能受损的情况,最为繁见。

治则:清心涤痰,养荣宁神。

方药：费氏清心饮[7]、千金大镇心丸[8]复合。药如：牛黄0.6g（分吞），小川连3g，丹参15g，血琥珀屑3g（分吞），泡远志6g，石菖蒲6g，陈胆星6g，化橘红6g，朱麦冬9g，珠儿参15g，大生地12g，陈阿胶9g（烊冲），全当归12g，川芎4.5g，柏子仁12g，泡远志6g，淡竹叶6g，抱木神12g，官桂3g，茯苓30g，建泽泻30g，清炙草3g，大枣10枚，朱灯心5扎，紫石英18g（先煎），灵磁石30g（先煎）。

方解：牛黄、川连、竹叶清心泻火，菖蒲、远志、胆星、茯神涤痰开窍，二者相辅相成，用以为君。人参、麦冬、生地、阿胶、当归、川芎滋阴养血，补心之体，以之为臣。肉桂、茯苓、甘草乃苓桂术甘之制，为行气化水之范例；去白术不用，虑其壅中，加泽泻之淡渗，增其行水之功，以为辅佐。紫石英、灵磁石镇心神而纳冲气，虑其冲脉动，诸脉皆动耳；琥珀一药而具疏瘀、宁神、利水之功，以为诸药之导引。

4. 风痰窍络证——痰浊化风，乘窍窃络

证候：形体臃肿，大腹便便，头晕目眩，甚或泛漾欲恶，指尖麻木，幻梦纷纭，凌晨觉醒，舌强言謇，口齿不清，口舌歪斜，一侧拳握不紧，步履欹侧，病之沉重者，日甚一日，神志昏昧。舌嫩红，边有齿痕，苔浊腻，脉弦滑。此类证候，于肥胖病与高血压患者中，出现大脑中动脉梗死情况，最为繁见。

治则：涤痰开窍，息风通络。

方药：涤痰汤[2]、羚羊钩藤汤[4]、钩藤饮[9]复合。药如：羚羊角粉0.6g（分吞），全蝎粉4.5g（分吞），制僵蚕9g，石菖蒲9g，广郁金9g（打），泡远志6g，陈胆星6g，天竺黄6g，竹沥半夏9g，云茯苓30g，冬桑叶9g，滁菊花9g，茯神12g，化橘红6g，竹沥30g，姜汁5滴（冲）。神识昏糊者，安宫牛黄丸1粒（化开鼻饲）。

方解：方中羚羊角粉、钩藤、桑叶、菊花凉肝息风，清头目而止眩晕；全蝎、僵蚕乃虫蚁飞走诸灵，最善搜风通络，此二者，相辅相成,以之为君。菖蒲、远志、郁金涤痰开窍,用以为臣。竹沥半夏、胆星、竺黄擅化风痰而和脉络,以为辅佐。茯苓神化痰湿而宁心神,用以为使。证势危殆者,更借安宫牛黄丸清心开窍,幽香通灵之用,复其神明之机窍焉。

5. 阴损及阳证——痰火斯炽,伤阴损阳

证候:形体臃肿,有增无减,大腹便便,肢恭神疲,动则气促,自汗涔泄,不得卧,卧而喘逆,颈脉动,疾咳,晨起面浮,傍晚跗肿,夜尿频多,大便艰难。此类证候,于肥胖病与高血压患者,生活无有节制,出现心肾靶器官损伤的情况,最为繁见。

治则:交济心肾,温阳化水。

方药:坎离既济丸[10]、千金大镇心丸[8]复合。药如:西党参30g,天麦冬各9g,生熟地各12g(熟地切丝,沸水浸泡,去丝不用),山茱萸9g,怀山药30g,炙龟甲18g(先煎),北五味3g(打),当归12g,杭白芍15g,黑附块9g,官桂3g,焦白术9g,云茯苓30g,远志6g,怀牛膝12g,川黄柏4.5g,肥知母9g,紫石英18g(先煎),苍龙齿18g(先煎),朱灯心5扎,生姜3片。

方解:人参、麦冬、五味子为生脉之制,旨在益心气、养心血、固心阴。人参、附子、白术、茯苓、白芍乃附子汤之制,扶元温阳,益气和营,脾肾并顾之缓方也。二者相辅相成,用以为君。熟地、茱萸、山药、附块、肉桂、茯苓乃肾气丸之制,旨在温阳化气,以之为臣。龟甲、归、芍、紫石英、苍龙齿滋冲任而纳肾气,以为辅佐。川柏、知母靖息龙雷,以为向导。

6. 肾虚水泛证——肾阳式微,水无统制

证候:形体臃肿,大腹便便,面浮足肿,喘不得卧,咳逆倚枕,汗出发润,四肢厥冷,唇甲青紫。舌淡胖,边有齿痕,苔白滑多涎,脉沉弦。此类证候,于肥胖病与高血压患者未能节食减重,如方调治,而出现心力衰竭的情况,最为繁见。

治则：温煦心肾，化气行水。

方药：三因鹿茸丸[(11)]、褚澄汉防己散[(12)]、沉香琥珀丸[(13)]复合。药如：生晒参 9g（另煎兑入），原麦冬 9g，北五味 3g（杵），清炙芪 30g，鹿茸 6g，熟地 12g（切丝，沸水浸泡，去丝不用），山茱萸 9g，淡苁蓉 9g，补骨脂 12g，怀牛膝 12g，紫苏 9g，杏仁 12g，桑白皮 30g，地骨皮 30g，甜葶苈 9g，汉防己 30g，焦白术 30g，茯苓 30g，丹参 15g，泽兰叶 9g，石韦 15g，泽泻 30g，通草 6g，郁李仁 12g（研），琥珀屑 3g（分吞），沉香 1.5g（分吞），生姜 3 片。

方解：人参、麦冬、五味乃生脉之制，旨在益心气、养心血、固心阴。鹿茸、玄参、熟地、山茱萸、苁蓉、补骨脂、茯苓、泽泻滋肾阴、温肾阳，化气行水，拨正坎脏藏精泄浊之用。此二者，相互为用，以之为君。黄芪、白术、汉防己乃防己黄芪汤之制，为崇土制水之法，伍以石韦、通草，增其淡渗利水之用，用以为臣。紫苏、杏仁宣畅肺气，复其通调水道之司。桑白皮、地骨皮、葶苈子泻肺利水，沉香纳气归肾，泽兰、琥珀疏瘀行水，此五者，用为辅佐。郁李仁导大肠之结，利周身之水，用以为使。

（丁学屏　撰文）

方 剂 汇 编

（1）清神汤：出自《医略六书》。组成：黄连一钱半，茯神一钱半，枣仁三钱，柏仁二钱，远志一钱半，甘草五分，菖蒲三钱，竹沥三匙（冲），姜汁一匙（冲）。

出自《张氏医通》。组成：黄连、茯苓、酸枣仁（生研）、石菖蒲、柏子仁、远志肉各钱半，甘草（炙）五分，姜汁少许，竹沥半杯。

（2）涤痰汤：出自《奇效良方》。组成：南星（姜制）二钱半，半夏（汤洗七次）二钱半，枳实（麸炒）二钱，茯苓（去皮）二钱，橘红一钱半，石菖蒲一钱，人参一钱,竹茹七分,甘草半钱。

出自《寒温条辨》。组成:栝楼(捣烂)五钱,胆星二钱,半夏二钱,橘红一钱五分,茯苓一钱,枳实(麸炒)一钱,黄芩一钱,黄连一钱,石菖蒲一钱,竹茹一钱,甘草(炙)五分,生姜三钱。

(3)摧肝丸:出自《赤水玄珠》。组成:胆星一两,钩藤一两,黄连(酒炒)一两,滑石(飞)一两,铁华粉一两,青黛三钱,僵蚕(炒)五钱,天麻(酒洗)二两,辰砂(飞)五钱,大甘草二钱。

(4)羚羊钩藤汤:出自《重订通俗伤寒论》。组成:羚角片一钱半(先煎),霜桑叶二钱,京川贝四钱(去心),鲜生地五钱,双钩藤三钱(后入),滁菊花三钱,茯神木三钱,生白芍三钱,生甘草八分,淡竹茹五钱(鲜刮,与羚羊角先煎代水)。

(5)温胆汤:出自《备急千金要方》。组成:半夏、竹茹、枳实各二两,橘皮三两,甘草一两,生姜四两。

出自《增补万病回春》。组成:人参、白术(去芦)、茯神(去皮木)、当归(酒洗)、生地黄(酒洗)、酸枣仁(炒)、麦门冬(去心)、半夏(姜汁炒)、枳实(麸炒)、黄连(酒炒)、竹茹、山栀(炒)各等分,甘草三分,辰砂五分(临服研末调入)。

(6)加味竹沥汤:出自《医醇賸义》。组成:麦冬二钱,石斛三钱,羚羊角一钱五分,橘红一钱,胆星五分,僵蚕一钱五分(炒),天麻八分,淡竹沥半杯,姜汁一滴(同冲服)。

(7)费氏清心饮:出自《医醇賸义》。组成:牛黄五分,琥珀一钱五分,黄连五分,丹参三钱,远志五分(甘草水炒),菖蒲八分,橘红一钱,胆星五分,麦冬一钱五分,淡竹叶二十张。

(8)千金大镇心丸:出自《备急千金要方》。组成:干地黄六分,牛黄五分(一方用牛膝),杏仁五分,蜀椒五分,泽泻二分,黄芪二分,茯苓二分,大豆卷二分,薯蓣二分,茯神二分,前胡二分,铁精二分,柏子仁二分,羌活八分,桂心八分,秦艽八分,芎䓖八分,人参八分,麦门冬八分,远志八分,丹砂八分,阿胶八分,甘草八分,大黄八分,银屑八分,桑螵蛸十二枚,大枣四十枚,白蔹八分,当归八分,干姜八分,紫石英八分,防风八分。

（9）钩藤饮：出自《医学正传》。组成：钩藤五分，蝉蜕、防风（去芦）、人参、麻黄（去节）、白僵蚕（炒）、天麻、蝎尾（去毒，炒）各三分，甘草（炙）、川芎各一分五厘。

出自《万氏家抄方》。组成：全蝎（炙）八分，蝉蜕八分，僵蚕（炒）八分，明天麻八分，犀角八分，胆星八分，青黛八分，辰砂八分。

（10）坎离既济丸：出自《万病回春》。组成：当归（酒洗）六两，南川芎一两，白芍（酒炒）三两，熟地黄（酒蒸）四两，生地黄（酒洗）四两，天门冬（去心）四两，麦门冬（去心）四两，五味子三两，山药二两，山茱萸（酒蒸，去核）四两，牛膝（去芦，酒洗）四两，黄柏（去粗皮）九两（酒炒三两，蜜水炒三两，盐水炒三两），知母（去毛）四两（酒浸二两，盐水浸二两），龟甲（去边，酥炙脆，微黄色）三两。

出自《饲鹤亭集方》。组成：人参四两，生地四两，熟地四两，天冬四两，麦冬四两，萸肉四两，白芍四两，知母三两，川柏三两，肉桂三两，苁蓉三两，枸杞子三两，五味子三两，山药三两，茯苓三两，茯神三两，丹皮三两，泽泻三两，枣仁三两，远志三两。

（11）三因鹿茸丸：出自《三因极一病证方论》。组成：鹿茸（去毛，切，炙）三分，麦门冬（去心）二两，熟地黄三分，黄芪三分，鸡膍胵（麸炒）三分，苁蓉（酒浸）三分，山茱萸三分，破故纸（炒）三分，牛膝（酒浸）三分，五味子三分，茯苓半两，玄参半两，地骨皮半两，人参三分。

（12）褚澄汉防己散：出自《备急千金要方》。组成：汉防己三两，泽漆叶三两，石韦三两，泽泻三两，白术三两，丹参三两，赤茯苓三两，橘皮三两，桑根白皮三两，通草三两，郁李仁五合，生姜十两。

（13）沉香琥珀丸：出自《普济方》引《德生堂方》。组成：琥珀半两，杏仁（去皮、炙）半两，赤茯苓半两，泽泻半两，紫苏（真者）一两半，沉香一两半，葶苈（炒）一两半，郁李仁（去皮、壳）一两半，橘皮（去白）七钱半，防己七钱半。

参 考 文 献

1. 贾伟平. 代谢综合征与胰岛素抵抗 [J]. 中华妇产科杂志, 2004, 39（9）: 643-645.

2. 杨文英, 刑小燕. 肥胖和代谢综合征 [J]. 新医学, 2002, 33（4）: 197-199.

3. 石占利. 胰岛素抵抗和瘦素抵抗在肥胖型高血压中的作用 [J]. 浙江中西医结合杂志, 2005, 15（1）: 63-66.

4. 任颖, 刘伟, 黄刚, 等. 社区肥胖型高血压和瘦素抵抗的关系 [J]. 上海第二医科大学学报, 2003, 23（4）: 334-336.

5. 任昉, 沈建国. 神经酰胺与代谢综合征 [J]. 国际内分泌代谢杂志, 2007, 27（1）: 16-18.

6. 邹大进, 吴鸿. 肥胖症及脂代谢紊乱的诊断 [J]. 国际内分泌代谢杂志, 2006, 26（1）: 1-4.

7. 《中国高血压基层管理指南》修订委员会. 中国高血压基层管理指南（2014 年修订版）[J]. 临床荟萃, 2015, 30（7）: 725-744.

第八章

肥胖病与糖尿病

第一节　肥胖与糖尿病紧密相连

一、肥胖增加糖尿病的发病风险

肥胖是高血压、高脂血症、2 型糖尿病、某些肿瘤、胆结石、某些呼吸系统疾病的重要危险因素。高胰岛素血症和胰岛素抵抗预示 2 型糖尿病的发生，而其与肥胖也有流行病学的相关性。2 型糖尿病发病率高的人群，如西班牙美国人、墨西哥美国人和印度人较非糖尿病的美国人的基础血浆胰岛素水平为高，而高胰岛素血症与 BMI 增加以及向心性肥胖有关。

据美国糖尿病协会报告，轻度肥胖者、中度肥胖者以及重度肥胖者发展为 2 型糖尿病的危险性分别是正常体重者的 2 倍、5 倍与 10 倍。英国地区心脏病研究对 7735 名英国中年男性平均随访了 12.8 年，发现 BMI 是 2 型糖尿病的显性危险因素。多元分析显示那些 BMI 在上 1/5（> 27.9）的男性比 BMI 在下 1/5 者发生 2 型糖尿病的危险性高 7 倍。美国健康专业随访研究通过对 51529 名男性的随访（对 45~75 岁者随访 5 年）发现 BMI 和糖尿病的发生危险之间存在强正相关。经年龄、家族史以及吸烟习惯的校正后，BMI 为 25~26.9（即轻度肥胖）的男性较 BMI < 23 者的糖尿病发生危险高 2.2 倍。随

着 BMI 的增加,危险性随之显著上升,BMI 最高组(≥ 35)较 BMI <
23 组糖尿病发生危险高出 42.1 倍。

除了体重指数外,体重增长也是糖尿病的强危险因素。例如,
在健康专业随访研究中,当控制了入选时的体重指数、家族史、年龄
和吸烟情况后,在 5 年随访中体重增加超过 13.6kg 者发生糖尿病的
危险比体重增加控制在 4.5kg 之内者高 4.5 倍。在整个体重指数范
围内,体重绝对增加值与糖尿病的危险性呈正相关。维持肥胖的时
间越长,则演变为 2 型糖尿病的危险性越高。在一项研究中,体重
指数超过 30 持续 10 年以上者发生 2 型糖尿病的危险比肥胖时间少
于 5 年者高出 2 倍余。护士健康研究对 110000 名年龄为 30~55 岁
的妇女随访了 14 年,结果再一次证实 BMI 是发生 2 型糖尿病的显性
预测因素。不仅经年龄校正的相对危险性随体重指数上升而增加,
"正常"体重范围上限的妇女的危险性也较高。BMI < 22 者的相对
危险系数是 1.0,体重指数 22~22.9 者升至 29,而体重指数 ≥ 35 者则
高达 93.2。

国内学者也报道了超重、肥胖和 2 型糖尿病的密切联系,总共
纳入 8 个研究,共 101864 例研究对象。Meta 分析显示:与正常体重
人群相比,超重和肥胖人群的 2 型糖尿病(T2DM)发病风险均明显
增高[超重:$RR=2.59, 95\%CI(2.11, 3.19), P < 0.01$;肥胖:$RR=6.28$,
$95\%CI(4.99, 7.91), P < 0.01$]。西方肥胖人群的 T2DM 发病风
险[$RR=6.91, 95\%CI(5.59, 8.56)$]高于东方人群[$RR=4.19, 95\%CI$
$(2.93, 5.99)$]。得出以下结论:超重、肥胖均能增加糖尿病的发病风
险,且女性肥胖人群比男性发病风险高,西方肥胖人群比东方肥胖
人群发病风险高。

二、肥胖导致糖尿病的机制

脂肪细胞的祖细胞为成脂肪细胞,极似上皮细胞,且棕色脂肪

细胞的排列紧邻毛细血管成团状结构,亦极似内分泌腺。棕色脂肪产生热能,能够提高血液温度,可使冬眠动物复苏,以致棕色脂肪本有"冬眠腺体"之称。脂肪细胞通过其所分泌的瘦素(leptin)、TNF-α、IL-6 及 IL-8 的信号,可分别与内分泌神经中枢、胰岛、骨骼肌、心肌及血管内皮等细胞进行脂 - 脑、脂 - 胰、脂 - 肌及脂 - 肝等的对话,形成复杂反馈网络,调节下丘脑 - 垂体 - 肾上腺轴及下丘脑 - 垂体 - 性腺轴功能,调节胰岛素分泌、肌细胞胰岛素受体的敏感性及葡萄糖转运因子 -4(GLUT-4)的表达、转位等以维持糖脂代谢,调节血管内皮功能。而返回脂肪细胞的信号,特别是去甲肾上腺素、肾上腺皮质激素、胰岛素及性激素等又调控对脂肪细胞激素敏感的脂蛋白酶,以控制脂肪组织中脂肪的动员及贮存,游离脂肪酸(FFA)与葡萄糖在非脂肪组织的代谢(Randle cycle 及逆 Randle cycle)的平衡,并维持体重与能量的平衡。

在营养过剩的情况下,脂肪细胞中正常的脂肪合成及氧化途径减弱,脂肪分布流向非脂肪细胞,如 β 细胞、肝、骨骼肌及心肌细胞等,称为脂肪在非脂肪细胞内的异位沉积。同时由于氧化途径的减弱,β 细胞内脂质进入非氧化途径,其中间代谢产物可致 β 细胞凋亡。在肌细胞中则抑制胰岛素的信号转导,抑制 GLUT-4 生成及转位,抑制葡萄糖的摄取及肌糖原合成。在心脏,则引起心功能障碍。以上效应综合起来产生高血糖、高胰岛素血症、高脂血症、肥胖、糖尿病等胰岛素抵抗综合征的临床表现。总之,脂肪细胞分泌抵抗素导致全身多器官的胰岛素抵抗,肥胖者抵抗素分泌增加,其 2 型糖尿病发生率亦增多,故抵抗素成为肥胖与 2 型糖尿病新的联接点。

在内脏型肥胖者,其腹膜内脂肪产生大量脂肪细胞因子,通过提高激素敏感脂蛋白酶活性,加速脂肪水解,脂肪细胞 FFA 释放增多,甘油通道失常,进入脂肪细胞减少,以及通过抑制胰岛素信号转导等途径,从而出现糖脂代谢异常〔糖耐量受损(IGT)、糖尿病,TG

和 LDL-C 升高,低 HDL-C],高胰岛素血症、高血压、纤溶酶原激活物抑制剂 -1(PAI-1)增高等胰岛素抵抗综合症候群。

第二节　症因辨治分析

一、病因究源

1. 饮食失度　早在《素问·脏气法时论》中,就告诫民众"五谷为养,五畜为益,五果为助,五菜为充",这样的饮食结构富含碳水化合物、植物可溶性纤维素、动物蛋白、动物脂肪、水溶性及脂溶性维生素、微量元素和无机盐,无疑是全面合理的饮食文化。而现今社会的大城市和富裕阶层中,天天出入餐馆酒楼,猪羊膏腴,唯求适口,西点冷饮,甘甜是尚,醇酒醴醴,觥筹交错,频频劝饮,面红耳赤,意犹未酣,团团围坐,吸云吐雾。餐饮中减少了膳食纤维和碳水化合物的摄入,却过多地摄入了脂肪、胆固醇、蛋白质,酿成了营养过剩的恶果。

2. 起居失宜　外企白领、公务职员,囿于空调密室,日以继夜,电脑屏幕,正襟危坐,出入驾车,极少走动,疏于户外运动。暴富新贵,迷于声色,歌厅舞榭,及时行乐,不知夜之已深,乐不思蜀,睡眠短少。

二、病机诠释

1. 膏粱无厌,膏腴生热,湿热交浑,三焦气化失宣,积湿酿成痰浊,聚于皮里膜外,日形富态;痰浊阻遏气机,气液不得宣平,发为消渴。

2. 以酒为浆,贪杯强饮,湿与热合,困顿中州,清浊相干,升降失序,水精未能四布,五经未能并行,气血未能运行,营卫未能周流,湿热变生败浊,聚于皮里膜外,日形肥胖。湿热耗气伤阴,而病消渴。

3. 积湿酿热,年经月累,湿郁成痰,热郁化火,痰火互结,一则气血未能畅行,五脏精华之血变生败浊,聚于脏腑脉络之间,脑满肠肥,大腹便便;一则痰火炽盛,消铄肺胃津液,而病消渴。

4. 痰火炽盛,劫烁津液,津不载血,血行仄涩,脉络瘀滞,痰瘀交阻,壅遏脉络,变生败浊,积聚脏腑经络之间,日形臃肿。瘀热痰浊,消铄津液,而成消渴。

5. 夤夜不寐,劳脑萦心,心神过用,暗吸肾阴,心相刻燃,炼液成痰,痰浊阻遏,气血未能畅行,体态臃肿,大腹便便,心相火炽,消铄津液,变生消渴。

6. 整日坐卧,久坐伤肉,久卧伤气。脾主肌肉,伤肉者脾必伤,肾为元根之根,伤气者肾亦伤,脾肾根株虚馁,乾健失职,水谷精微不能化生气血,势必酿湿成痰,气虚血涩,痰湿凝聚,遂病肥胖之疾。脾失散精归肺之用,水精未能四布,五经未能并行,而病消渴。

三、临证要点

1. 禀赋不同,证情有别

（1）先天充沛者,褓褓肥健,啼声响亮,善食好眠,聪颖过人,强记博闻,行动矫健,极少病痛。

（2）土德敦阜者,稚年善食易化,饮食倍常,生长发育倍于常人,体格魁伟,膂力过人,思维敏捷,耳目聪明。

（3）脾土卑监者,形虽肥胖,体虚多汗,大便多解,易患感冒,行动迂缓,倦怠少力,懒于动弹,易生湿疹顽癣。

（4）土虚木实者,性情急躁,易于激怒,好动少静,饮食喜好,过于挑剔,便易溏薄,稍一不慎,辄有呕吐腹痛。

2. 久暂不一,虚实迥异

（1）病之初起者，每多湿热内蕴见端。口甘或苦，渴不欲饮，胸脘痞闷，小便黄浑，便解不畅，易生痱痤。

（2）病延既久，一则湿郁痰凝，阻遏气机，形体肥硕，动则气促，汗出溱溱，步履蹒跚，胸脘痞塞，大便多解，溏薄不实；一则痰火壅盛，口苦目赤，眩晕头痛，烦愦易怒，寐多惊梦，鼾声如雷，小便黄赤，大便秘结，形体臃肿，行动迂缓。

（3）病久入深，虚实夹杂，盖痰湿羁留，变生败浊，或阻遏气机，脉络瘀滞，而为脉痹心痛，视瞻昏渺，间歇跛行，坏疽脱疽。或败浊留踞胸膈，耗气伤阴，发为胸痹心痛，或败浊深入血脉，一则脉络瘀阻，再则耗精伤血，肝肾不足于下，风痰上扰清灵，清窍被蒙，而病眩晕耳鸣，风痰乘虚窃络，而为眩晕卒中。或痰火炽盛，扰动心神，心阳浮越，寐多惊梦，心悸怔忡。或痰因火动，激动肝风，上冒巅顶，而病眩晕头痛，中风跌仆。

（4）年经月累，病至终末，虚多实少，一则气液伤残，病及脾肾两脏，脾虚不能为胃行其津液，胃液未能敷布，胃失冲和，食入吐逆，大便艰难。脾失乾健，中运无力，便泄鹜溏。病久穷必归肾，肾失藏精泄浊之用，封藏失司，精微下渗，尿多泡沫，夜尿频多，关门失启，瘀浊潴留，容色萎黄，纳呆泛恶，口有尿味，溺毒上脑，神志昏昧，手足瘛疭。脏病及腑，膀胱不利为癃，不约为遗溺。一则精血日耗，病及肝肾两脏，或视衣瘀阻，风阳鼓动，阴络受伤，则血内溢，视衣瘀积，目无所见，或阴络受伤，血从内溢，血灌瞳神，而为暴盲。或精血既耗，风阳激越，上冒巅顶，而病头痛害目，旁走四肢，内冲胸胁，胸膺胁肋，手足指趾，麻木刺痛，灼热抽掣，疾如雷电，走注遍身，日轻夜剧。或血不养心，心悸怔忡，夜寐早醒。或精血未能上奉，脑力失瞻，思维迟钝，记忆薄弱。或奇经失其禀丽，任督失护，腰膝酸软，转摇不能，俯仰不便，性欲淡漠，阳事委顿，阳维为病苦寒热，阴维为病苦心痛，或二跷失用，寤多寐少，步履歆侧。

第三节 辨证分型论治

1. 湿热内蕴证——肥甘酒醴，积湿酿热

证候：体态肥硕，腹大腰粗，口甘或苦，渴不欲饮，小溲黄混，大便热臭，或便解不爽，肌肤烦痒，易生湿疹红瘰，口有秽气。舌胖大，苔黄腻。脉濡数。此类证候，于肥胖病与糖尿病得病之初，最为繁见。

治则：清化湿热，宣通三焦。

方药：清热渗湿汤(1)、破郁丸(2)、消痞神丸(3)复合。药如：小川连 3g，焦川柏 4.5g，制苍术 9g，生晒术 9g，制半夏 9g，制川朴 4.5g，焦山栀 9g，瓜蒌仁 12g，炙苏子 9g，全当归 12g，醋制青皮 6g，新会皮 6g，炒枳实 4.5g，制香附 9g，阳春砂 3g（后下），淡竹叶 6g，云茯苓 30g，泽泻 30g，莪术 15g，槟榔 15g，乌药 6g，山楂 12g，六神曲 12g（包），广木香 3g，大麦芽 15g

方解：此复方多用之法。方中川连、川柏、山栀性味苦寒，寒能泄热，苦能燥湿，于湿热内蕴之证，最为合拍。淡竹叶味甘淡，气平微凉，入心、肺、胆三经，《重庆堂随笔》言其"内息肝胆之风，外清温暑之热"。此四者相辅相成，用以为君。川连、半夏、瓜蒌仁乃小陷胸汤之制，旨在清痰热，开郁结，更以苏子、枳实、当归为伍，以增辛苦泄降之力，以之为臣。苍术、厚朴、香附、砂仁、陈皮、枳实、山楂、神曲、麦芽，乃《金鉴》香砂平胃散之制，助以茯苓、泽泻，共臻化湿浊、畅气机之妙用，以为辅佐。青皮、莪术、槟榔为使，以为消积磨痞之用。

2. 湿郁痰凝证——沃甘厌肥，湿郁痰凝

证候：形体臃肿，大腹便便，脑满肠肥，行动迟缓，胸脘痞闷，时欲太息，小溲混浊，大便易溏，鼾声雷鸣，幻梦纷扰，肌肤烦痒，好发湿疹顽癣。舌胖大，边有齿痕，苔浊腻多涎。脉滑实有力。此类证候，于肥胖病与 2 型糖尿病饮食未能自约，平时多坐少动，体重有增无减，缺少自我监测之个体，最为繁见。

治则：健脾化湿，涤痰消积。

方治：方用渗湿汤[4]、消积保中丸[5]复合。药如：制苍术 9g，焦白术 9g，云茯苓 30g，猪苓 15g，泽泻 30g，制半夏 9g，新会皮 6g，白芥子 15g，制川朴 4.5g，小川连 3g，焦山栀 9g，制香附 9g，广木香 3g，制三棱 9g，蓬莪术 15g，小青皮 6g，花槟榔 15g，川芎 4.5g，干漆 9g，六神曲 12g，阳春砂 3g（后下），大麦芽 15g。

方解：此亦复方多用之法，以复脾胃升降之用。方中二术、二苓、甘草、泽泻，健脾土而化湿浊，用以为君；二陈、白芥子和胃涤痰，合制川朴、香附、川连、山栀以辛开苦降，复坤土充和之用，以之为臣；三棱、莪术、青皮、槟榔消积磨痞，伍川芎、干漆行血疏瘀，以为辅佐；莱菔、六曲、砂仁、麦芽为使，以助乾土转输消磨之用。

3. 痰火炽盛证——湿郁成痰，热郁化火

证候：日形富态，腹大腰粗。口干且苦，情绪躁急，烦惋易怒，寐多惊梦，心悸怔忡，小溲黄浊，便易秘结。肌肤烦痒，易生红瘰。舌边尖红，苔中根黄腻，脉滑数不静。此类证候，系从湿热内蕴衍化而来，多见于富裕阶层之风云人物，盖应酬频繁，不慎口腹，肥甘过用，且出入驾车，绝少走动，籾蚃夜不寐，未免积湿成痰，火从热生。

治则：清火涤痰。

方治：千金枸杞汤[6]、竹沥枳实丸[7]复合。药如：枸杞枝叶 30g，天花粉 30g，生石膏 30g，小川连 3g，焦白术 9g，制苍术 9g，制半夏 9g，新会皮 6g，白茯苓 30g，陈胆星 6g，小枳实 6g，白芥子 15g，炒子芩 4.5g，当归 9g，白芍 15g，山楂肉 12g，广木香 3g。

方解：川连味苦性寒，苦寒直折，善清心经亢炎之火；石膏辛寒,泄阳明无形之热;枸杞枝叶、炒子芩皆苦寒之品,清泄肺经伏火。四者相须相成,用以为君。《素问·气厥论》言:"心移热于肺,传为鬲消。"盖赫曦炎炎,引动阳明胃火升浮,火灼金伤,娇脏液涸,肺胃津伤,求救于水,发为消渴。黄连清心胃之火,石膏清阳明之热,子芩清肺金伏火,心胃火息,肺金清宁,坎水源泉自生,得金水相生之玄机,何渴之有。二术健脾化湿,以杜生痰之源;二陈燥湿化痰,归、芍养血敛阴,以制二术、二陈之辛燥太过,此相反相成、标本同治之例,以之为臣。陈胆星、白芥子、炒枳实,辛苦泄降,涤痰化浊,效大力宏,用以为佐。山楂、木香为使,芳香沁脾,消化内积。

4. 痰凝络瘀证——痰遏气机,瘀阻脉络

证候:形体臃肿,腹大腰粗,行动迟缓,胸痹心痛,间歇跛行,经汛延期,量少色紫,少腹胀痛,或居经不潮,腿胻足背皮肤紫黑,趺阳脉动微弱,或寻按不见。舌胖大,边有紫斑,苔白腻或上罩紫气。脉滑实有力或细涩小弦。

治则:涤痰疏瘀。

方治:茯苓丸[8]、安息活血丹[9]损益。药如:蓬莪术 9g,荆三棱 9g,制川朴 4.5g,法半夏 9g,小青皮、新会皮各 6g,云茯苓 30g,焦白术 9g,肉桂心 1.5g,艾叶 2g,安息香 6g,炒延胡 6g,柏子仁 12g,泽兰叶 9g,当归 12g,桃仁 12g,粉丹皮 6g,山茱萸 9g,川杜仲 12g,淡苁蓉 9g,虎杖 30g,黑牵牛子 9g,槟榔 12g,广木香 3g,炒枳壳 6g,大麦芽 15g。

方解:沃甘厌肥,积湿凝痰,痰浊困顿中州,清浊相干,升降失序。方中半夏、陈皮、茯苓乃二陈之制,最能燥湿化痰,苏醒胃阳,复坤土充和之用;白术、肉桂、茯苓乃苓桂术甘汤之制,去甘草之壅中,加川朴之苦温,取其宣化湿浊,属意温运脾阳,复乾土升运之职,此七味,相辅相成,用以为君。妙在山茱萸、当归、苁蓉、艾叶、杜仲温煦督脉，益火生土，使乾健不息，气血生化有资，乃图本之策，以之为臣。三棱、莪术、安息香、延胡、枳壳皆破气消积之味，与当归、泽兰、桃仁、丹皮、柏子仁、虎杖为伍，行气疏瘀，庶脉络流畅贯通，而无壅滞之弊。此十一味，相得益彰，以为辅佐。青皮、槟榔、黑牵牛子、木香、麦芽为使，以为消积磨痞，沁脾消导之用。

5. 气阴两虚证——痰湿瘀浊，耗气伤阴

证候：形体臃肿，大腹便便，动则气促，自汗寝汗，寐来口干舌燥，大便艰难，肢恭神疲，恹恹思睡，或瞌睡连连，不耐久立，行动蹒跚迟。舌胖嫩、边有齿痕、苔少，或有剥蚀裂痕。脉形濡数。此类证候，于肥胖病见有代谢综合征患者最为繁见。

治则：化浊疏瘀，益气生津。

方治：真人化铁汤[10]、慎柔养真汤[11]复合。药如：三棱 9g，莪术 9g，青陈皮各 6g，川朴 6g，黄连 3g，香附 9g，当归 12g，川芎 6g，桃仁 12g，红花 6g，西党参 30g，嫩绵芪 30g，生晒术 9g，云茯苓 30g，甜莲肉 9g，山药 30g，麦冬 15g，北五味 3g（打），生白芍 15g，清炙草 3g，六神曲 12g，焦楂肉 12g，枳实 6g，广木香 3g。

方解：甘美多肥，积湿酿热，日久变生瘀浊。湿热阻遏气机，瘀浊壅滞脉络，气液由此而伤，病及脾肾两脏，变幻丛生，未免顾此失彼，故方中用药，虽以清化湿热、疏化瘀浊为务，而于清化、疏化之中，始终不忘固护气液，培补脾肾之根本。《经》所谓"知标与本，用之不殆"。方中川连、厚朴为伍，清热化湿，苦辛通降，配以三棱、莪术、香附、木香，旨在流畅气机，故用以为君。臣以党参、麦冬、五味，乃生脉之制，旨在固护气液，参、术、苓、草从容和缓，淡养胃气，微甘养脾阴，故有君子之誉，益以嫩芪、山药、莲肉，以增培补脾肾之力，以之为臣。归、芎、桃、红、楂肉和营血而疏络瘀，以为辅佐。六神、枳实、青陈皮为使，疏气机而化食滞。

6. 精血并损证——痰火肆虐, 耗精伤血

证候: 形体肥胖, 大腹便便, 面红目赤, 烦惋悸躁, 夜寐早醒, 寝汗心悸, 视瞻昏渺, 眩晕耳鸣, 腰酸脚弱, 小溲黄赤, 大便艰难。舌边尖红、苔薄黄、糙燥乏津。脉小弦滑数。

治则: 清火涤痰, 毓养肝肾。

方治: 竹沥枳实丸[7]、滋阴地黄汤[12]、鹿肝丸[13]复合。药如: 苍白术各 9g, 竹沥半夏 9g, 新会皮 6g, 茯苓 30g, 小川连 3g, 陈胆星 6g, 条芩 4.5g, 西党参 30g, 天麦冬各 9g, 当归身 9g, 杭白芍 15g, 生熟地各 12g(熟地切丝, 以沸水浸泡, 去熟地不用), 山萸萸 9g, 山药 30g, 湖丹皮 6g, 川贝母 6g, 知母 9g, 泽泻 30g, 制香附 9g, 枸杞子 30g, 杭白菊 9g, 女贞子 30g, 京玄参 9g, 茺蔚子 9g(打), 潼白蒺藜各 9g, 川芎 4.5g, 生槐米 15g, 荷叶 12g。山楂 12g, 木香 3g。

方解: 苍白术、川连、条芩、茯苓、泽泻, 乃清热渗湿汤之制, 以为清热化湿之用; 半夏、陈皮、茯苓乃二陈之制, 益以胆星, 善于燥湿涤痰, 二者相得益彰, 用以为君。人参、天麦冬寓生脉之意, 玄参、麦冬、生地乃增液汤之制, 属意甘寒生津, 咸寒救液, 以为金水相生之策, 上源既得甘霖, 自能下荫于肾, 庶源清流洁, 自可滂沛湖泽。熟地、萸肉、山药、丹皮、茯苓、泽泻, 乃六味地黄之制, 复坎脏藏精泄浊之用, 乃滋苗灌根之图, 以之为臣。枸杞、槐花滋肝肾而平肝木, 乃清上实下之法, 以为辅佐。川芎、山楂、木香疏络瘀而调气机, 作为佐使。

(丁学屏　撰文)

方 剂 汇 编

(1)清热渗湿汤: 出自王肯堂《证治准绳》。组成: 黄柏二钱(盐水炒), 苍术、生白术各一钱五分, 泽泻、黄连(酒炒)各一钱, 甘草五分。水二钟, 煎八

分服。

出自张石顽《张氏医通》。组成：黄柏三钱（盐汤炒黑），苍术（去皮，同芝麻炒）、生白术、茯苓、泽泻、黄连（酒炒）各一钱，炙甘草五分，生甘草三分，竹叶十片。

（2）破郁丸：出自年希尧《集验良方》（珍本医籍丛刊）。组成：香附四两，栀子仁四两，枳实一两，槟榔一两，莪术（醋炒）一两，瓜蒌仁一两，苏子（炒）一两，黄连（姜汁炒）二两。水丸，桐子大，服三十丸。

（3）消痞神丸：出自《回生集》。组成：香附米二两（童便浸，炒），砂仁七钱（炒），枳实一两（炒），陈皮一两（炒），半夏一两二钱（姜炒），厚朴一两二钱（姜炒），山楂肉二两，当归身四两，沉香八钱，木香五钱，乌药一两，白术一两（土炒），神曲一两一钱（炒），苍术一两二钱（炒），麦芽一两二钱。

（4）渗湿汤：出自《丹台玉案》。组成：丁香、苍术、白术、姜黄、茯苓、甘草、陈皮各等分。

（5）消积保中丸：出自《万病回春》。组成：陈皮（去白）二两，青皮（清油炒）四钱，白茯苓（去皮）二两半，白术（土炒）三两，香附（醋炒）二两，半夏一两（泡七次，姜汁炒），木香三钱（不见火），槟榔七钱，莪术（醋浸，炒）八钱，三棱（醋浸，炒）八钱，莱菔子（微炒）一两，砂仁四钱，神曲（炒）一两，麦芽（炒）六钱，白芥子（炒）一两，黄连（姜汁炒）一两，真阿魏（醋浸）三钱，山栀仁（姜汁炒）一两，干漆（炒净烟）三钱。

（6）千金枸杞汤：出自《备急千金要方》。组成：枸杞枝叶一斤，黄连、栝蒌根、甘草、石膏各三两。

（7）竹沥枳实丸：出自《万病回春》，又名竹沥枳术丸。组成：白术（去芦，土炒）二两，苍术（泔制，盐水炒）二两，枳实二两（麸炒），陈皮二两（去白），白茯苓（去皮）二两，半夏（白矾、皂角、生姜水煮干）二两，南星（制同上）二两，黄连（姜炒）二两，条芩（酒炒）二两，当归（酒洗）二两，山楂二两（去核），白芥子（炒）二两，白芍（酒炒）二两，人参五钱，木香一钱。

（8）茯苓丸：出自《备急千金要方》。组成：茯苓一两，茵陈一两，干姜一两,白术(熬)三十铢,枳实三十铢,半夏十八铢,杏仁十八铢,甘遂六铢,蜀椒十二铢,当归十二铢。

出自《备急千金要方》引《古今录验》。组成:茯苓四分,白术四分,椒目四分,木防己五分,葶苈五分,泽泻五分,甘遂十一分,赤小豆二分,前胡二分,芫花二分,桂心二分,芒消七分(别研)。

(9)安息活血丹:出自《太平惠民和剂局方》。组成:吴茱萸(汤浸七遍,焙干,微炒)、安息香(捣碎,入好酒研,澄去渣,银器内慢火熬成膏)、柏子仁(炒)、山茱萸(去核)、延胡索、桃仁(去皮、尖,麸炒微黄色)、虎杖、当归、杜仲(去粗皮,炒)、附子(炮,去皮、脐)、木香各二十两,泽兰叶、干姜(炮)、肉桂(去粗皮)、艾叶(微炒)、黄芪(去芦)、牡丹皮各二斤半,肉苁蓉(酒浸,焙)、厚朴(去粗皮,姜汁炙令熟)各五斤。

(10)真人化铁汤:出自《万病回春》。组成:三棱三分,莪术三分,青皮三分,陈皮三分,神曲(炒)三分,山楂肉三分,香附(炒)三分,枳实(麸炒)三分,厚朴(姜制)三分,黄连(姜汁炒)三分,当归三分,川芎三分,桃仁(去皮)三分,红花三分,木香三分,槟榔八分,甘草二分。

(11)慎柔养真汤:出自《慎柔五书》。组成:党参、生晒术、嫩绵芪、甜石莲各钱半,山药、白芍、麦冬各三钱,甘草六分,五味子二分。

(12)滋阴地黄汤:出自《万病回春》。组成:山药八分,山茱萸(去核)八分,当归(酒炒)八分,白芍(煨)八分,川芎八分,牡丹皮六分,远志(去心)六分,白茯苓六分,黄柏(酒炒)六分,石菖蒲六分,知母(酒炒)六分,泽泻六分,熟地黄一钱六分。

(13)鹿肝丸:出自《摄生众妙方》。组成:熟地(酒洗)二两,生地黄(酒洗)二两,当归身(酒洗)二两,枸杞子二两,甘菊花一两,天门冬(去心)二两,冬青子二两,白蒺藜(去刺,炒)一两三钱,玄参一两五钱,川芎一两三钱,白芍药(酒炒)一两五钱,黄连(酒洗)一两三钱,槐角(炒,用子)一两,茺蔚子(炒)一两。

参 考 文 献

1. United States National Commission on Diabetes. Report of the National Commission on Diabetes to the congress of the United States[M]. Bethesda, MD: US department of Health, Education and welfare, 1975.

2. Seidell JC. Obesity in Europe: scaling an epidemic[J]. Int J Obesity 1995, 19(suppl 3): S1-S4.

3. Everhart JE, Petitt DJ, Bennett PH, et al. Duration of obesity increases the incidence of NIDDM[J]. Diabetes, 1992, 41(2): 235-240.

4. Haffner SM, Mitchell BD, Stern MP, et al. Public health significance of upper body adiposity for non-insulin-dependent diabetes mellitus in Mexican Americans[J]. Int J Obesity, 1992, 16(3): 177-184.

5. Cassano P, Rosner B, Vokonas PS, et al. Obsity and body fat distribution in relationship to the incidence of non-insulin-dependent diabetes mellitus[J]. Am J Epidemiol, 1992, 136: 1474-1486.

6. Sowers JR. Modest weight gain and the development of diabetes: another perspective[J]. Ann Intern Med, 1995, 122(7): 548-549.

7. Bergstrom RW, Newell-Morris LL, Leonetti DL, et al. Association of elevated fasting C-peptide level and increased intra-abdominal fat distribution with development of NIDDM in Japanese-American men[J]. Diabetes, 1990, 39(1): 104-111.

8. 李秀钧. 脂肪组织——新的内分泌器官. 会议快讯, EASD2001.

9. 陈名道. 肥胖研究的新观点. 会议快讯, ADA2002.

10. 金嘉琳, 田成功. 瘦的作用与瘦素抵抗. 会议快讯, ADA2002.

11. 刘俊, 郭毅, 刘晴, 等. 超重、肥胖与 2 型糖尿病相关性的 Meta 分析 [J]. 中国循证医学杂志, 2013, 13(2): 190-195.

第九章

肥胖病与痛风

第一节　肥胖与痛风形影相随

痛风很少单独存在，多伴发自代谢综合征的一种或几种组分疾病，如肥胖病、高血压、糖尿病、高脂血症等。这些伴发病与痛风常相互影响。

痛风是极其古老的病种。希波克拉底（公元前 460—前 370 年）是已知第一个描写痛风的人。他认为丰盛的食物和葡萄酒与这一疾病有关。在此后长达 2000 余年的医学发展史中，希波克拉底的"体液说"一直左右着人们对痛风的认识。直至 17 世纪，英国的托马斯·塞登哈姆才澄清了这一概念，他建议将痛风从风湿病中分离出来。1684 年，显微镜的研制者安托尼·冯·列文霍克（1632—1723）在显微镜下发现了痛风石内尿酸钠结晶的外观：有着长形而透明的小微粒状物质，呈两头尖，形态类似一段马尾。

1850 年前后，英国医师阿尔弗莱德·加罗德（1819—1909）通过对痛风患者血液的化学分析确定了痛风患者血液中尿酸浓度增高，并假定急性痛风是由尿酸钠沉淀在关节及其周围组织而引发。他于 1855 年出版了第一部关于痛风的专著，被公认为"现代痛风之父"。

痛风历来又有帝王病之称。盎格鲁·撒克逊人有一精辟的双关语："痛风是国王的疾病，也是疾病之王。"

圣罗马皇帝查尔斯五世（1500—1588）及他的儿子菲利普二世由于饮食无度，营养过剩，均在 30 岁以前患了痛风，并先后死于痛风性肾病及手术后的严重感染。13 世纪上叶的法国，有十几位国王罹患痛风，如路易七世、路易十六。在英格兰王朝中，如詹姆斯一世、乔治四世及安妮王后也备受痛风的折磨。在仅有 200 余年历史的美国，也曾有总统罹患痛风，如本杰明·富兰克林（1706—1790）。痛风之所以在众多国家的王朝中肆虐，是这一疾病遗传易感性与生活方式相互作用的写照。

1794 年，由 Humphreys 出版的描述痛风症状的漫画，一只狂魔无情地撕咬着患者的足趾。无独有偶，在中医的唐代文献中，称其为"白虎病"，喻其灼热疼痛的情况，犹如虎啮一样。

唐代王焘《外台秘要》卷十三引《近效方》称白虎病"大都是风寒暑湿之毒，因虚所致，将摄失理，受此风邪。经脉结滞，血气不行，蓄于骨节之间……其疾昼静而夜发，发则彻髓酸痛，乍歇。其病如虎之啮，故名曰白虎之病也"。

元代朱丹溪《格致余论·痛风论》是关于痛风的最早文献记载。"彼痛风者，大率因血受热已自沸腾，其后或涉冷水，或立湿地，或扇取凉，或卧当风，寒凉外搏，热血得寒，污浊凝涩，所以作痛，夜则痛甚，行于阴也。""痛风有风热，有湿痰，有风湿，有血虚，有气虚，总宜散湿疏风，消痰顺气，导瘀血，生新血为要。"开痛风辨证论治之先河。

明代虞抟《苍生司命·痛风证》言："其肢节大痛如虎咬，昼静夜剧，古名白虎历节风。"已切中痛风要害。其对痛风证候的描述，生动逼真："肢节肿痛，痛多火，肿属湿，兼受风寒而发动于经络之中，湿热流注于肢节之间，而痛无已也。着痛有常处，赤肿灼热，此欲感风毒，宜败毒散主之。"书中录方 11 首，颇能启人思路，教人法程。尤以赶痛汤一方，治瘀血湿痰蓄于筋节之间而作痛者，切于临床实用。

明代刘默所著《青瑶疑问·痛风》揭示痛风其义与痹证相似，其实不同。实由湿火致病："实湿火伏于经络血脉之中，随脉流行于关节则痛，交阳分营气易运。卫气行表故痛缓，交阴分营气稽留，卫气归阴，其脉闭塞故痛甚。"其对病机症状之阐述，极尽明白确切之能事。"肝藏血，关节乃筋脉之总会。痛风本肝经血脉中风热湿火，稽留于关节之间，肿而且痛，屈伸艰难，二三日血脉少通，复移换一处，必浮肿而热……每逢湿热感行则发……此实无形之风火湿热耳，热与火所以善走，若寒与湿，始终在一处。"

血液或关节滑囊液中的尿酸钠盐（MSU）浓度达到饱和状态，即出现结晶沉淀，病变的累及部位为关节软骨、骨骼、滑膜、肌腱、关节周围软组织及肾脏。高尿酸血症导致 MSU 在关节腔内沉淀，致使白细胞发生吞噬，触发急性痛风性关节炎的发作。

人体内中心体温与人体远端及外周关节腔内温度不同，有一定梯度，如足趾、耳缘等处的温度明显低于中心体温。MSU 在体温 37℃、pH7.4 时，溶解度为 408μmol/L（6.8mg/dl），而在 30℃时为 268μmol/L（4.5mg/dl）。这就意味着跖趾关节腔内尿酸浓度大于 268μmol/L（4.5mg/dl）时，即可形成 MSU 结晶沉淀。痛风患者的急性痛风性关节炎常在夜间发作和（或）加剧，可能与夜间室温降低有关。痛风性关节炎的自行缓解，亦可能是急性炎症反应时受累关节局部体温升高使尿酸钠溶解度明显升高，微结晶逐渐溶解吸收，炎症得以逐渐消退减轻的缘故。

急性痛风性关节炎发作，与高尿酸血症的程度呈正相关，然而在临床实践中，许多高尿酸血症患者，终身无急性关节炎发作。反之，少数急性痛风性关节炎患者，血尿酸浓度却明显低于饱和状态，而另一部分患者，降低血尿酸治疗过程之后，却诱发了急性痛风，即所谓MSU游走性发作。

持蛋白多糖学说者认为，软骨和滑囊液中含有多种蛋白多糖，每个蛋白多糖分子带有负电荷,蛋白多糖的阴离子可明显增加尿酸钠的可溶性,从而抑制其结晶的形成。假如蛋白多糖分子结构存在某些缺陷,或被胰蛋白酶消化,则可使 MSU 溶解度降低,抑制微晶体形成的作用受抑,可能导致急性痛风性关节炎的发作。这一学说足以解释上述似乎不可思议的临床现象。

从高尿酸至痛风症状的出现,可分为 4 个阶段:

1. 高尿酸血症期　亦称"痛风前期"。这常在例行体检或因其他疾病如高血压、糖尿病等住院检查时,偶然发现血尿酸升高,而无痛风性关节炎的临床症状。

2. 痛风早期　多发生于 20~50 岁的男性,突然发生第 1 跖趾关节红肿热痛,病足不能践地,行走艰难,难以入眠。可在数天后自行缓解,不留任何痕迹,但在 1 年或数年后可反复发作。在这一阶段,不会有痛风石的形成,亦无明显的肾脏病变,肾功能正常。

3. 痛风中期　这一阶段,可有急性痛风性关节炎的反复发作,造成病变关节的功能障碍、不同程度的关节畸形和骨质破坏,形成慢性痛风性关节炎。同时可伴有皮下痛风石、肾结石、高血压和肾脏病变,肾功能基本正常或轻度减退。

4. 痛风晚期　在此阶段病变关节有明显的功能障碍和关节畸形,X 线摄片可见骨质有"穿凿样破坏"。皮下痛风石增多,体积增大,突兀不平,甚至溃破,析出白色的尿酸盐结晶。痛风石最常见于关节内或关节周围,多发于手足附近、耳廓。尤以跖趾关节、跖关节、踝关节、足背及指间关节、指掌关节、手背等处为最,其次为膝关节、肘关节等处,极少见于躯干部和大腿、上臂。痛风石为肉芽肿,周围布满 MSU 结晶,新的巨噬细胞反复聚集,细胞间质退化,退缩细胞凋亡。这一时期肾损害进一步加剧,肾功能明显减退,可出现氮质血症,最终演变成尿毒症。

第二节　症因辨治分析

一、病因究源

1. 禀赋

（1）土德敦阜者，稚年肥白壮硕，知饥能食，食而能化，饮食倍常，行动矫健，知识早开，才思过人，过目不忘。脾土卑监者，体肥多湿，能食不能运，食入膜胀，便溏不实，睡中梦呓，寝汗沾衣，肌肤易患湿疹。

（2）胃强脾弱者，嘈杂善饥，不择酸咸，食入膜胀，大便鹜溏，肢恭神疲，自汗涔泄，动则气短，容色少华。

（3）土虚木实者，容颜肥白，额颞两颗，青筋绽露，能食偏嗜，挑精拣肥，食不能多，大便易溏，嗳恶泛酸，脘痛腹胀，烦愤惊悸，易于激怒，睡中辗转反侧，形神疲惫，易患感冒。

2. 饮食　肥甘酒醴，交际应酬，习以为常，甘甜滋湿，膏腴酿热，醇酒海鲜，助长湿热，湿归重于太阴，热归重于阳明，湿热蕴阻皮里膜外，日形富态。湿热变生败浊，阻于脏腑之间，脑满肠肥，形体臃肿。湿热败浊，阻遏经隧，营卫未能周流，发为热痹肿痛。

3. 起居

（1）操持经营，运筹策划，子丑之交，方始就寝。心神过用，暗吸肾阴，耗伤心血，心肝火炽，炼液成痰。

（2）应酬交际，歌厅舞榭，乐不思蜀，曲终人散，已是寅卯时分。赫曦炎炎，炼液成痰。

（3）空调恒温，忘却寒暑春秋，电脑荧屏，危坐终日，出入驾车，绝少户外活动。

二、病机诠释

脾之与胃，以膜相连，一脏一腑，相为表里，然有阴阳之别，升降之殊。盖胃属阳明燥土，性喜柔润，职司承接，以通为用。故《经》言胃为"水谷之海""十二经脉之海""六腑之大源"。脾属太阴湿土，喜燥而恶湿，主消磨水谷而化精微，以升为用。故《经》云脾为"至阴之脏""孤脏以灌四傍者也"。脾胃虽同属中央戊己土，然脏腑之用有别、升降之职有异也。

1. 脾土卑监者，消磨不力，转输失职，饮入于胃，不能游溢精气、上输于脾，脾失散精归肺之用，水反为湿，谷反为滞，未免聚湿成痰，积于皮里膜外，日形富态。加以饮食不节，起居不时，心肝火炽，痰湿变生败浊，留于脏腑之间，脑满肠肥，形体臃肿，大腹便便。痰火败浊阻遏经隧脉络，发为热痹肿痛。痰浊凝结成石，而病石淋。

2. 胃强脾弱者，消谷善饥，努力加餐，能食不能运，积湿成痰，痰郁化热，痹阻三焦，气液不得宣平，五脏精华之血，变生败浊，聚于皮里膜外，日形肥胖，留踞于脏腑之间，腹大腰粗，阻于经隧脉络，而病热痹肿痛。痰浊瘀血，蓄积膀胱，而病石淋。痰浊瘀血，化风上冒，而病眩晕。

3. 土虚木实者：素禀土虚者，中运不力，未能腐熟水谷而化精微，未免积湿成痰，痰湿壅盛，日形肥胖，此其一。土虚木来乘侮，亦势之必然，脾土更形怯弱，精微生化日薄，痰湿日盛一日，肝气横逆，郁而化火，肝火脾湿，阻于足太阴、厥阴，阳明脉络隐白、大都、膝关、曲泉、犊鼻、梁丘诸穴，湿火壅盛，发为热痹肿痛，此其二。脾土薄弱，不能化生精微，中焦受气取汁，变化而赤，是谓血。营血由此而亏，血虚营热阻于足太阴、少阴脉络，隐白、大都、照海、太溪、复溜、大钟穴处，红肿灼热，痛如虎噬，病为热痹虚证，此其三。肝火脾湿,煎炼成石,蕴积肾脏,发为石淋,此其四。肝火脾湿,互蕴不化,风从火出,挟痰浊上冒清窍,而病眩晕头痛,此其五。

4. 血虚营热者,旷夜不寐,苦思竭虑,耗营伤血,血虚之体,酒后汗出当风,内舍骨节,血虚肝热生风。其素蕴之热,与邪合化,两热相搏,两阳相并,肝火流窜关节,如烈火烹油,深入足太阴、阳明脉络,隐白、大都诸穴告急,焮红灼热,痛如虎噬,手不可近,日夜无休。痛势有增无减,蔓及足少阴诸穴,焮红赤热,光亮漫肿,足难践地,呻吟不止。

三、辨证规律求索

1. 病之初始,实证居多,以其禀赋不同,证候各有差异。

（1）素体胃强脾弱者,消谷善饥,摄食过多,饮食不能运,多见阳明热盛,太阴湿微见证,瘀热湿浊,瘀滞足阳明、足太阴经络,隐白、大都穴处,焮红灼热,痛势剧烈,日夜无休,两足不能践地,步履艰难。

（2）素体脾土卑监者,湿自内生,积湿成痰,亦自然之理,脾虚不能为胃行其津液,阳明脉络空虚,虚焰上浮而成湿壅热微证候,隐白、大都诸穴,焮红漫肿,疼痛日轻夜重,固定不移,腿胻重着,行动迟迟。

（3）禀赋肝强脾弱者,脾失转输消磨之职,不能化生精微,未免积湿成痰,加以肝木侮其所胜,脾土升运失司,痰湿变生败浊,阻遏足太阴脾经脉络,隐白、大都诸穴,延及膝关、曲泉等穴,痛势游移不定,焮红灼热,手不可近,足不能践地。且肝气横逆,气郁化火,风从火出,挟脾经湿浊,上凌清窍,头晕目眩,躁急易怒,容色潮红,舒缩不匀,血压自高。

2. 病情自然缓解期间,一无所苦,宛如常人,斯时必须追踪监测血中尿酸浓度,嘱其禁烟限酒,不可稍有松懈,平时尤须监测血压，定期声像图监测，细察肾脏有无结石形成，预为防范。此时治法，应择益气运脾、甘凉益胃之法，固其根本，复其脾胃升降之职。

3. 病至中期，年经月累，病久入深，痰凝浊瘀，耗伤津液精血，病由脾胃两经，深入脾肾两脏。上则病由犊鼻、梁丘、复溜，至膝关、曲泉等穴；下则病自昆仑、仆参、申脉等阳经诸穴，深入肾经之照海、水泉、复溜诸穴。痰浊瘀积不化，势必凝结成石。足太阴、阳明、厥阴、少阴诸穴，积石突兀不平，扪之碍手。似此等虚实夹杂之证，治宜标本兼顾，毓养肝肾，涤痰疏瘀化浊之法，并行不悖。不可一味克伐，徒伤真元之气。且肝肾既伤，风阳激越，磅礴清头，头目眩晕。舒缩不匀，血压自高，则又须清上实下之法，参互其间。矧肾虚而膀胱热，酿为石淋，是以毓肾渗利之法，亦不可不顾。

4. 病至后期，穷必归肾，肾失启闭，夜尿频多，瘀浊潴留，面浮胕肿，容色萎黄。虚阳上浮，头晕目眩，舒缩失其揆度，血压居高不下。阴虚生内热，陡然体温飙升，扪之灼手，口干烦躁，渴喜凉饮，大便艰难。病至此，虚多实少。治以滋肾涵肝为主，参入摄纳疏化之法。

第三节　辨证分型论治

1. 热盛湿微证——胃热脾湿，壅阻阳明

证候：形体肥白，腹大腰粗，隐白、大都穴处，灼热疼痛，日夜无休，焮红肿胀，手不可近，足难践地，步履艰难。小溲黄赤，便解不畅。舌胖大，苔黄腻，糙燥乏津。脉形滑数。此等证候，于平时酷嗜烟酒，膏粱厚味、无由节制的富裕群体，最为繁见。

治则：辛寒清气，宣泄络热。

方治：桂枝白虎汤[1]、百合知母汤[2]复合。药如：川桂枝 9g，生石膏 24g（先煎），肥知母 9g（盐水炒），焦白术 9g，土茯苓 30g，川萆薢 12g，大生地 12g，粉丹皮 6g，川牛膝 9g，忍冬藤 30g，白花百合 15g。

方解：石膏、知母乃白虎汤之制，善清阳明无形之热；借桂枝之辛温，入血通脉，宣泄阳明络热，故用以为君。辅以白术健脾化湿，土茯苓、川萆薢甘淡之味，理浊分清，祛风除湿，以之为臣。生地、丹皮、牛膝凉血清营，百合清心润肺，以为辅佐。忍冬藤甘平微寒，解热毒而通脉络，用以为使。如服之未能得手，复入羚羊桂枝汤法，盖石膏仅能清阳明胃热，不若羚羊具灵动之势，善于搜风通络耳。

2. 湿胜热微证——湿郁热伏，壅阻经络

证候：形体肥胖，大腹便便，隐白、大都诸穴，赤热漫肿，疼痛日轻夜重，难以成眠，脚膝重着，行动费力，步履艰难，小溲混浊，便易溏薄。舌胖大，边有齿痕，苔浊腻而黄。脉形濡数。此等证候，于嗜茶善饮，膏腴不节，忙于席间应酬的富裕阶层，最为繁见。

治则：涤痰化湿，疏化络热。

方治：竹沥枳术丸[3]、龚氏治两足疼痛麻木方[4]复合。药如：陈胆星 6g，姜半夏 9g，云茯苓 30g，制苍术 9g，新会皮 6g，白芥子 9g，炒子芩 4.5g，焦白术 9g，川黄柏 4.5g，威灵仙 9g，全当归 12g，杭白芍 15g，杜红花 6g，桃仁 9g，川牛膝 9g，香白芷 6g，清炙草 3g，广木香 3g。

方解：半夏、陈皮、茯苓、甘草乃二陈之制，最擅燥湿化痰，益以南星、芥子，增强其涤痰化浊之功，用以为君。苍、白二术，茯苓、甘草，健脾燥湿，以杜截生痰之源，乃固本之策，以之为臣。子芩、川柏苦寒之品，善于清热燥湿；归、芍、桃、红、牛膝和营疏瘀，以痰湿久留，必有瘀浊为患耳，以为辅佐。威灵仙味苦性温，善达十二经络，宣五脏，通经脉，为风湿痹痛要药，用以为使。木香、白芷引领诸药直达脾、胃两经。全方配伍精当，亦经方之余绪焉。

3. 血虚热盛证——血虚营热，流窜关节

证候：形体丰腴，色㿠少华，始于隐白、大都诸穴，继而照海、复溜等穴，嫩红漫肿，灼热疼痛，痛如虎噬，扪之烙手，日以夜继，足难践地，府气艰行，舌质红绛，苔光如镜，脉弦数不静。此等证候，于平昔夤夜不寐，白昼无眠，耗伤心营肾液之患者，最为繁见。

治则：养营泄热，息风通络。

方药：《千金》犀角汤[5]、《圣惠》犀角散[6]复合。药如犀角0.6g（锉细末，另煎兑入。现为禁用品，用水牛角代），羚羊角粉1.2g（分吞），淡豆豉12g，焦山栀9g，炒子芩4.5g，地骨皮15g，麦冬15g，当归9g，赤芍6g，射干6g，前胡4.5g，升麻6g，虎杖30g，北红花6g，鳖血拌柴胡4.5g，麸炒枳壳4.5g，炙鳖甲18g，忍冬藤30g，丝瓜络9g，怀牛膝12g，茅芦根各30g。

方解：取《千金》《圣惠》均以犀角名方者复合为用，可见白虎历节之病势彻骨，撕心裂肺之苦楚，非犀角之清心解毒，凉营泻热，无以克挡；羚羊凉肝息风，具劲急流窜之势，疾如雷电，襄赞犀角深入血络，止酸痛于顷俄，临床使用，屡用屡验；豆豉、山栀清轻透邪，诚叶氏"透风于热外"之策，升麻、前胡助其升散之力；地骨皮、子芩清血中伏热，肺金清宁，则坎水水源自出矣，滋水涵木，此隔一、隔二之治，寓意深远焉；当归、赤芍、红花、虎杖、茅根凉血行血，血行流畅则不治痛而痛自止矣；鳖甲搜风通络，能解血中幽隐之邪，忍冬藤、丝瓜络以助其臂力；鳖血拌柴胡、麸炒枳壳，一升一降，使上下内外之邪，一齐清彻，合《内经》"驱邪务尽"之旨。麦冬、芦根甘凉益胃，守护津液，乃"百病为胃药收功"之哲理。

4. 势入坦途证——热清湿化，清升浊降

证候：屡经调治，阳明络热渐得宣泄，脾经湿浊得以宣化，加以病者从善如流，能恪守慎起居、节饮食之要则，善自调摄，体重轻减，腰围缩小，日臻康泰，一无所苦，腻苔已化八九。脉形和缓，如春风拂柳。尿酸、血脂趋于正常。此等证候，于肥胖病痛风患者缓解期间或经治向愈病例，最为常见。

治则：甘凉益胃，甘味补中。

方治：叶氏养胃汤⁽⁷⁾、慎柔养真汤⁽⁸⁾复合。药如：生玉竹15g，北沙参12g，原麦冬9g，生扁豆9g，西党参9g，生晒术9g，生怀药15g，嫩绵芪12g，甜石莲9g，冬桑叶9g，生白芍15g，北五味3g(打)，清炙草3g。

方解：胃主承接，以通为用，乃六腑之大源，水谷之海，又为十二经脉之海，冲脉之源。胃为阳土，性喜柔润，叶天士所谓"阳明燥土，得阴自安"。故方中取沙参、麦冬、玉竹、扁豆等甘柔阴药，滋养阳明，复其冲和之用；党参、麦冬、五味乃生脉之制，旨在固护气液，安抚其已受邪之地，此二者，相辅相成，故用以为君。脾属太阴，主消磨水谷，运化精微，以升为用，喜燥而恶湿，故叶氏称"太阴湿土，得阳始运"。党参、白术、黄芪，甘味补中，益气运脾；山药、莲肉微甘养脾阴，以之为臣。白芍、甘草酸甘化阴，柔肝缓中，以为辅佐。桑叶、白芍养肝阴而平肝木，虑土虚木来乘侮，预为防范，乃未雨绸缪之策，用以为使。

5. 痰浊伤血证——凝痰败浊，耗精伤血

证候：体重有增无减，腰围日增一日，热痹证势蔓延，由表及里，下由隐白、大都等穴，旁及昆仑、申脉、仆参等阳经诸穴，深入肾经之照海、水泉、复溜、大钟诸穴；上则病由犊鼻、梁丘，蔓延至膝关、曲泉等穴。病久深入经脉血络，故足太阴、阳明、厥阴、少阴诸经循行之部，痛风结石突兀不平，抚之碍手。头晕目眩，血压自高，腰痛不可俯仰，溺中夹杂砂石。舌边尖红，苔中根浊腻，边有瘀紫。脉形弦滑。此等证候于肥胖病痛风患者，烟酒无度，饮食不节，起居失宜，血中尿酸未能控制，痛风石形成，出现高血压、痛风性肾病的病例，最为繁见。

治则：涤痰化浊，毓养肝肾。

方法：养血汤[9]、续断丸[10]、滋阴健脾汤[11]、导赤散[12]复合。药如：全当归12g，大生地12g，杭白芍15g，原麦冬9g，西党参15g，焦白术9g，云茯苓15g，法半夏9g，新会皮6g，炮远志6g，川芎4.5g，土茯苓30g，川萆薢15g，宣木瓜9g，怀牛膝12g，川续断9g，川杜仲12g，大秦艽4.5g，川黄柏3g，淡竹叶6g，白木通6g，飞滑石18g（包），生草梢3g。

方解：人参、白术、茯苓、牛蒡、远志、陈皮，乃六君子汤加味法也，益气健脾，以杜生痰之源，且能化痰浊而止眩晕，用以为君。当归、生地、白芍、川芎乃四物汤之制，归、芎辛温，养血活血，地、芍柔润，和营敛阴，养血柔肝，与四君子汤相互为用，益气养血，以之为臣。牛膝、木瓜、续断、杜仲、秦艽、黄柏补肝肾而健筋骨，清湿热而和脉络；土茯苓、川萆薢分清别浊，乃治热痹久治不愈，深入血络之良谋，以为辅佐。木通、竹叶、滑石、草梢、生地为伍，乃导赤散之制，属意通淋化石，以之为使。如增添王不留行、虎杖、琥珀等味，则疏瘀通淋之功，更臻奇妙也。

6. 久病入络证——邪入血络，涉及奇经

证候：或医者辨识未真，或病者饮食未节，起居无时，体重有增无减，脑满肠肥，大便或溏或结，血尿酸居高不下，痛风屡发屡止，愈发愈频，跖趾踝膝关节，游移不定，焮红漫肿，痛苦呻吟；跖趾关节、指间关节、指掌关节肿胀畸形，屈伸未能自如，难以摄物，步履维艰。舌胖大，边有齿痕，上罩紫气，苔薄润。脉左小弦，或细涩，右濡滑。此等证候，于平时因循失治，饮食无有节制，对所患疾病，缺少信心的病例，最为繁见。

治则：养血通络，填补奇经。

方治：当归散[13]、三甲散[14]、三虫二甲散[15]、异类有情丸[16]复合。药如：漏芦9g，广地龙9g，僵蚕9g，蝉蜕9g，蜣螂虫9g，䗪虫

12g，炙鳖甲 18g（先煎），炮山甲 6g（先煎），炙龟甲 18g（先煎），杭白芍 15g，全当归 9g，大川芎 6g，瑶桂心 3g，鹿角霜 12g，鹿角胶 9g（烊冲），威灵仙 9g，香白芷 6g，猪脊髓 1 条（另煎，分 2 次兑入头、二煎药汁中），虎潜丸 9g（包煎）。

方解：漏芦、地龙为散，见宋《圣济总录》名古圣散[17]，治历节筋骨拘挛，骨节酸痛，以简捷见长。考漏芦始载《神农本草经》，味苦性寒，主皮肤热，恶创，疽痔，湿痹，下乳汁。东垣以为手足阳明经药。蚯蚓味咸性寒，《别录》疗伤寒伏热狂谬，《纲目》主大热狂烦，大人、小儿小便不通，急慢惊风，历节风痛。二者相伍，以治白虎历节风痛，以寒能胜热也。《圣济总录》于本方加当归、川芎、肉桂、僵蚕、白芷、威灵仙等味，旨在养血祛风，盖历节风痛本是血分之病，应是情理中事，易其名为地龙散，治为白虎风疼痛，游走无定，名实相符。《太平圣惠方》倍其药品用量，更名为当归散，治白虎风疼痛不止。由此可见，宋代白虎历节病已司空见惯，三方沿用已久，仅在药品之简繁轻重间互为出入耳。清代叶天士于内妇产乳余疾，颇多发明，其"初病在气在经，久病入血入络"之论，已为医家所共识。又谓"久病入络，须用虫蚁飞走诸灵，俾飞者升，走者降，血无凝着，气可宣通"，开络病治法之先河。故方中取地龙、僵蚕、蝉蜕、蜣螂、䗪虫等品，但师其意而搜剔经络之用耳。先师程门雪以为治此等历节风痛病，病因肝肾不足，筋骨素弱，病邪入里，深入骨节，祛邪方药，须与血肉有情之品为伍，多服久服，方收全功。确是历练有得之法，方中鳖甲、龟甲一搜风通络，一毓肾滋任，鹿角霜通督脉之气，鹿角胶温督脉之血，意在填补八脉，猪脊髓借鹿角霜、鹿角胶之鼓滋，由尾闾溯回而上，直入玉清。脊髓非鹿角霜、鹿角胶何以振奋，鹿角霜、鹿角胶得脊髓之润泽，愈加滋填，一以质胜，一以气胜，亦一刚一柔之对峙，相互为用之范例。治此等疑难淹缠久病，非通补奇经，血肉有情具动跃之势，何以出奇制胜哉！借虎潜丸之虎骨（现为禁用品，用相应代用品），以佐龟甲，同是深入骨际，而为一刚一柔之对待，可谓缜密周详矣。

（丁学屏　撰文）

方 剂 汇 编

（1）桂枝白虎汤：即白虎加桂枝汤，出自《金匮要略》。组成：桂枝（去皮）三两，石膏一斤，知母六两，甘草（炙）二两，粳米二合。

（2）百合知母汤：出自《金匮要略》。组成：百合七枚（擘），知母三两（切）。

（3）竹沥枳术丸：出自《集验良方》。组成：白术二两，苍术（盐水炒）二两，枳实（炒）一两，制半夏（姜汁炒）一两，陈皮一两，白茯苓一两，川连（姜汁炒）一两，制南星（姜汁泡，炒）一两，条芩（酒炒）一两，当归（酒洗）一两，山楂一两，白芥子（炒）一两，白芍（酒炒）一两，人参五钱，木香二钱。共为细末，用神曲六两，姜汁一盏，竹沥一碗，糊为丸，桐子大，每服数丸，米汤下。

（4）龚氏治两足疼痛麻木方：出龚廷贤《万病回春》。当归、白芍（酒炒）、白术（去芦）、苍术（米泔浸）、半夏（姜炒）、陈皮、茯苓（去皮）、黄柏（酒炒）、威灵仙、川牛膝（去芦，酒洗）、桃仁（去皮）、红花、甘草。上锉剂，生姜五片，水煎，入竹沥服。

（5）犀角汤：出自《备急千金要方》。组成：犀角二两，羚羊角一两，前胡三两，栀子仁三两，黄芩三两，射干三两，大黄四两，升麻四两，豉一升。

（6）犀角散：出自《太平圣惠方》卷三。组成：犀角屑一两，羌活三分，羚羊角屑三分，人参半两（去芦头），甘菊花半两，独活半两，芎䓖半两，白术半两，黄芪半两（锉），石膏一两，汉防己半两，防风半两（去芦头），黄芩半两，天麻半两，枳壳半两（麸炒微黄，去瓤），蔓荆子半两，当归半两（锉，微炒），甘草一分（炙微赤，锉）。

（7）叶氏养胃汤：出自近代何廉臣《重订广温热论》。组成：麦冬三钱，扁豆三钱，玉竹三钱，甘草一钱，沙参三钱，桑叶三钱。

（8）慎柔养真汤：出自《慎柔五书》。组成：党参、生晒术、嫩绵芪、甜石莲各钱半，山药、白芍、麦冬各三钱，甘草六分，五味子二分。

（9）养血汤：出自《万病回春》。组成：当归一钱，生地黄一钱，秦艽一钱，肉桂一钱，牛膝（去芦，酒洗）一钱，杜仲（盐酒炒）一钱，茯苓（去皮）一钱，防风（去芦）一钱，土茯苓一钱半，川芎五分，甘草三分。

出自《明医指掌》。组成：当归二钱，生地黄一钱，玄参二钱，阿胶二钱，知母二钱，红花一钱五分（酒洗），桃仁一钱五分（研泥）。

（10）续断丸：出自《奇效良方》。组成：川续断、当归（炒）、萆薢、附子、防风、天麻各一两，乳香、没药各半两，川芎七钱半。

（11）滋阴健脾汤：出自《万病回春》。组成：当归（酒洗）一钱，川芎五分，白芍（酒炒）八分，人参七分，白术一钱五分，生地（酒洗）八分，白茯苓（去皮）一钱，陈皮（盐水洗，去白）一钱，半夏（姜制）七分，甘草（炙）四分，麦冬（去心）七分，远志（去心）七分，白茯神（去皮木）七分。

（12）导赤散：出自《小儿药证直诀》。组成：生地黄、木通、生甘草梢各等份。上同为末，每服三钱，水一盏，入竹叶同煎至五分，食后温服。一本不用甘草，用黄芩。

（13）当归散：出自《太平圣惠方》。组成：当归一两，桂心一两，地龙一两（微炒），白僵蚕一两（微炒），威灵仙一两，漏芦一两，芎䓖一两，白芷一两。

（14）三甲散：出自《温疫论》。组成：鳖甲一钱，龟甲（并用酥炙黄，如无酥，各以醋炙代之，为末）一钱，穿山甲（土炒黄，为末）五分，蝉蜕（洗净，炙干）五分，僵蚕（白硬者，切断，生用）五分，牡蛎（煅，为末）五分（咽燥者酌用），䗪虫三个（干者擘碎，鲜者捣烂，和酒少许取汁，入汤药同服，其渣入诸药同煎），白芍药（酒炒）七分，当归五分，甘草三分。

（15）三虫二甲散：出自清代叶天士验方。组成：蜣螂虫一对（青糖一钱拌炒），䗪虫五只，酒炒九香虫三只，生鳖甲五钱，炒川甲一钱，桃仁一钱五分，蜜炙延胡一钱五分，当归须二钱，五灵脂一钱五分，净楂肉三钱。

（16）异类有情丸：出自《韩氏医通》。组成：鹿角霜（以角之新者，寸截，囊置长流水中七日,瓦缶水煮,每角一斤,入黄蜡半斤,缶口用露酒一壶掩之,别沸流水旋添,勿令下竭,桑柴火足十二时,其角软矣,竹刀切去黑皮,取白者,春细为霜)三两六钱,鹿茸(新如紫茄者,熏干,酒洗数过,酥油涂,炭火炙令透,为细末)二两四钱,龟甲(八字文具者,醇酒浸七日,酥炙透黄)三两六钱,虎胫骨(新而真者,长流水浸七日,蜜酥和,炙透)二两四钱。

(17)古圣散:出自《圣济总录》。组成:漏芦(去芦头)半两(麸炒),地龙(去土,炒)半两。

参 考 文 献

1. 刘英,曾勇. 高尿酸血症与肥胖 [J]. 中国心血管杂志,2016,21(1):11-13.

2. 邹大进,赵琳. 肥胖合并高尿酸血症是内分泌科不容忽视的问题 [J]. 上海医学,2014(9):735-736.

3. 周茹,张明. 痛风、高尿酸血症与肥胖及脂代谢紊乱的关系 [J]. 世界中西医结合杂志,2014(5):554-557.

4. 陈淑娇,李灿东. 男性无症状高尿酸血症和痛风病患者中医体质类型分布及与肥胖关系比较研究 [J]. 中华中医药杂志,2013(11):3174-3177.

5. 刘俊,郭毅,刘晴,等. 超重、肥胖与2型糖尿病相关性的 Meta 分析 [J]. 中国循证医学杂志,2013,13(2):190-195.

第十章

肥胖病与代谢综合征

第一节 代谢综合征释义

一、代谢综合征的定义

肥胖病已在全球范围内广泛流行,据估计,全球约有 3 亿人患有肥胖病,约有 10 亿人超重。据资料披露,1998 年,我国 14~16 岁的人群中,超重人数已逾 1 亿,且呈现增长趋势。城市超重人数从 1982 年的 10%,上升至 1992 年的 15%,2002 年达到 25%,儿童青少年的肥胖现状尤为令人担忧,在 1985—1995 年的 10 年间,7~16 岁的肥胖青少年总人数增加了 3 倍。这种严峻的发展形势表明,肥胖病将是 21 世纪危害人类健康的大敌。

中心性肥胖(腹型肥胖)与代谢综合征的危险性密切相关。

1998 年,WHO 建议欧洲男性腰围 94cm、女性 80cm 是较合适的临界值。亚洲人群以男性腰围 90cm、女性 80cm 作为临界值。腰臀比(WHR)男性 WHR > 0.9、女性 > 0.85 为中心性肥胖。

1988 年,Reaven 根据流行病学及临床研究结果提出,肥胖病患者频繁发生代谢及循环疾病,如糖耐量异常(IGT)、高脂血症、高尿酸血症及高血压,称之为多代谢危险因素综合征(multiplemelabolic risk factors syndrome)。Reaven 首度提出的这个全新概念,有如在雾海夜航中点亮了一盏耀眼的明灯。本病又称之为 X 综合征、死亡四联症、胰岛素抵抗综合征(IRS)。其特征为,糖耐量减退或糖尿病,高胰岛素血症、高血压、高尿酸血症、冠心病、肥胖、高甘油三酯血症等。

1999 年,WHO 正式提出代谢综合征的名称。其工作定义为:糖耐量或空腹血糖异常(IGT 或 IFG)或糖尿病;胰岛素抵抗(由高胰岛素、葡萄糖钳夹技术测定的葡萄糖利用率低于下位 1/4 位点)。还包括以下 2 个或 2 个以上表现:高血压;高甘油三酯和(或)低 HDL 胆固醇;中心性肥胖[腰臀比男性 > 0.9,女性 > 0.85 和(或)BMI > 30];微量清蛋白尿(尿清蛋白排泄率 ≥ 20μg/min 或清蛋白 / 肌酐比值 ≥ 30mg/g)。

2002 年,美国国家胆固醇教育计划成人治疗组第三次指南(NCEP-ATP Ⅲ)也提出了代谢综合征的诊断标准。符合以下 3 个或 3 个以上条件者即为代谢综合征。①中心性肥胖:男性腰围 > 102cm,女性腰围 > 88cm;②甘油三酯 ≥ 1.69mmol/L(150mg/dl);③ HDL-C 降低:男性 < 1.04mmol/L(40mg/dl),女性 < 1.29mmol/L(50mg/dl);④ FPG ≥ 6.1mmol/L(110mg/dl);⑤血压超过 130/85mmHg;

二、病理机制

1. 向心性肥胖是代谢综合征所有异常特征的直接原因(包括胰岛素抵抗和高胰岛素血症) 腹腔内的脂肪组织,尤其是内脏脂肪细胞,会抵抗胰岛素的代谢作用,对脂解型激素却更敏感。因此,在这些患者中,游离脂肪酸的水平会升高,游离脂肪酸排入门静脉系统,使肝脏暴露于高浓度的游离脂肪酸,为肝脏合成甘油三酯提供更多的底物,引起高甘油三酯血症,从而损坏了胰岛素的首过代谢。又由于脂蛋白分解作用减弱,清除甘油三酯能力减低,因此,形成这样的病理机制,由于腹部脂肪增多,增加了门脉系统游离脂肪酸的浓度,导致血脂谱异常和高胰岛素血症,也可使血压升高。

2. 脂肪的异位沉积演变为代谢综合征的机理　脂肪细胞中正常的脂肪合成及氧化途径减弱,脂肪分布流向非脂肪细胞,如 β 细胞、肝、骨骼肌及心肌细胞等,称之为脂肪在非脂肪细胞内的异位沉积。同时由于氧化途径的减弱,β 细胞内脂质进入非氧化途径,其中间代谢产物可导致 β 细胞凋亡。在肌细胞中抑制胰岛素的信号转导,抑制葡萄糖转运因子 -4(GLUT-4)生成及转位,抑制葡萄糖的摄取及肌糖原合成。以上效应综合起来产生高血糖、高胰岛素血症、高脂血症、肥胖病、糖尿病等胰岛素抵抗综合征的表现。

3. 脂肪在非脂肪细胞内的异位沉积　向心性肥胖所造成的腹部脂肪堆积,脂肪细胞中正常的脂肪合成及氧化途径减弱,脂肪分布流向非脂肪细胞,如 B 细胞、肝、骨骼肌及心肌细胞等,称之为脂肪在非脂肪细胞内的异位沉积。脂肪细胞通过其所分泌的瘦素(leptin)、TNF-α、IL-6 及 IL-8 的信号,可分别与内分泌神经中枢、胰岛、骨骼肌、心肌及血管内皮等细胞进行脂 - 脑、脂 - 胰、脂 - 肌、脂 - 肝等的对话,形成复杂的反馈网络,调节下丘脑 - 垂体 - 肾上腺及下丘脑 - 垂体 - 性腺轴功能,调节胰岛素分泌、肌细胞胰岛素受体的敏感性及 GLUT-4 的表达、转位等以维持糖脂代谢,调节血管内皮功能。而返回脂肪细胞的信号,特别是去甲肾上腺素、肾上腺皮质激素、胰岛素及性激素等又调控着对脂肪细胞激素敏感的脂蛋白酶(LPL),以控制脂肪组织中脂肪的动员和贮存、游离脂肪酸与葡萄糖在非脂肪组织的代谢平衡。

4. 脂肪细胞特别是内脏脂肪细胞,分泌的多种脂肪因子和蛋白因子造成胰岛素抵抗。

(1)TNF-α 下调 PPAR-γ 的 RNA 表达,通过调节胰岛素反应的 GLUT 的合成以及胰岛素信号系统增加胰岛素抵抗。内脏型肥胖者纤溶酶原激活物抑制剂 -1(PAI-1)产生增多,且与 TNF-α 分泌增加显著相关,二者的叠加作用,加重了胰岛素抵抗。

（2）脂肪细胞可生成 PAI-1,而肥胖病患者脂肪组织分泌 PAI-1明显增高,可能是肥胖病患者容易形成血栓的主要原因。PAI-1 在糖尿病尤其是与糖尿病相关的心血管病变的发生发展中,起了非常重要的作用。

（3）agouti 和 agouti 相关蛋白:人类 agouti 基因的同源类似物,又称为 agouti 信号蛋白,主要表达于脂肪组织,正常情况下主要表达于下丘脑和肾上腺。Agouti 以旁分泌或自分泌方式,增加脂类的合成,通过钙离子依赖的机制抑制脂肪的分解。

（4）抵抗素:脂肪组织分泌的一种物质,命名为抵抗素（resistin）,意思为对胰岛素的抵抗（resistance to insulin）。Resistin 为一种蛋白质,主要在白色脂肪组织中表达,是一种特殊的信号分子。抵抗素是脂肪细胞分泌的一种多肽类激素,可能是联系肥胖与胰岛素抵抗及糖尿病的中间信号。

（5）脂联素:肥胖病患者血浆脂联素的浓度明显低于非肥胖病患者。减轻体重可以增加血浆脂联素的浓度,表明脂联素在肥胖病的表达可能存在负反馈抑制。低脂联素血症的程度与胰岛素抵抗及高胰岛素血症具有显著的相关性。在 2 型糖尿病的发病过程中,血浆脂联素浓度的降低与胰岛素敏感性降低相平行。

（6）与类固醇相关的脂肪因子:早有报道,在脂肪组织的局部,有与类固醇激素代谢相关的酶类存在,如 17- 羟类固醇氧化还原酶,能促进雄烯二酮转化为睾酮,尚能促进雌酮转化为雌二醇。雌激素能促进乳腺脂肪和皮下脂肪生成,而雄性激素则能促进中心性肥胖的形成。肠系膜脂肪组织中糖皮质激素受体是皮下脂肪组织中的 3 倍,该受体表达可能是脂肪组织沉积于肠系膜的原因之一。

（7）瘦素（leptin）:皮下脂肪较大网膜脂肪细胞高 2~3 倍,故皮下脂肪为 leptin 产生的主要部位,此激素女性高于男性 2~3 倍。此种差异由性激素特别是睾酮起主导作用,如血睾酮水平高,则 leptin 即低,反之亦然。无论男性或女性均如此,胰岛素刺激 leptin 分泌,而 leptin 抑制胰岛素分泌,形成脂肪 - 胰岛反馈轴。Leptin 对 β 细胞具有双重作用。它一方面通过抑制胰岛素分泌而引起胰岛素抵抗;另一方面,leptin 对 β 细胞又有保护作用,使 β 细胞免遭 FFA 的毒性作用,从而保护了 β 细胞。Leptin 还具有减低肝胰岛素抵抗的作用,其机制系刺激 IRS-2 酪氨酸磷酸化,而抑制肝糖异生限速酶磷酸醇丙酮酸羧激酶(PEPCK)所致。

（丁学屏　撰文）

第二节　症因辨治分析

一、中医病机诠释

从向心性肥胖与代谢综合征休戚相关之大处落目,则向心性肥胖是空腹血糖、糖耐量受损或糖尿病、高脂血症、高尿酸血症、高血压等代谢综合征组分之根本病理基础。考诸历代文献,有关肥胖病、向心性肥胖之特征性文字记载可上溯至《黄帝内经》。《灵枢·阴阳二十五人》所云"土形之人……黄色,圆面,大头,美肩背,大腹,美股胫,小手足,多肉,上下相称……"与向心性肥胖,正相吻合。元代朱丹溪"肥人气虚,肥人多湿多痰"之论,为历代医家所公认。盖土为万物生长之源,经言"中央戊己土是矣"。脾胃同官,胃属阳明燥土,主承接水谷,性喜柔润,以通为用。故《经》言"胃者,水谷之海,六腑之大源""十二经脉之海""冲脉之源"。脾属太阴湿土,喜燥而恶湿,主消磨水谷而运化精微,以升为健。是以《经》言"脾为至阴之脏""孤脏以灌四傍者也"。故人身之气、血、津、液、精、髓，莫不由脾而化生，借以营养四肢百骸，脏腑经络，所以御精神，摄魂魄而身体强健。奈今时之人，饮食不节，起居不时，动静失宜，或为名利驱使，或为生计奔波，年长月累，思虑劳倦，脾土乃伤。加以膏腴酿热，甘甜滋湿，湿与热合，清浊相干，升降失序，留阻皮里膜外，形体肥胖。气液不得宣平，发为消渴。湿热交浑，如油入面，难解难分，浸淫三焦，气化失司，水谷精微变生败浊，血脂谱异常，血尿酸高逾恒常。热归重于阳明，湿归重于太阴，湿热流注于足太阴、足太阳、足少阴诸经脉络，发为热痹肿痛。湿郁热蕴，衍化痰火，扰动心神。火以痰为依附，痰因火而日壅，壅阻脏腑经络之间，形体臃肿，腹大如箕，腰围逾恒。痰踞膈上，胸阳失布，气失煦之，血失濡之，脉络瘀阻，发为胸痹心痛。内风多从火出，挟痰上凌清空，浊邪害清，头晕目眩，耳鸣不休。厥阴风木主气，少阳相火用事，风火相扇，舒缩不匀，血压自高。痰火相互依附，熏蒸消铄，精血暗损，津液潜消，病及肝肾两脏，相火浮越无制，肾失藏精泄浊之用，精微下渗，尿中微量白蛋白超逾正常。病久涉及奇经，头倾视深，步履欹侧。

1. 湿与热蒸，变生痰浊 交际场中，相互宴请，膏腴肥美，果汁酒浆，不绝于口。膏腴蕴热，甘甜滋湿，湿与热合，难解难分，酒又助长湿热。痹阻中焦，气液不得宣平，体态臃肿，而病消渴，湿热中阻，清浊相干，升降失序，营卫未能周流，日形富态，湿热流注足太阴、太阳脉络，而为热痹肿痛。旷日持久，湿与热蒸，变生痰浊，痹阻胸阳，而病胸痹心痛，阻于脏腑经络之间，腹大腰粗。热郁化火，湿蕴成痰，痰火扰动心神，而病心悸怔忡。痰火炽盛，一则风从火生，风痰上扰，清窍被蒙，而病眩晕耳鸣，视物昏花；一则劫铄津液，而病消渴，再则劫精伤血，而病头痛巅疾，中风跌仆。

2. 水不济火，阴不恋阳 子丑之交，方始就寝，心神过用，暗吸肾阴，心相火炽，铄石流金，津液消亡，而病消渴。心相刻燃，烁液成痰,阻于皮里膜外,形体臃肿,积年长夜,五志过极,皆从火化,火愈炽液愈亏,阴阳未能交泰,而病心悸怔忡。水不涵木,液亏风动,而病眩晕头痛。年积月累,耿耿长夜,无有歇止,阴损及阳,心肾阳微,水无统制,上为喘呼,下为水肿,病之沉重者,咳逆倚息,不能偃卧,面浮足肿。

3. 湿郁痰凝,变生败浊　当今社会竞争激烈,或利锁名疆,或迫于生计。思虑劳倦,脾土乃伤。脾失转输运化之司,湿自内生,日积月累,湿郁成痰,聚于皮里膜外,日形肥胖,气虚痰凝,变生败浊。聚积脏腑经络之间,腹大腰粗。痰浊痹阻,胸阳失展而病胸痹心痛。痰郁化火,火铄金伤,上源告竭,而病消渴。痰火扰动心神,而病心悸怔忡。痰火炽盛,风从火出,风痰上扰,清窍被蒙,而病眩晕。风痰乘窍窜络,而病中风跌仆,言语謇涩,肢体痿废。

二、中医辨证规律求索

(一)辨湿、痰、浊、瘀、水饮之次第,病之深浅不一

1. 湿　湿为黏腻之邪,重浊之质,最难化解。湿从外来者,缘于饮食居处,饮食之中,茶、酒、甘甜之品,最易生湿;居处低洼,临河滨海,水湿浸淫,侵入易易。肥胖初始,气虚多湿,病延日久,气虚不复,湿郁成痰。

2. 痰　痰之为物,可谓无处不到。积湿不化,或湿郁成痰,或湿郁热蒸,聚湿成痰,留于皮里膜外,形体臃肿,阻于脏腑经络之间,腹大腰粗,脑满肠肥。

3. 浊　湿与热蒸,或痰凝不化,旷日持久,变生败浊。浊之为物,较之湿、痰又进一层。败浊留阻,清不升而浊不降。浊邪害清,头目昏眩,浊踞膈上,胸阳失布,胸痹心痛。

4. 瘀　湿、痰、浊均为阴霾之邪,留而不去,阻塞气机,气痹不宣,血行迂滞,瘀阻脉络,根株既深,盘根错节,或胸膺窒痛,或间歇

跛行,或汛水不潮。治非一年半载,难收肤功。

5. 水饮　年经月累,脾病及肾,阴损及阳,心肾阳微,水无统制,凌心射肺,咳逆倚息,难以偃卧。

(二)辨火有心、相、肝、胆、肺、胃之分,与痰、湿、瘀、浊为伍,变幻不已

1. 心火　心属离火,火性炎上,水吸之以向下,使之无亢炎之忧。寅夜不寐,心神过用,暗吸肾阴,水不济火,心火炎上,烦悗目赤,口舌破碎,心悸怔忡。

2. 相火　坎水充沛,龙雷蛰伏。劳脑萦心,心神过用,耗伤心营肾液,相火浮越,容色潮红,烦热时升,欲念无穷,遗精早泄,腰酸头晕。

3. 肝火　水不涵木,龙火飞腾,烦躁目赤,易于激怒,头脑胀痛。

4. 胆火　疑虑恐怖,心慌气怯,莫可名状,寐中筋惕,口味觉苦,兼夹痰湿,发为胆胀,右胁下撑胀不舒,脘腹绞痛,引及背脊,呕吐酸苦,大便秘结。

5. 肺火　心移热于肺,传为鬲消,肺中伏火,销铄津液,上源告竭,求救于水,口干舌燥,烦渴引饮,而病消渴。

6. 胃火　阳明燥土,喜润而恶燥,以通为用。心火引动胃火,胃热则消谷善饥,饮食不为肌肤,而病消渴、热中。阳明蕴热,夹湿、痰、瘀、浊,阻于足太阴、足阳明、足少阴诸经脉络,而病热痹肿痛。

(三)辨气、血、津、液、精、髓之盈亏、消亡

1. 气　在人身未生之前,仰仗脐带与母体相连,以禀受先天之祖气,及既生之后,端赖呼吸吸入之气,乳汁、水谷之气,即真元之气以养息。《灵枢·决气》中将气的概念作了生动、形象的比喻:"上焦开发,宣五谷味,熏肤,充身泽毛,若雾露之溉。"肥胖伊始,即现气虚端倪,元代朱震亨所谓"肥人气虚,肥人多湿、多痰"是矣。既病

之后，如能如方节制，体重减轻，则痰、湿可去，气虚可复。如病者我行我素，饮啖无度，体重有增无减，痰湿日盛一日，则真元之气日见怯弱，肢恭神疲，动则气促，自汗溏泄诸症见矣。

2. 血　血由脾胃生化精微而成，上奉心主，濡养肝木。正如《灵枢·营卫生会》所言："中焦亦并胃中，出上焦之后，此所受气者，泌糟粕，蒸津液，化其精微，上注于肺脉，乃化而为血，以奉生身，莫贵于此。"故尔《素问·五脏生成》言："肝受血而能视，足受血而能步，掌受血而能握，指受血而能摄。"肥人多湿多痰，年经月累，痰湿不化，变生败浊，每与心、相、肝、胆、肺、胃伏火为伍，痰因火而日壅，火以痰为依附，二者相互肆虐，始而伤津劫液，口干咽燥，口渴引饮而病消渴；继而耗精伤血，血不养心，心悸怔忡；血不涵肝，头晕目眩，视瞻昏渺。终而累及精髓，而病翳障暴盲、中风、痼痹诸疾。

3. 津　由水谷精微化生，与液源同而流异。在温病治疗中，始终需要守护津液。其实，治疗杂病，又何尝不如此耶。清代吴鞠通治上焦温病，肺胃津伤者，用沙参麦冬汤、叶氏养胃汤甘寒生津；治下焦温病，肝肾液劫者，以三甲复脉汤、大小定风珠咸寒救液，虽然刻板迂腐，但由此可见，津与液有浅深之分，轻重之别。在治疗肥胖病之初、中、末阶段，不妨以此为借鉴：如病之初始，湿与热合，难解难分，或湿郁热蒸，既可阻遏气机，又可劫伤津液；病至中期，湿热羁绊，衍化痰火，或痰湿壅盛，演变败浊，更易劫铄肝肾阴液；病至终末，未免精髓殆伤。

4. 液　液亦由水谷精微化生，较津又深入一层，既可淖泽骨属，又可补益脑髓。《灵枢·决气》中正说明这种双重属性："谷入气满，淖泽注于骨，骨属屈伸，泄泽，补益脑髓，皮肤润泽，是谓液。"《素问·宣明五气》云："五脏化液，心为汗，肺为涕，肝为泪，脾为涎，肾为唾。"所以，肥胖病至湿郁热蒸，或痰火壅盛，或风痰僭逆阶段，势必五液干涸,涕泪全无,口干舌燥。

5. 精　精应含先天之精和水谷之精两种不同含义。《灵枢·经脉》所云"人始生,先成精,精成而脑髓生"和《灵枢·决气》所云"两神相搏,合而成形,常先身生,是谓精"两段经文,正是对先天之精的诠释。而《素问·经脉别论》所云"食气入胃,浊气归心,淫精于脉。脉气流经,经气归于肺,肺朝百脉,输精于皮毛。毛脉合精,行气于府,府精神明,留于四脏,气归于权衡。权衡以平,气口成寸,以决生死",则是对后天之精的高度概括。肥胖病与糖尿病、肥胖病与高血压诸章节中,不难寻见痰火铄精,风痰耗精伤血之实例。

6. 髓　脑为髓海,骨者髓之府,而髓由精生。《灵枢·经脉》中言"人始生,先成精,精成而脑髓生。"正是诠释精、髓、脑三者的紧密关系。而髓既是先天所生,又为后天水谷滋养。《灵枢·决气》中所言"谷入气满,淖泽注于骨……补益脑髓",浅显易懂,无可置疑。所以肥胖病与高血压一章中,除传统的风痰乘窍窃络而外,还须融入风痰损及脑髓的理念,更为允当。

第三节　辨证分型论治

1. 身量超重证——恣意口腹,积湿酿热

证候:容色肥白,形体肥硕,行为迟滞,登楼上山,容易气短,渴不欲饮,口干或苦,食不知味,口有秽气,小便黄混,大便多解,或结或溏,肌肤瘙痒,易生痱痤,身体重着,肢懈神疲,舌胖嫩、齿痕显著、苔黄腻。脉形濡滑。此类证候,于体重指数≥25的超重易患人群,最为繁见。

治则:清化湿热,悦脾和中。

方治:竹沥枳术丸[1]、资生丸[2]复合。药如:焦白术 9g,制苍术 6g,姜半夏 6g,云茯苓 30g,新会皮 6g,姜汁炒川连 3g,陈胆星 6g,

酒炒子芩 4.5g，炒枳实 6g，白芥子 9g，西党参 9g，怀山药 30g，建莲肉 12g，全当归 9g，生白芍 15g，生熟苡仁各 30g，白扁豆 30g，南芡实 12g，白豆蔻 3g（杵、后下），砂仁 3g（后下），桔梗 6g，粉甘草 3g，广木香 3g，焦六曲 9g，荷叶 30g，炒麦芽 15g。

方解：半夏、茯苓、会皮、甘草乃二陈之制，为燥湿化痰之专擅；南星、芥子味辛气温，化湿涤痰之功，较二陈尤胜，肺胃津伤者须慎用；芩、连味苦性寒，寒能泄热，苦能燥湿，与二陈、白芥、南星合化，而成辛开苦降之用。此八者，相辅相成，以为主宰。参、术、苓、草、山药、扁豆、莲肉、芡实、苡仁、砂仁乃参苓白术散之制，属意淡养胃气，微甘养脾阴，乃图本之策，以肥胖一证，关乎心脾两脏，乾运健则杜生痰之源焉；当归辛润，白芍敛阴，恐二陈、芥子、南星之辛燥太过，有耗津伤血之虞耳，以为辅佐；藿香、豆蔻、桔梗皆辛香流动之味，宣畅肺气，乃上者上之也，取气化湿亦化之意耳；苡仁、荷叶、山楂为伍，有减重祛脂之效，更以木香、六曲、麦芽等消积化滞之品为使，则标本虚实，全在其中矣。

2. 形体肥胖证——湿热交浑，木陷土中

证候：形体臃肿，虎背熊腰，举动笨拙，懒于动弹，登高上坡，辄形气促，动则汗泄，右胁下撑胀不舒，稍涉油腻，脘宇胁肋疼痛，手不能按，便易溏薄，血液检测示甘油三酯、胆固醇升高，声像图显示肝内脂肪浸润、血管纹路显示不清或胆囊结石。舌嫩红、边有齿痕、苔浊腻而黄。脉形弦濡。此类证候，于富裕阶层的风云人物，饮食未能自制，疏于问医服药，体重指数 ≥ 28 的肥胖群体，最为繁见。

治则：辛苦芳淡，激浊扬清。

方治：加味温胆汤[3]、蒿芩清胆汤[4]、六花绛覆汤[5]复合。药如：天花粉 12g，焦山栀 9g，姜汁炒竹茹 6g，西党参 15g，白茯苓 30g，炒枣仁 12g（研），当归 9g，大生地 12g，剖麦冬 15g，杭赤芍 30g，制半夏 6g，新会皮 6g，川贝母 6g，陈胆星 6g，小枳实 6g，炒子芩 4.5g，清炙草 3g,香青蒿 9g,碧玉散(包)18g,滁菊花 9g,金银花 15g,藏红花 0.5g,豆蔻花、佛手花各 6g(豆蔻花、佛手花今药肆未备,取绿萼梅、玫瑰花各 6g 代之),旋覆花 6g(包),新绛 3g(此物原系蚕丝染猩红而成,今药已短缺,以茜草染石榴裙意揣摩,可用茜草 12g 代之),青葱管 3 支,生姜 3 片,黑枣 5 枚。

方解:半夏、枳实、陈皮之辛香燥湿,合山栀、子芩、竹茹之苦寒,配青蒿、茯苓、碧玉散之芳淡,共奏辛苦芳淡、上下分消之势,三焦道路得以廓清,何愁湿热之不分化哉,以之为君。参、苓、枣、草益扶脾元而匡正气,天花粉、麦冬滋上源,生地、当归、赤芍毓肝肾,人参、云苓、枣仁补心脾。肺气清肃,心神怡悦,脾气乾健,乙癸同源矣。似此等本虚标实之病,舍此别无良策,以为辅弼重臣。川贝、胆星助长其化痰之力,亦为良相;六花芳香馥郁,激浊扬清,取物性之自然,以应人身血浊气迟之变,其理可通,应验与否,有待来日血液生化之检验乎?六花绛覆汤乃络病之祖方,以肥胖之疾,异日有血络瘀凝之累,不得不预为防范耳。其方构思之巧,组合之缜,岂草草了事者可以同日语焉。

3. 消渴热中证——湿郁热蒸,耗津伤血

证候:形体臃肿,大腹便便,口苦气秽,口渴饮频,寐多幻梦,寝汗沾衣,鼾声如雷,肌肤瘙痒,易生湿疹,视物模糊,小便黄混,或多泡沫,大便或溏或结。舌体胖大嫩红、边有齿痕、苔黄腻、中有沟纹,脉濡数。此类证候,于肥胖病伴有糖耐量受损或糖尿病群体,最为繁见。

治则:清化湿热,甘寒生津。

方治:清热渗湿汤(6)、石氏加味二陈汤(7)、茯神汤(8)复合。药如:川黄柏 3g,米泔制苍术 6g,焦白术 6g,泽泻 30g,川黄连 3g,竹沥半夏 6g,浙茯苓 30g,新会皮 6g,白芥子 9g,北细辛 2g,生苡仁 30g,粉猪苓 30g,飞滑石 18g(包),抱木神 12g,天花粉 30g,剖麦冬 15g,大生地 15g,玉竹 30g,淡竹叶 6g,淮小麦 30g,炙甘草 3g,大枣 30g。

方解:连、柏味苦性寒,清心相而靖龙雷,半夏、陈皮、白芥子、北细辛性温,最擅燥湿涤痰,苦辛合化,辛开苦降,气化则湿自化,寒温二气,相反相成,庶可免寒遏温燥之弊,此经方法度,复方之优势焉,用以为君。天花粉、麦冬甘凉益胃,生津液而润肺燥,上源甘霖充沛,何渴之有;生地、玉竹甘柔滋润,一滋肾水,一补心阴,成坎离既济,心肾交通,法之最善者也,用以为臣。甘草、大枣,稼穑作甘,补中缓急,麦者心之谷,三者合而成一,以为补中土缓肝急之用,与今时之人,心浮气躁者,最为相宜,亦辅弼之良臣。二术、二苓、苡仁健脾化湿,以为辅佐。淡竹叶、猪苓、滑石甘淡之味,驱湿下行,以为报使。综观全方,亦顾标及本之良谋也。

4. 头目眩晕证——内风痰浊,僭逆清空

证候:形体硕大,大腹垂腴,面红目赤,烦悗心悗,易于激怒,寐多惊梦,头目眩晕,两耳响鸣,手指颤震,舌边尖红、苔浊腻而黄。脉弦滑搏指。此类证候,于肥胖病伴有高血压群体,最为繁见。

治则:凉肝息风,蠲化痰浊。

方治:清神汤[9]、涤痰汤[10]、羚羊角汤[11]复合。药如:小川连 3g,陈胆星 6g,天竺黄 6g,竹沥半夏 9g,抱木神 12g,泡远志 6g,石菖蒲 9g,羚羊角粉 1.2g(分吞),生石决 30g(打,先煎),滁菊花 9g,夏枯草 12g,薄荷叶 3g,炙龟甲 18g(先煎),生地 15g,杭白芍 30g,蝉蜕 3g,丹参 9g,红枣 6g,荷叶 30g,川贝母 6g。

方解:川连味苦性寒,直折心火,乃实则泻其子之法;滁菊、夏枯草、蝉蜕、薄荷叶、荷叶轻清上扬,挫肝火之烈焰,寓"火郁发之"之经旨,以内风多从火出,火降风自息;羚羊角粉苦咸微寒,具灵动之性,凉肝息风,效可立见,石决明、龟甲,性味咸平,介属灵动之性,一入足厥阴血分,凉肝息风,一入足少阴血分,滋阴以潜阳,用以为君。沥夏、竺黄、胆星、远志、菖蒲、川贝乃涤痰汤之制,旨在蠲化痰浊,痰浊一化,则肝风无所依附,易于就范矣,以之为臣。龟甲、生地、白芍滋阴养血,养肝体以柔肝用,乃图本之策,以为辅佐。丹参、抱木神、红枣养血怡神,以为报使。步步为营,无懈可击矣。

5. 胸痹心痛证——痰痹胸阳,瘀凝脉络

证候:形体臃肿,大腹垂腴,行为笨拙,动则气促,自汗涔泄,胸膺窒闷,时欲太息,胸膺肩胛间痛,两臂内痛,甚或夜半时欲起坐,歇息始得平复。舌边有瘀斑,苔浊腻,或上罩紫气,脉濡滑或小弦、或结代。此类证候,于肥胖病患者饮食未能如方节制,疏于运动而伴有心脏损害的群体,最为繁见。

治则:宣痹通阳,疏瘀化浊。

方治:蒌薤六仁汤⁽¹²⁾、坎离丸⁽¹³⁾复合。药如:瓜蒌皮 9g,甜杏仁 9g(去皮),阳春砂 3g(捣),干薤白 9g(白酒捣洗),光桃仁 12g,松子仁 30g(研),柏子仁 12g(研),米泔制苍术 9g,半夏 6g,南星 6g[去皮膜,明矾 6g、皂角 9g(切碎)、生姜 6g,净水同煮至南星无白点为度,拣去皂角不用],青皮 6g(去瓤),陈皮 6g(去白),炙苏子 9g,萝卜子 9g(炒、研),苦杏仁 9g(去皮、尖,研),破麦冬 9g,淡天冬 15g,移山参 1g(另煎、兑入),关鹿茸 1g(酥炙),甘杞子 30g,当归 9g,川芎 6g,胡芦巴 6g,巴戟天 9g,茯神 12g(去粗皮、木),泡远志 6g,郁李仁 12g,制香附 9g,神曲 12g,糖毬子(一名棠球子,即今之山楂)12g(炒焦),麦蘗(大麦出芽曰蘗,即今之大麦芽)15g(炒焦),干葛 9g,沉香屑 1.2g。

方解:薤白味辛气温质滑,瓜蒌味苦性寒而润,两者相反相成,恰好制半夏温燥太过,三者为伍,而成宣痹通阳、涤痰散结之经方;南星味辛苦,气温燥烈有毒,善除痰毒而散血积,用白矾、皂角、生姜共煮,去其毒而增其涤痰之力,此四味,以为君药。鹿茸甘温纯阳,入足少阴经血分,善通督脉,生精补髓,养血益阳。人参味甘微苦、性平,入手太阴经气分,能通十二经脉,大补肺中元气,肺气充沛，四脏皆受其荫，补阳以生阴，力挽阳气之暴脱，可止阴血之崩溃，参、茸相伍，温元阳而扶正气，配二冬、杞子、当归，滋心阴而养心血，为拨乱反正之良弼，正气浩然，何愁痰浊之不化钦！竹沥夏、化橘红、抱木神最擅燥湿化痰；胡芦巴、巴戟天辛甘微温，强筋骨，补五脏，补中，增志益气，乃益火生土之策，脾土乾健，杜其生痰之源，顾本及标。甜杏仁止咳下气，消心腹逆闷；苦杏仁治肺降气，润燥行痰散结；松子仁滋心肺，益阴气；柏子仁安五脏，宁神志，养心气，定惊悸；桃仁祛瘀生新，缓肝润燥；郁李仁《本经》"主大腹水肿，面目四肢浮肿、利小便水道"，又《药性论》主肠中结气，关格不通，《品汇精要》言其味厚于气，阴中阳也，正相吻合。此六者，正可制薤、夏之温燥，养心肺而润庚金，以为辅佐之用也。葛根生胃津，苏子降肺气，香附、青皮疏肝气，远志强心用，沉香纳肾气，庶气机之升降自如，则三焦道路、十二经脉，自可畅行无阻矣。桃仁、川芎、山楂，陈去新致，正可祛血络中之留瘀凝结，君臣固为要着，辅佐岂可草率。萝卜子、神曲、大麦芽消积化滞，以为诸经之报使。其方以心脾为主宰，纳气、疏瘀、涤痰、润燥、化积以策应，其思路之缜密细致如此，岂一朝一夕所能成功哉！

（丁学屏　撰文）

方 剂 汇 编

（1）竹沥枳术丸：出自《万病回春》。组成：白术（去芦，土炒）二两，苍术（泔制，盐水炒）二两，枳实二两（麸炒），陈皮二两（去白），白茯苓（去皮）二两，半夏（白矾、皂角、生姜水煮干）二两，南星（制同上）二两，黄连（姜汁炒）二两，条芩（酒炒）二两，当归（酒洗）二两，山楂二两（去核），白芥子（炒）二两，白芍（酒炒）二两，人参五钱，木香一钱。

（2）资生丸：出自《兰台轨范》。组成：人参、白术各三两，茯苓、山药、莲子肉、陈皮、麦芽、神曲各二两,薏苡仁、芡实、砂仁、白扁豆、山楂各一两半,甘草、桔梗、藿香各一两,白豆蔻八钱,黄连四钱。上十八味,为细末,炼蜜为丸,弹子大。每服二丸,米饮下。

（3）加味温胆汤:出自《万病回春》。组成:半夏(泡七次)三钱半,竹茹一钱半,枳实(麸炒)一钱半,陈皮二钱,茯苓一钱,甘草一钱,酸枣仁(炒)一钱,远志(去心)一钱,五味子一钱,人参一钱,熟地黄一钱。

出自《医宗金鉴》。组成:陈皮一钱,半夏(制)一钱,茯苓一钱,甘草(炙)五分,枳实一钱,竹茹一钱,黄芩一钱,黄连八分,麦冬二钱,芦根一钱。

（4）蒿芩清胆汤:出自《重订通俗伤寒论》。组成:青蒿脑一钱半至二钱,淡竹茹三钱,仙半夏一钱半,赤茯苓三钱,青子芩一钱半至三钱,生枳壳一钱半,陈广皮一钱半,碧玉散(包)三钱。

（5）六花绛覆汤:出自《重订广温热论》。滁菊花二钱,新银花钱半,藏红花三分,豆蔻花、佛手花各五分,旋覆花三钱,真新绛一钱,青葱管三寸(冲)。

（6）清热渗湿汤:出自张石顽《张氏医通》。组成:黄柏三钱(盐汤炒黑),苍术(去皮,同芝麻炒)、生白术、茯苓、泽泻、黄连(酒炒)各一钱,炙甘草五分,生甘草三分,竹叶十片。

（7）石氏加味二陈汤:出自《重订广温热论》引清代石芾南《医原》。组成:姜半夏三钱,浙茯苓四钱,北细辛三分,广皮二钱,白芥子八分,生苡仁六钱,飞滑石四钱,猪苓二钱,建泽泻二钱,炙甘草六分。先用丝通草三钱煎汤代水。

（8）茯神汤:出自《备急千金要方》。组成:茯神二两,栝楼根五两,生麦门冬五两,生地黄六两,葳蕤四两,小麦两升,淡竹叶(切)三升,大枣二十个,知母四两。

（9）清神汤:出自《张氏医通》。组成:黄连、茯苓、酸枣仁(生研)、石菖蒲、柏子仁、远志肉各钱半,甘草(炙)五分,姜汁少许,竹沥半杯。

（10）涤痰汤:出自《寒温条辨》。组成:栝楼(捣烂)五钱,胆星二钱,半夏二钱,橘红一钱五分,茯苓一钱,枳实(麸炒)一钱,黄芩一钱,黄连一钱,石菖蒲一钱,竹茹一钱,甘草(炙)五分,生姜三钱。

(11)羚羊角汤:出自《医醇賸义》。组成:羚羊角二钱,龟甲八钱,生地六钱,白芍一钱,丹皮一钱五分,柴胡一钱,薄荷一钱,菊花二钱,夏枯草一钱五分,蝉衣一钱,红枣十枚,生石决八钱(打碎)。

(12)蒌薤六仁汤:出自清代石芾南《医原》。组成:瓜蒌皮三钱,甜杏仁三钱(去皮,杵),春砂仁三分(拌捣),郁李净仁三钱,干薤白一钱五分(白酒捣洗),光桃仁五粒,松子仁四十粒。

(13)坎离丸:出自《瑞竹堂方》。组成:苍术八两〔锉如豆大,泔浸三日,或焙或晒干,分作四处。一份用真乌豆一两,去皮脐,切作片子;又用川楝子(净肉)一两,同苍术炒焦黄色为度。一份用川椒(去目)一两,又用陈皮一两、破故纸一两,酒浸一宿,炒令干,次下苍术,川椒同炒黄。一份用茴香(净)一两,青盐一两半,食盐(炒)半两,先下苍术炒熟,次下茴香等同炒黄色。一份用醇酿酒、醋各一碗,浸苍术,令自干,炒燥,入后药〕,麦门冬(去心,焙干)三两,天门冬(去心,焙)三钱,茯神(去皮木,炒)三分,远志(去心,焙)二钱,沉香一两,鹿茸(燎去毛,酥炙)五钱,胡芦巴(酒浸,炒)五钱,川巴戟五钱(去心,酒浸,炒),当归半两(酒浸,焙),人参(去芦)半两,枸杞子半两,雀脑半两,川芎半两,陈皮(去瓤)半两。

第十一章

肥胖病与脂肪肝

第一节 脂肪肝的定义和诊疗

脂肪肝,规范的医学名称是非酒精性脂肪性肝病(nonalcoholic fatty liver disease, NAFLD)。它是一种与胰岛素抵抗(insulin resistance, IR)和遗传易感密切相关的代谢应激性肝脏损伤,其病理学改变与酒精性肝病(alcoholic liver disease, ALD)相似,但患者无过量饮酒史,包括非酒精性单纯性脂肪肝(nonalcoholic simple fatty liver, NAFL)、非酒精性脂肪性肝炎(nonalcoholic steatohepatitis, NASH)及其相关肝硬化和肝细胞癌。

NAFLD 是欧美等西方发达国家肝功能酶学异常和慢性肝病最常见的原因,普通成人 NAFLD 患病率为 20%~33%,其中 NASH 和肝硬化分别占 10%~20% 和 2%~3%,肥胖病患者 NAFL 患病率为 60%~90%、NASH 为 20%~25%、肝硬化为 2%~8%。随着肥胖病和代谢综合征在全球的流行,近 20 年亚洲国家 NAFLD 增长迅速且呈低龄化发病趋势,中国的上海、广州和香港等地区成人 NAFLD 患病率在 15% 左右。

NAFLD 的危险因素包括:高脂肪高热量膳食结构、多坐少动的生活方式,IR、代谢综合征及其组分(肥胖病、高血压、血脂紊乱和 2 型糖尿病)。尽管酒精滥用和丙型肝炎病毒(HCV)感染与肝脂肪变关系密切,但是全球脂肪肝的流行主要与肥胖病患病率迅速增长密切相关。短期体重和腰围的增加与 NAFLD 发病有关,腰围比体重指数(body mass index,BMI)更能准确预测脂肪肝。

NAFLD 的发病机制并没有非常准确的解释,目前被广为接受的是"二次打击"学说。该学说认为"第一次打击"是由胰岛素抵抗、肥胖等因素引起的,其中胰岛素抵抗是引起脂肪肝的关键致病因子,胰岛素抵抗导致血清中游离脂肪酸(FFA)水平的升高。随之,肝脏中 FFA 水平的升高和脂质的从头合成增加超过了 FFA 的 β 氧化能力及极低密度脂蛋白(VLDL)的输出水平,就会导致肝脏的脂肪变性进一步加重;而启动"第二次打击"的因子主要包括氧化应激、脂质过氧化、促炎症因子、线粒体功能障碍等,"第二次打击"增加了肝细胞对凋亡和坏死的易感性,引起脂肪性肝炎及肝纤维化。

NAFL 进展很慢,随访 10~20 年肝硬化发生率低(0.6%~3%),而 NASH 患者 10~15 年内肝硬化发生率高达 15%~25%。年龄 > 50 岁、肥胖(特别是内脏性肥胖)、高血压、2 型糖尿病、丙氨酸氨基转移酶(ALT)增高、天门冬氨酸氨基转移酶(AST)与 ALT 比值大于 1 以及血小板计数减少等指标是 NASH 和进展性肝纤维化的危险因素。在 NAFLD 的漫长病程中,NASH 为 NAFL 发生肝硬化的必经阶段。

明确 NAFLD 的诊断需符合以下 3 项条件:①无饮酒史或饮酒折合乙醇量小于 140g/w(女性 < 70g/w);②除外病毒性肝炎、药物性肝病、全胃肠外营养、肝豆状核变性、自身免疫性肝病等可导致脂肪肝的特定疾病;③肝活检组织学改变符合脂肪性肝病的病理学诊断标准。NAFLD 的病理特征为肝腺泡 3 区大泡性或以大泡为主的混合性肝细胞脂肪变,伴或不伴有肝细胞气球样变、小叶内混合性炎症细胞浸润以及窦周纤维化。推荐参照美国国立卫生研究院 NASH 临床研究网病理工作组指南,进行 NAFLD 活动度积分(NAFLD activity score，NAS）和肝纤维化分期。

鉴于肝组织学诊断难以获得，NAFLD 的工作定义为：①肝脏影像学表现符合弥漫性脂肪肝的诊断标准且无其他原因可供解释；②有代谢综合征相关组分的患者出现不明原因的血清 ALT 和（或）AST、谷氨酰转肽酶（GGT）持续增高半年以上。减肥和改善 IR 后，异常酶谱和影像学脂肪肝改善甚至恢复正常者，可以明确 NAFLD 的诊断。弥漫性脂肪肝的诊断可以通过超声和 CT 两种方式进行。具备以下 3 项腹部超声表现中的 2 项者为弥漫性脂肪肝：①肝脏近场回声弥漫性增强（"明亮肝"），回声强于肾脏；②肝内管道结构显示不清；③肝脏远场回声逐渐衰减。CT 诊断的依据为肝脏密度普遍降低，肝 / 脾 CT 值之比小于 1.0。

鉴于大多数 NAFLD 患者肝组织学改变处于 NAFL 阶段，治疗 NAFLD 的首要目标为改善 IR、防治代谢综合征及其相关终末期器官病变，从而改善患者生活质量和延长存活时间；次要目标为减少肝脏脂肪沉积并避免因"二次打击"而导致 NASH 和肝功能失代偿，NASH 患者则需阻止肝病进展，减少或防止肝硬化、肝癌及其并发症的发生。

主要的治疗措施包括：

1. 健康宣传教育，改变生活方式　通过健康宣教纠正不良生活方式和行为，推荐中等程度的热量限制，肥胖成人每日热量摄入需减少 500~1000kcal（1cal ≈ 4.186J）；改变饮食组分，建议低糖低脂的平衡膳食，减少含蔗糖饮料以及饱和脂肪、反式脂肪的摄入并增加膳食纤维含量；中等强度有氧运动，每周 4 次以上，累计锻炼时间至少 150 分钟。

2. 控制体重，减少腰围　合并肥胖的 NAFLD 患者如果改变生活方式 6~12 个月体重未能降低 5% 以上，建议选用二甲双胍、奥利司他等药物进行二级干预。除非存在肝衰竭、中重度食管 - 胃静脉曲张,重度肥胖病患者在药物减肥治疗无效时可考虑上消化道减肥手术。NAFLD 患者的血清酶谱异常和肝组织学损伤通常伴随体重下降而显著改善,但是最有效的减肥措施以及减肥药物的安全性和如何防止体重反弹都有待进一步探讨。

3. 改善 IR,纠正代谢紊乱　根据临床需要,可采用相关药物治疗代谢危险因素及其合并症。除非存在明显的肝损害(如血清转氨酶大于 3 倍正常值上限)、肝功能不全或失代偿期肝硬化等情况,NAFLD 患者可安全使用血管紧张素受体阻滞剂、胰岛素增敏剂(二甲双胍、吡格列酮)以及他汀类等药物,以降低血压和防治糖脂代谢紊乱及动脉硬化。但这些药物对 NAFLD 患者血清酶谱异常和肝组织学病变的改善作用,尚有待进一步临床试验证实。

4. 减少附加打击以免加重肝脏损害　NAFLD 特别是 NASH 患者应避免体重急剧下降,禁用极低热卡饮食和空 - 回肠短路手术减肥,避免小肠细菌过度生长,避免接触肝毒物质,慎重使用可能有肝毒性的中西药物和保健品,严禁过量饮酒。

5. 保肝抗炎药物防治肝炎和纤维化　保肝抗炎药物在 NAFLD 防治中的作用和地位至今仍有争论,目前并无足够证据推荐 NAFLD/NASH 患者常规使用这类药物。作为辅助治疗,保肝抗炎药物主要用于以下情况:①肝组织学确诊的 NASH 患者;②临床特征、实验室改变以及影像学检查等提示可能存在明显肝损伤和(或)进展性肝纤维化者,如合并血清转氨酶增高、代谢综合征、2 型糖尿病;③拟用其他药物因有可能诱发肝损伤而影响基础治疗方案实施者,或基础治疗过程中出现血清转氨酶增高者;④合并嗜肝病毒现症感染或其他肝病者。建议根据疾病活动度和病期以及药物效能和价格,合理选用多烯磷脂酰胆碱、水飞蓟宾、甘草酸制剂、双环醇、维生素 E、熊去氧胆酸、S- 腺苷蛋氨酸和还原型谷胱甘肽等 1~2 种中西药物,疗程通常需要 6~12 个月以上。

第二节 症因辨治分析

（一）病名多样

中医学并无"脂肪肝"这一病名的记载。NAFLD 患者出现频率最高的症状和体征主要为右上腹疼痛或不适、乏力、纳差。以此为依据，国家中医药管理局肝病重点专科协作组将本病命名为"肝癖（痞）"，并发表专篇分析本病的病因病机、症状特点及演变规律，阐述了命名为"肝癖"的理由。

然而，现代中医学家仍对此命名存在异议。有学者在中国期刊全文数据库中检索 1998—2007 年间发表的有明确脂肪肝中医称谓的文献，对每一个中医名称进行记录并建立频数分布表以分析其构成比。发现常见的脂肪肝中医病名 11 个称谓，其中最常见的 3 个病名分别是积聚、癥瘕、肥气（累积构成比达 79.3%）。

（二）病因归类

尽管在传统中医理论中并没有"非酒精性脂肪性肝病"的概念，但有类似脂肪性肝病症状、体征的记载。饮食失节、劳逸失度、情志失调以及他病迁延是主要的中医病因。

1. 饮食失节 清代叶天士《临证指南医案·湿》云："而但湿从内生者，必其人膏粱酒醴过度。"人以水谷为本，五谷经脾胃运化，转变为精微和气血。《素问·经脉别论》曰："食气入胃，散精于肝……饮入于胃，游溢精气，上输于脾。脾气散精，上归于肺，通调水道，下输膀胱……揆度以为常也。"过食肥甘，或贪食嗜饮，可使水谷积聚于人体成为膏脂败浊，或损伤脾胃，不能布散水谷精微及运化水湿，致湿浊内生，酝酿成痰，痰湿互结，气机阻滞，血液运行不畅，痰湿瘀聚集，发于胁下则为本病。

2. 劳逸失度 《素问·宣明五气》曰："久行伤筋……久卧伤

气。"《庄子·刻意》曰："形劳而不休则弊，精用而不已则劳，劳则竭。"说明长期喜卧好坐，过度安逸，则气血运行不畅，瘀阻于内；或脾气呆滞，运化失司，浊阴不泄，成为膏脂痰浊，结聚于肝胆。李东垣在《脾胃论》中提出："形体劳逸则为脾病……脾既病则胃不能独行津液，故亦从而病焉。"《温热经纬》中亦说："过逸则脾滞，脾气滞而少健运，则饮停湿聚矣。"上述医家都提出过度安逸导致气机运行不畅，气血运行瘀滞，脾失健运，水湿内停，聚湿生痰，气血痰湿痹阻肝脏而发本病。

3. 情志失调 《素问·阴阳应象大论》曰："怒伤肝……恐伤肾。"《灵枢·本神》曰："肝气虚则恐，实则怒……心气虚则悲，实则笑不休。"《金匮翼·积聚通论》中说："气滞成积者，忧思郁怒，久不得解者，多成积。"这些记载反映情志与本病之间的关系，恼怒伤肝，肝失疏泄，气机逆乱，既可致津液输布障碍，凝聚成痰，痰阻气机，又可致血行不畅，瘀血内阻；忧思过度，久郁伤脾，致脾失运，易蕴湿、生痰、化热，乃成本病。

4. 他病迁延 人体是一个有机整体，各脏腑、形体、官窍之间结构上不可分割，功能上互相为用，病理上互相影响。外邪留恋不去，湿痰凝滞；或因他病损伤肝脾，导致肝失疏泄，脾失健运者，气机不畅，湿浊内生；或久病及肾，以致阴伤气弱，血行不畅者，终致气血运行受阻，发为本病。

(三)体质因素

本病的发生与患者体质密切相关。肥胖人尤易发生脂肪肝。《脉诀四言举要·形体》曰："肥人多湿，以形厚气虚难以周流，湿热壅滞而生痰而成暴蹶。"《石室秘录》曰："肥人多痰，乃气虚也。虚则气不能运化，故痰生之。"肥胖之人多痰多湿，而痰湿的生成关键在气虚。素体痰盛或后天失调，都可使湿邪困阻脾胃，脾失健运，内生痰浊，阻滞肝气疏泄而发病。此外，气虚之人，先天脾胃功能虚弱，运化乏力,水谷不能运化成精微而反为痰浊,痰浊阻滞于肝则发病。

有学者专门调查脂肪肝患者的体质特征。采用"中医体质分类与判定"调查问卷,由专人采集信息,根据体质评定标准判定体质类型。发现在脂肪肝患者中,痰湿质占 43.3%,气虚质占 17%,湿热质占 8.5%。得出结论:脂肪肝中医体质分型中痰湿质、气虚质居多。

(四)病机阐释

脾肾肝三脏功能失调是病机关键,痰湿、瘀血是重要病理产物。

1. **脾失健运** 思虑劳倦,脾土乃伤。如《证治准绳》曰:"脾虚不分清浊,停留津液而痰生。"或因恣食生冷,伤及脾阳,或因外感寒湿,内舍脾胃,各种原因使脾失健运,不能运化津液,水湿停聚成痰,痰湿互结,流注血脉,而成脂浊。肝主藏血,脂质积聚于肝,则成脂肪肝。痰浊阻滞,肝素有积,病名肥气,则其积非脂肪不可解。肝体受损,失其条达畅茂之性,故有胁痛,脉管撑胀。

2. **肝气郁结** 肝主疏泄,情志抑郁,肝气郁结,气滞湿阻,血运失畅。气机不利,痰浊内停,血行失畅而瘀成,痰瘀互结,乃势之必然。肝气有余,侮其所胜,脾土受制,滋湿生痰,体形肥胖,肝脾失协气血焉得畅行,以致胁下撑胀、胁肋疼痛之症。

3. **肾精虚损** 《素问·上古天真论》云:"肾者主水,受五脏六腑之精而藏之。"肾为癸水,卦象中一画存焉,乃肾中真元之气,故能水化为气,为气之根。肾中真阳能温煦脾阳,腐熟水谷而化精微。水中火衰,如釜底抽薪,则津液内停,化为痰浊。正如张景岳所言:"痰之化无不在脾,痰之本无不在肾。"肾阳不足,藏精与气化功能失调,不能蒸化津液,液积脂凝血脉而肥,聚于肝脏则成脂肪肝。若房室不节,或用心太过,暗耗肾精,或久病伤阴归肾,或热入下焦,劫耗肾精,皆可成肾精亏虚。肝肾同源,肾阴受戕,不能涵养肝阴。肝体不足,肝用有余,气有余便是火,火灼津成痰成瘀,浊瘀停聚于肝。形体日见臃肿,右胁下撑胀、刺痛诸症见诸。

4. 肝阴不足 肥胖病证，总由起居失时，饮食不节发病，黉夜不寐，耗伤心营肾液，肝肾乃子母之脏，肾液既亏，焉有不损及肝肾之理，肝体不足，肝用有余，火能耗伤津血，如此循环往复，加以肝病及脾，脾虚不能化水谷而成精微，反而滋湿成痰，则血虚肝郁，脾虚湿困之祸危，岂有宁静之日哉。

第三节 辨证分型论治

（一）证候特点

辨证论治是中医药治疗的特色，近年来很多学者运用中医基础理论，根据其症状、体征归纳出 NAFLD 的证候特点。2005 年以后，学者多采用较大样本的流行病学调查方法，探索脂肪肝的证候学特点。王雁翔等调查了 500 多例患者的资料，发现脂肪肝症状共 46种，出现频率最高的前 10 位症状依次是乏力、体胖、口干、头晕、胁胀（痛）、腰酸痛、神疲、口苦、膝酸软、腹胀。舌象、脉象分别以舌质淡胖、淡黯；舌苔白腻、黄腻；脉象弦细、弦滑多见。脂肪肝中医证型分为 4 类，分别是脾肾亏虚兼肝郁、脾肾亏虚、脾虚痰热、未定型，其中以脾肾亏虚兼肝郁最多见，占 62.3%。范小芬等对 928 例非酒精性脂肪性肝病患者症状、体征、舌脉象四诊资料进行调查，结果发现，脂肪肝患者中医证型分为湿热内蕴、脾虚湿痰、肝郁脾虚、痰瘀互结、肝肾不足 5 类证型，因子分析提示超重/肥胖、胁胀、胁痛、肝区不适是脂肪肝患者共有的"病情因子"；湿热内蕴、脾虚湿痰、肝郁脾虚、痰瘀互结、肝肾不足 5 个"证候因子"对证型分类具有鉴别意义。

（二）分证论治

1. 肝郁气滞证

主症：肝区不适，两胁胀痛，抑郁烦闷，胸闷、喜叹息。次症：时有嗳气,纳食减少,大便不调,月经不调、乳房胀痛。

舌脉象:舌质红,苔白而薄,脉弦滑或弦细。证型确定:具备主症2项和次症1或2项,参考舌脉象(下同)。

治则:疏肝理气。

方药:柴胡疏肝散[1]加减(醋柴胡、枳壳、泽泻、陈皮、法半夏、郁金、白芍、大黄、山楂、生甘草)。

2. 肝郁脾虚证

主症:胁肋胀闷,抑郁不舒,倦怠乏力,腹痛欲泻。次症:腹胀不适,食欲不振,恶心欲吐,时欲太息。

舌脉象:舌质淡红,苔薄白或白,有齿痕,脉弦细。

治则:疏肝健脾。

方药:逍遥散[2]加减(醋柴胡、炒白术、薄荷、炒白芍、当归、茯苓、山楂、生姜、生甘草)。

3. 痰湿中阻证——脾胃不和,痰湿内生

主症:体态肥胖,行为笨拙,大腹便便,周身困重,懒于行动,大便黏滞不爽。次症:脘腹胀满,倦怠无力,食不知味,泛漾欲恶。

舌脉象:舌质淡,舌苔白腻多涎,脉濡滑。

治则:健脾益气,化痰祛湿。

方药:除湿汤[3]、石氏加味二陈汤[4]加减(半夏曲、姜制厚朴、米泔水制苍术、藿香叶、陈皮、云茯苓、焦白术、白芥子、北细辛、生苡仁、飞滑石、猪苓、建泽泻、鹿衔草、荷叶、焦山楂)。

4. 湿热蕴阻证——湿郁热蒸,气机痹阻

主症:形体肥硕,腹大腰粗,右胁肋部胀痛,口干且苦,小溲黄混,大便黏腻不爽。次症:肌肤烦痒,易发湿疹皮癣。舌质边尖红,苔中根黄腻,脉濡数。

舌脉象:舌质红,舌苔黄腻,脉弦滑或濡数。

治则:辛苦芳淡,上下分消。

方药：导赤散[5]、清热渗湿汤[6]、加味虎杖散[7]加减（姜汁炒川连、盐水炒川柏、焦白术、米泔制苍术、云茯苓、建泽泻、鲜生地、淡竹叶、茺蔚子、土牛膝、虎杖、白木通、琥珀末、茅根）。

5. 痰瘀互结证——痰浊瘀血，交阻混淆

主症：形体臃肿，大腹垂腴，右胁肋刺痛撑胀，胸脘痞满，容色晦紫，目窝黧黑。次症：经汛延期或居经不潮，恶食油腻，面目昏蒙，间或头晕。

舌脉象：舌质黯红、有瘀斑，舌体胖大、边有齿痕，苔腻，脉弦滑或涩。

治则：疏瘀涤痰，和络散结。

方药：六花绛覆汤[8]合藿朴夏苓汤[9]加味（旋覆花、滁菊花、金银花、藏红花、绿萼梅、豆蔻花、川朴花、茜草、泽兰叶、藿香叶、竹沥半夏、化橘红、茯苓、白芥子、滑石、茅芦根、生苡仁、冬瓜子、荷叶）。

6. 风痰僭逆证——痰浊不化，化火生风

主症：形态丰腴，大腹垂腴，动则自汗，两膝疼痛，行动维艰，头目眩晕，寐多幻梦，鼾声如雷，眼前黑影飘忽。次症：夜尿频多，尿多泡沫，大便干结。

舌脉象：舌胖大，边有齿痕，苔白浊腻微黄，脉弦滑。

治则：蠲化痰浊，潜阳息风。

方药：蒌薤六仁汤[10]、羚羊钩藤汤[11]、竹沥五汁饮[12]加味（栝楼皮、甜杏仁、春砂仁、郁李仁、薤白头、光桃仁、松子仁、柏子仁、羚羊粉、霜桑叶、川贝母、鲜生地、双钩藤、滁菊花、抱木神、生白芍、生甘草、淡竹茹、淡竹沥、生姜汁、生萝卜汁、鲜桑枝汁、生梨汁、荆沥、陈酒）。

方 剂 汇 编

（1）柴胡疏肝散：出自《张氏医通》。组成：柴胡二钱，橘皮（醋炒）二钱，川芎(童便浸,切)一钱半,芍药一钱半,枳壳(炒)一钱半,甘草(炙)五分,香附(醋炒)一钱半,山栀(姜汁炒黑)一钱,煨姜一片。

出自《证治准绳·类方》引《统旨》。组成:柴胡二钱,陈皮(醋炒)二钱,川芎一钱半,芍药一钱半,枳壳(麸炒)一钱半,甘草(炙)五分,香附一钱半。

(2)逍遥散:出自《太平惠民和剂局方》。组成:甘草(微炙赤)半两,当归(去苗,微炒)、茯苓(去皮,白者)、芍药(白)、白术、柴胡(去苗)各一两。

(3)除湿汤:出自《世医得效方》。组成:半夏(汤洗)、厚朴(去粗皮,切,姜汁炒)各一两,藿香叶五钱(去土),陈皮(去白)五钱,甘草三钱,苍术(米泔浸)一两(切,炒赤)。

(4)石氏加味二陈汤:出自《重订广温热论》引《医原》。组成:姜半夏三钱,浙茯苓四钱,北细辛三分,广皮二钱,白芥子八分,生苡仁六钱,飞滑石四钱,猪苓二钱,建泽泻二钱,炙甘草六分。先用丝通草三钱煎汤代水。

出自《济阳纲目》。组成:陈皮、半夏、茯苓、甘草、人参、白术、苍术、川芎、神曲(炒)、麦芽(炒)。

(5)导赤散:出自《丹台玉案》。组成:生地一钱,木通一钱,甘草一钱,淡竹叶二十片,犀角一钱五分,薄荷一钱五分,连翘一钱五分。

(6)清热渗湿汤:出自张石顽《张氏医通》。组成:黄柏三钱(盐汤炒黑),苍术(去皮,同芝麻炒)、生白术、茯苓、泽泻、黄连(酒炒)各一钱,炙甘草五分,生甘草三分,竹叶十片。

(7)加味虎杖散:出自《温病学》引何廉臣验方,治湿温急重证方。组成:鲜生地一两,淡竹叶钱半,生甘草梢八分,木通一钱,杜牛膝一两,茺蔚子三钱,琥珀末五分,麝香一分。

(8)六花绛覆汤:出自何廉臣《重订广温热论》。滁菊花二钱,新银花钱半,藏红花三分,豆蔻花、佛手花各五分,旋覆花三钱,真新绛一钱,青葱管三寸(冲)。

(9)藿朴夏苓汤:出自《感证辑要》引《医原》。组成:藿香二钱,川朴一钱,姜半夏一钱半,赤苓三钱,杏仁三钱,生苡仁四钱,白蔻仁一钱,猪苓三钱,淡香豉三钱,泽泻一钱半,通草一钱。

（10）蒌薤六仁汤：出自清代石芾南《医原》。组成：瓜蒌皮三钱，甜杏仁三钱（去皮，杵），春砂仁三分（拌捣），郁李净仁三钱，干薤白一钱五分（白酒捣洗），光桃仁五粒，松子仁四十粒。

（11）羚羊钩藤汤：出自《重订通俗伤寒论》。组成：羚角片一钱半（先煎），霜桑叶二钱，京川贝四钱（去心），鲜生地五钱，双钩藤三钱（后入），滁菊花三钱，茯神木三钱，生白芍三钱，生甘草八分，淡竹茹五钱（鲜刮，与羚羊角先煎代水）。

（12）竹沥五汁饮：出自何廉臣《重订广温热论》。组成：淡竹沥一杯，生姜汁一匙，生萝卜汁、鲜桑枝汁、生鸭梨汁各三羹瓢，荆沥、陈酒各一瓢（和匀）。

第四节　中药特色治疗

各种原因引起的脂肪肝在中医病机上有一定的共性，因此，许多学者采用专方或基础方加减的方式治疗脂肪肝，也取得了较好的临床效果。这些研究往往在抓住疾病本质的基础上，以辨证论治为基础，结合西医学及实验研究成果，寻找有效复方以辨病论治。

有学者曾统计国内主要中医刊物有关脂肪肝临床报道中的中药用药频率，发现选用频率最高的 4 味药是山楂、泽泻、丹参和柴胡；其次为首乌、郁金、半夏、陈皮、茯苓、白芍、草决明、虎杖、大黄和甘草；再次为白术、茵陈、赤芍、当归、枸杞、枳壳、香附、党参、姜黄、黄芪、黄精、莱菔子和荷叶。

常用专方或基础方举例如下：

方名	药味	疗程	疗效
益肾降脂片	制首乌、桑寄生、制黄精、泽泻、山楂、僵蚕、丹参	3 个月	总有效率 67.65%（有效：治疗后按分级标准超声显像示肝脏形态、回声和静脉结构减轻一级）

续表

方名	药味	疗程	疗效
化痰理肝方	生山楂、丹参、党参、黄芪、云苓、青陈皮、当归、半夏、草决明、白术、柴胡、赤白芍、香附、竹茹、砂仁	3个月	肝功能、血脂改善，患者主要症状减轻（右胁疼痛或不适感，胃脘腹胀满及纳呆乏力），肝脏B超结果改善
消胀调肝汤	三棱、莪术、炮山甲、丹参、生白术、生山药、生苡仁、焦山楂、泽泻、大腹皮、郁金、香附、乌药	3个月	总有效率为70.0%（有效：症状大部分消失，血脂、肝功能好转，B超示脂肪肝波型减少，肝脏轻度回缩）
化痰祛瘀方	泽泻、决明子、丹参、郁金、生山楂、荷叶、虎杖	3~9个月	总有效率为85.19%（有效：B超复查脂肪肝程度由重度、中度降至轻度，各项指标均有所改善；肝功能指标改善；肝区胀痛症状恢复好转；体重有所减轻）
脂肝乐胶囊	泽泻、山楂、生黄芪、草决明、赤芍、郁金、人工牛黄、青黛、白矾、柴胡	2个月	总有效率92.5%（有效：症状减轻，B超肝脏回声近场增强，远场衰减不明显，肝内管状结构可见；血脂下降10%~20%，谷丙转氨酶下降20%~40%）
通脉降脂胶囊	大黄、姜黄等	3个月	总有效率95.9%（符合其中2项者为有效：肝脏缩小，肝区不适感消失；B超或CT检查恢复正常，肝比脾CT值=1；TC ≤ 5.18mmol/L，TG ≤ 1.7mmol/L，ApoA比ApoB > 1.07；肝功能完全正常）
加味温胆汤	枳实、清半夏、黄连、云苓、陈皮、竹茹、桃仁、	1个月	总有效率94.74%（有效：肝区疼痛消失，肝大减轻，实

续表

方名	药味	疗程	疗效
	柴胡、赤芍、丹参、山楂、鳖甲		验室检查基本正常；B超或CT示脂肪肝明显改善）
自拟方（化痰利湿，调气活血法）	金钱草、茵陈、泽泻、草决明、山楂、陈皮、茯苓、半夏、瓜蒌、丹参、郁金、红花、生黄芪、黄精、柴胡	4个月	总有效率90.6%（有效：症状减轻或部分消失，实验室检查ALT、AST、TG、总胆固醇有不同程度下降，B超或CT检查无明显改善）
降脂调肝汤	生山楂、何首乌、泽泻、黄精、丹参、虎杖、草决明、柴胡、生大黄、荷叶	3个月	总有效率86.66%（有效：治疗后一项血脂降至正常范围，肝功能正常或轻度异常，停药1个月血脂无回升，体重降低6%以下，其他症状减轻或好转。B超复查示：肝脏回缩、质地变软为有效）

（陶　枫　撰文）

参 考 文 献

1. 常彬霞，李保森，邹正升.《2016年欧洲肝病学会、欧洲糖尿病学会和欧洲肥胖学会临床实践指南：非酒精性脂肪性肝病》摘译[J]. 临床肝胆病杂志，2016，32（8）：1450-1454.

2. 肖明中，李晓东，杨敏，等. 非酒精性脂肪肝中医运动处方的构建思路[J]. 中西医结合肝病杂志，2016，26（4）：248-249，254.

3. 刘汉林，茹清静，张月平. 非药物疗法治疗非酒精性脂肪性肝病的临床研究进展[J]. 中西医结合肝病杂志，2016，26（4）：250-254.

4. 徐三鹏，白洲霞，杨少军. 中医药治疗非酒精性脂肪性肝病的研究进展[J]. 辽宁中医药大学学报，2016（12）：1-4.

5. 王慧英，李红梅，杨蓓，等. 141例脂肪肝患者的中医体质类型分布特点及其与证候的关系[J]. 北京中医药大学学报，2010，33（7）：500-502.

6. 中华医学会肝脏病学分会脂肪肝和酒精性肝病学组. 非酒精性脂肪性肝病诊

疗指南 [J]. 中国肝脏病杂志(电子版), 2010, 2(4): 43-48.

7. 王雁翔, 丁桂芳, 陈理书, 等. 780 例非酒精性脂肪肝中医证型流行病学调查 [J]. 中西医结合肝病杂志, 2007, 17(6): 364-365.

8. 李军祥, 陈治水, 危北海. 非酒精性脂肪性肝病的中西医结合诊疗共识意见 [J]. 中国中西医结合杂志, 2011, 31(2): 155-158.

9. 李娟, 叶菲. 非酒精性脂肪性肝病发病机制的研究进展 [J]. 国际药学研究杂志, 2011, 38(5): 341-344.

10. 范小芬, 邓银泉, 吴国琳, 等. 非酒精性脂肪性肝病中医证型分布及证候特点研究 [J]. 中国中西医结合杂志, 2011, 31(10): 1332-1336.

11. 王江河, 洪慧闻. 脂肪肝的中医辨证分析 [J]. 中国中西医结合杂志, 1999(4): 248.

12. 胡美兰. 脂肪肝的中医病因病机探讨 [J]. 浙江中西医结合杂志, 2003, 13(12): 754-755.

13. 杨晋原. 脂肪肝中医辨治五法 [J]. 山西中医学院学报, 2006, 7(1): 44-45.

14. 李少东, 李红山, 冯琴, 等. 脂肪肝中医证型分类的文献分析 [J]. 中西医结合肝病杂志, 2006, 16(4): 255-257.

15. 程华焱, 曾斌芳. 脂肪肝中医病名的文献研究 [J]. 新疆中医药, 2008, 26(6): 12-14.

16. 潘丰满, 杨钦河, 沈英森. 脂肪肝中医病因病机特点探讨 [J]. 陕西中医, 2004, 25(9): 823-825.

17. 王雁翔, 王灵台, 高月求, 等. 脂肪肝中医证型流行病学调查及其中医病因病机初探 [J]. 中国中西医结合杂志, 2005, 25(2): 126-130.

铁砚磨穿洞明真知灼见
直面人生注目心脾两脏

  读《重广补注黄帝内经素问·上古天真论》古人已有今非昔比之叹,何论今世。"余闻上古之人,春秋皆度百岁,而动作不衰;今时之人,年半百而动作皆衰者,时世异耶? 人将失之耶? 岐伯对曰:上古之人,其知道者,法于阴阳,和于术数(夫阴阳者,天地之常道,术数者,保生之大论,故修养者必谨先之。《老子》曰:万物负阴而抱阳,冲气以和),食饮有节,起居有常,不妄作劳(食饮者,充虚之滋味;起居者,动止之纲纪,故修养者谨而行之。广成子曰:必静必清,无劳汝形,无摇汝精,乃可以长生,故圣人先之也。杨上善云:以理而取声色芳味,不妄视听也。循理而动,不为分外之事),故能形与神俱,而尽终其天年,度百岁乃去(《灵枢经》曰:人百岁,五脏皆虚,神气皆去,形骸独居而终矣。以其知道,故能长寿延年。度百岁,谓至一百二十岁也)。今时之人不然也,以酒为浆,以妄为常,醉以入房,以欲竭其精,以耗散其真(乐色曰欲,轻用曰耗,乐色不节则精竭,轻用不止则真散,是以圣人爱精重施,髓满骨坚),不知持满,不时御神(言轻用而纵欲也。《老子》曰:持而盈之,不如其已。言爱精保神,如持盈满之器,不慎而动,则倾竭天真),务快其心,逆于生乐(快于心欲之用,而逆养生之乐矣。《老子》曰:甚爱必大费。此之类欤。夫甚爱而不能救,议道而以为未然者,伐生之大患也),起居无节,故半百而衰也。夫上古圣人之教下也……是以志闲而少欲,心安而不惧，形劳而不倦（内机息故少欲，外纷静故心安，然情欲两亡，是非一贯，起居皆适，故不倦也）。气从以顺，各从其欲，皆得所愿（志不贪故所欲皆顺，心易足故所愿必从，以不异求，故无难得也。《老子》曰：知足不辱，知止不殆，可以长久）。故美其食，任其服，乐其俗，高下不相慕，其民故曰朴（至无求也，是所谓心足也。《老子》曰：祸莫大于不知足，咎莫大于欲得，故知足之足，常足矣。盖非谓物足者为知足，心足者乃为知足矣）。是以嗜欲不能劳其目，淫邪不能惑其心，愚智贤不肖不惧于物，故合于道（庚桑楚曰：全汝形，抱汝生，无使汝思虑营营）。所以能年皆度百岁而动作不衰者，以其德全不危也（《庄子》曰：执道者德全，德全者形全，形全者圣人之道也）。"古文明灿若朝霞，犹鉴以索貌。早在两千多年前之缙绅豪富人群中已有以酒为浆，乐色不节，精竭早夭之恶习。

自 1840 年鸦片战祸的硝烟肇始，各通商口岸，洋人长驱直入，欧风东渐，西餐甜点、白兰地、葡萄酒摆上达官贵人、客商富户的餐桌，华灯初上，舞厅内曼妙的华尔兹旋律伴随舞女摇曳生姿的狐步，至夜半而方休。西方人的生活方式，在沿海各大城市的阔绰人士中风靡蔓延，这些人士的体态渐渐演变成笨拙而臃肿。改革开放 30 余年来，暴富新贵们贸易往来，商务洽谈，频频出入宾馆酒楼，膏腴厚味，不绝于口，五粮茅台，杯盏相接，面红耳赤，酣兴未尽，移步歌厅舞榭，曲终人散，已是寅夜时分，睡眠短少，心神涣散，耗伤心营肾液，精髓耗伤，损及元神之府，加以恣意口腹，年积月累，体内脂肪积聚，腹部脂肪堆积，蛋白质摄入过多，碳水化合物、植物可溶性膳食纤维素缺乏，饮食结构比例严重失调，是肥胖病的主要病因，而过量饮酒更是肥胖病因中助纣为虐的祸水。曾记何时，20 世纪 60 年代之初在中国，糖尿病属于稀有疾病，倏忽 50 年间，其发病率飙升至 11.6%。中国人群肥胖与疾病危险研讨会于 2001 年 6 月 13 日在北京召开，公布了 20 世纪 90 年代中国肥胖汇总报告，根据分析结果，大会建议对中国人民肥胖重新建议：中国人的 BMI > 24 为超重，> 28 为肥胖，男人腰围应在 85cm 以内，女性腰围应控制在 80cm 以内，否则就是肥胖。在北京、上海、天津、广州等大城市，BMI 超重者已达 50%。它作为肥胖病的前奏，已悄无声息地紧步欧美国家的后尘。美国人肥胖病的发病率已超逾 60% 以上。作为拥有 13 亿人口的发展中国家，其健康因素的危险已无可置疑。改革开放的春风，使中国经济的复苏，迅如雷电。时代的激流泥沙杂下，人民物质生活改善之同时，奢靡之风席卷神州大地，事物的两面性无可避免，负面的影响使我国成为全球糖尿病大国，BMI 超重者在各大城市中如雨后春笋般崛起，严重影响中国人民的健康。值得庆幸的是，2012 年春节前夕，党和国家主席三令五申下达指令，禁止公款宴请吃喝，清扫了前进路上的沉渣陋习，也为降低糖尿病、肥胖病的发病率开拓了康庄大道，中国人民无不拍手称庆。

成书于战国晚期的《黄帝内经》中，谆谆告诫人们"食饮有节，起居有常，不妄作劳""志闲而少欲，心安而不惧，形劳而不倦"的准则，正是我们今天诊治肥胖病的契机。直面人生，注目心脾两脏，井然有序，胜任愉快地工作，与悠然自在，怡情逸志家庭生活，浑然一体，这不是陶渊明的桃花源，而是从幼儿教育着手，医务人员不懈地开拓与发明，医患双方刻苦努力，同心同德可以完成的。诚然，此项艰苦卓绝工程，必须有国家宣传教育工作的普及，采取着实具体的有效措施，方能实现。中华民族有五千年璀璨文化，以勤劳质朴而著称于世，民风淳厚。作息有时，荤素咸宜，是减重的前提。减重难，操作更难，作息有时，怡然自得，有劳有逸的工作节奏，配伍合理的饮食结构，持之以恒的活动锻炼，三者缺一不可。滴水穿石，铁杵磨针，是中华民族数千年来的人生格言，愿与全民共勉，则幸甚。

（丁学屏　撰文）

编者寄语

　　自步入中医临床实践至今，仓促间历经五十五载春秋。桑榆晚年，青春不再，曾几何时，20世纪70年代工作至今，历经风湿热、风湿性心肌炎、瓣膜病、关节炎肆虐，溶血性乙型链球菌猖獗，糖尿病日益增多，以及现今肥胖人群、中心性肥胖逐渐出现，感叹社会疾病谱的迅速变化。在这种形式下，我岂能无动于衷。是以近年来，处处留神于此，搜罗古今中外资料于此，汇集临床探索捉摸于此，经工作室同仁、志同道合者协作同心，篆署准备，伏案执笔，经营三年，反复修缮，终成是论。尝读《素问·上古天真论》，黄帝已有今不如昔之叹："余闻上古之人，春秋皆度百岁，而动作不衰；今时之人，年半百而动作皆衰者，时世异耶？人将失之耶？岐伯对曰：上古之人，其知道者，法于阴阳，和于术数，食饮有节，起居有常，不妄作劳，故能形与神俱，而尽终其天年，度百岁乃去。今时之人不然也，以酒为浆，以妄为常，醉以入房，以欲竭其精，以耗散其真，不知持满，不时御神，务快其心，逆于生乐，起居无节，故半百而衰也。"可见春秋战国时期的缙绅贵族、豪富巨贾的上层社会中，已形成了以酒为浆、声色不节、精竭早夭之群体，由不守饮食起居之规矩之所致也。人世间万事万物，无不存在两面性，有识之士知天理，识大体。《老子》尝谓："祸莫大于不知足，咎莫大于欲得，故知足之足常足矣。盖非谓物足者为知足，心足者乃为知足矣。"《庄子》概之曰："执道者德全，德全者形全，形全者圣人之道也。"庄老之学可谓大彻大悟之论，正教人处世立身之本也。孔子以"学而时习之，不亦乐乎"言道德根本之不可忘也。中华文明上下五千年矣！以礼仪之邦而著称于世，故能繁荣昌盛而不衰，其奥义在此。稚童入学，以《三字经》开蒙，《朱子家训》继之，幼小的心灵，灌输伦理道德为立身处世之本。而今物欲横流之世，部分先进之富裕阶层之人群，置五千年璀璨文明若罔闻，天天买醉于酒楼，寻欢于歌厅，不知夜之已深，乐不思蜀。古代俞伯牙、钟子期的知音之遇，传为千古美谈。孰能视此编为减重却病之良言苦口，则不负吾搜罗古训，演绎新知，伏案三年殷殷之心，此知遇之乐，自不待言矣！

丙申年秋月
丁学屏敬识于沪渎
李漎泾畔种德桥坞之
澄心斋，时年八十又二